ムダなく
ムリなく
鍛えられる
家トレ

「太らない」「疲れない」最高にシンプルな筋トレ

フィジカルトレーナー
中野ジェームズ修一

大和書房

Prologue

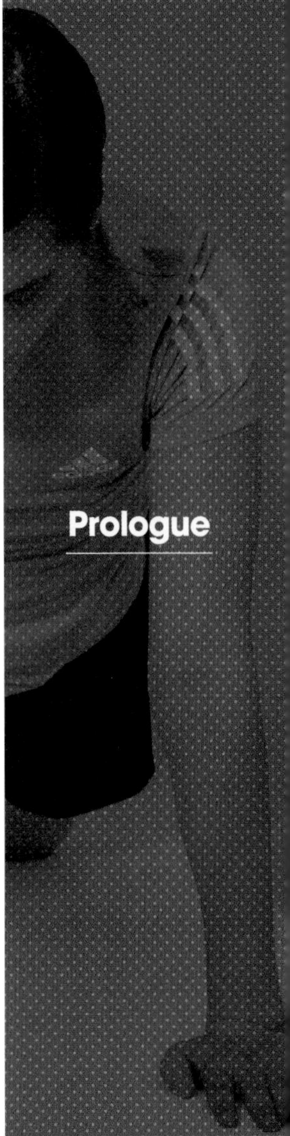

運動不足を解消したいと思っている。体力の衰えを感じるようになった。最近疲れやすくなった気がする。本書を手にとってくださったみなさんは、そんな悩みを抱えているのではないかと思います。

駅の階段を上るのが辛くなった。階段を使いたくない。少し駆け足をしただけで息切れしてしまう。ちょっと重たい荷物を持つとすぐに疲れてしまう。日常で体力の衰えを感じるのは、そんな場面でしょうか。

普段から運動をしていない人の筋肉量は、20歳前後をピークに年間約1パーセントずつ減少していくといわれています。中高年の方が体力の衰えや、疲れやすさを感じるようになる大きな原因が、この筋肉量の減少にあります。筋肉量が減少しているのに、体重が若い頃と変わっていなければ（体脂肪がついて体重が増えている人も多いでしょう）、少ない筋肉で重たい体を支え、動かさなければいけません。当然、大変です。大変なので、体を動かすのが億劫《おっくう》になります。すると、ますます筋肉量の減少に拍車がかかり、負のスパイラルに陥ってしまうのです。

普通に生活しているだけなのに、なぜ筋肉の量が減ってしまうのか、疑問に感じる方もいらっしゃると思います。自分の祖父や祖母は、死ぬまで元気に歩いていたのにおかしいと思う方もいるかもしれません。

それだけ、現代社会は便利で運動不足になりやすいということなのです。

自動車での移動が当たり前。オフィスビルや駅では、多くの人が階段ではなくエレベーターやエスカレーターを利用しています。買い物はインターネットで済ませられるので、重いものを運ぶことは避けることができます。食器洗いや床掃除だって、家電にまかせられる時代です。便利になったことで、体をほとんど動かさずに生活することが可能になっているんです。

最近は、テレワークが推進されています。満員電車によるストレスからの解放、感染症予防の観点からすれば素晴らしいことです。しかし、通勤、仕事中のオフィス内の移動、仕事先への訪問などがなくなることで、1日の運動量が激減してしまう人もいるはずです。

世の中が便利で快適になっているからこそ、長く健康でいるためには、積極的に筋肉を維持するための運動をする時間をつくらなければならないのです。

筋肉量を増やすための運動は、ダイエットにも効果的です。筋肉はエネルギーを

Prologue

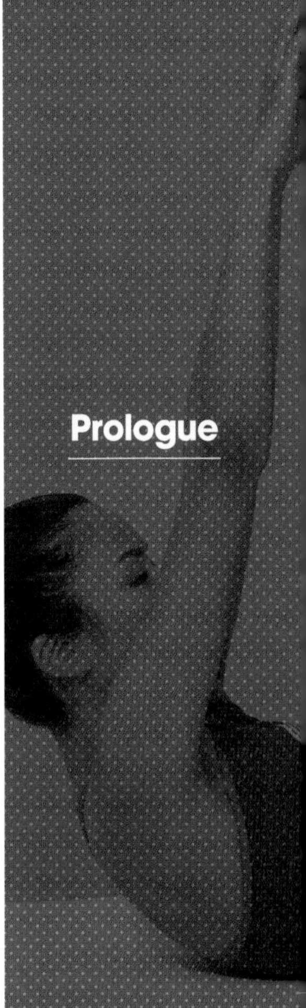

たくさん使う器官です。安静にしているだけで1日に消費される必要最小限のエネルギー量を「基礎代謝量」といいますが、筋肉量が増えるとそれに伴って基礎代謝量が増加します。筋肉が1キログラム増えると、1日の代謝量は約50キロカロリー増えるといわれています。筋肉量を2～3キログラム増やすことができたら、太りにくい体を手にいれたといえるでしょう。また、筋肉量が増えればウォーキングやランニングなどの有酸素運動をした際の消費カロリーも増加します。すなわち、痩せやすい体になれるのです。太りにくく、痩せやすい。そんな憧れの体が、筋肉量を増やすことで手に入るのです。

「筋肉量アップのためにトレーニングを始めてみよう」。そう思った人が最初にぶつかりがちな壁が、何をどれだけやればいいかよくわからないというもの。体力維持、免疫力維持のために運動が不可欠なことが再確認されたこと、トレーニング自体がブームになっていることで、関連書籍や動画はたくさん見つけることができます。しかし、それらの多くはどちらかというとトレーニング経験者が対象になっています。トレーニングビギナーの方には強度が高すぎたり、動作が複雑だったりする場合が多いのです。

強度が高すぎると正しいフォームがとれずに効果が薄くなるだけでなく、ケガのリスクが高くなってしまいます。腕立て伏せにトライしたけれど、肩が痛くなってすぐにやめてしまったという経験がある人がいたとしたら、その場合、強度が合わず正しいフォームがとれていない可能性が高いのです。

複雑な動作のトレーニングも、トレーニングに慣れていない人が行うとフォームが崩れて、狙っている筋肉にうまく効かせられないことが多々あります。

トレーニングは継続してこそ意味があります。継続することで期待した効果が得られ、また効果を感じられたことがモチベーションになり、継続の力になります。せっかくトレーニングを始めたのに、選んだ種目の強度が合わず、効果が感じられないままにやめてしまうのは、とてももったいないことです。

本書では、運動経験のない方も、筋力の弱った高齢者の方も、適した強度のものが見つけられるよう、入り口のハードルをできる限り低くしています。動作もできるだけシンプルなものをチョイスしています。そして各パートの後半には強度の高

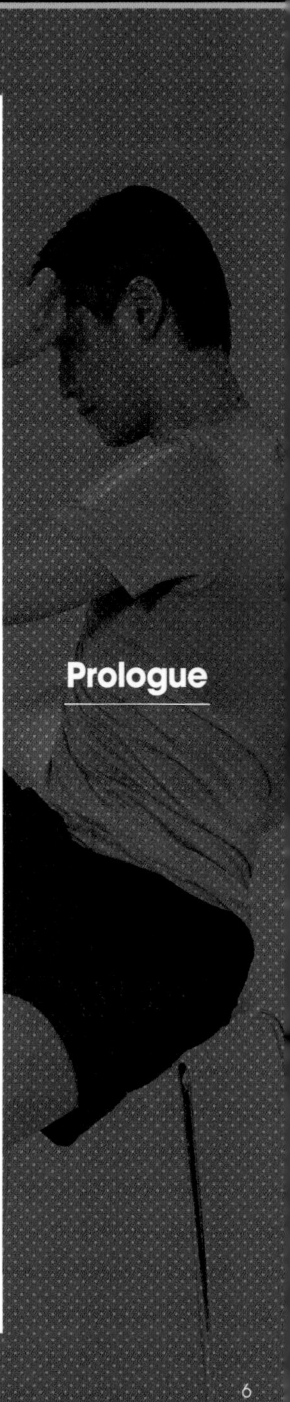

いものを用意してあるので、普段から体を動かしている人も満足できる内容となっています。

トレーニングを始めるのに遅すぎるということはありません。冒頭、普段から運動をしていない人の筋肉量は、20歳前後をピークに年間約1パーセントずつ減少していくと書きましたが、それは加齢で筋肉量が低下するということではありません。筋肉量減少の原因は非活動的な生活にあるのです。私自身48歳になった現在のほうが、20代の頃よりも筋肉量が多いですし、たとえ80歳になっても筋肉量を増やすことは可能です。年齢は言い訳になりません。

若いときのほうが、トレーニング効率が高く、筋肉がつきやすいということはありますが、今のあなたは1年後のあなたより若いですから大丈夫です！　一緒に筋肉量アップをめざしましょう。

中野ジェームズ修一

いつでも、どこでも、ギアいらず。シンプル筋トレ

本書の使い方

スクワット・フッキン・プッシュアップ

強度順に各部位のトレーニングを紹介しています。「1セット20回」が限界だと感じる強度のものから選んでトレーニングしてみてください。

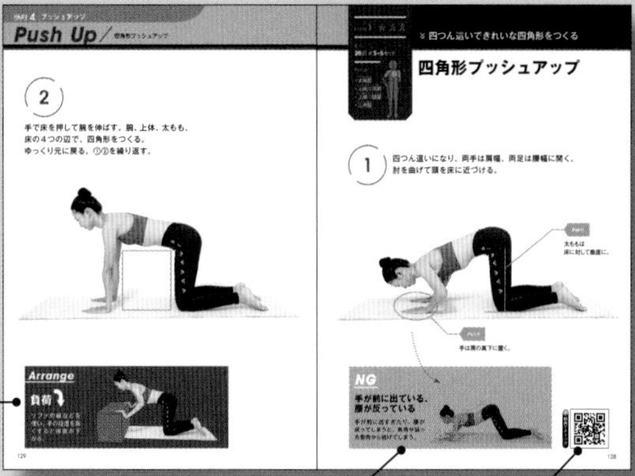

Arrange

同じトレーニングでもっと強度を上げたい、もう少し簡単にしたいときの姿勢。レベルに合わせて選べます。

NG

筋肉に効いていない、ケガをしやすくなる姿勢。スマートフォンで動画や写真を撮ってみてチェックしましょう。

動画が見られるQRコード付き

筋トレの正確な動作を、動画で確認できます。

悩みを解決する目的別のメニュー

「運動不足を解消したい」「体にメリハリをつけたい」「細マッチョになりたい」「フルマラソンで完走したい」など目的に合わせた筋トレメニューを組んでいます。

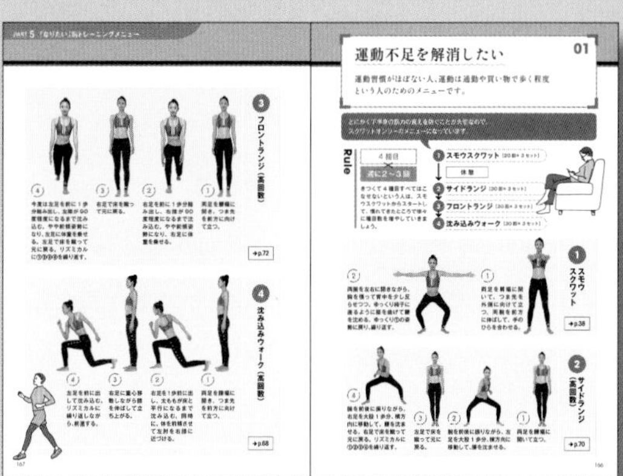

筋トレをサポートするツール

トレーニングの強度を上げたり、
下げたりする場合にあるといいツール。
トレーニングの加減に応じて使いましょう。

support tool

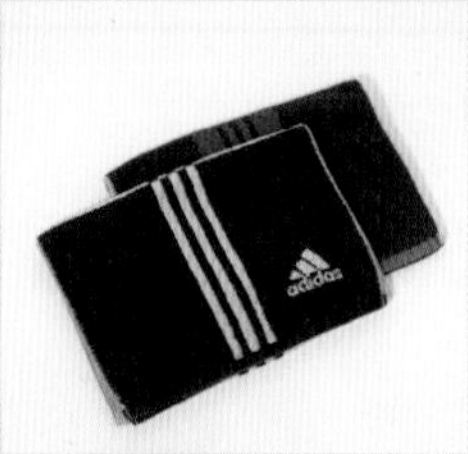

スポーツタオル
※バスタオルでもOK。

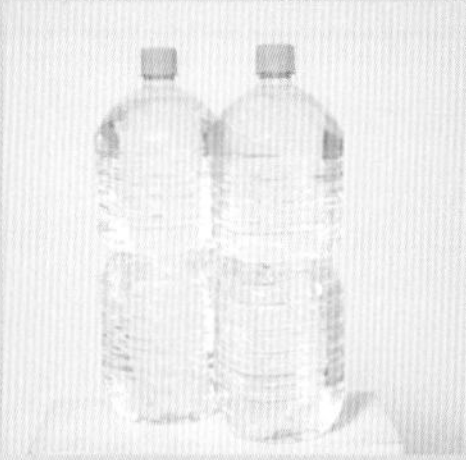

ペットボトル（2リットル）2本

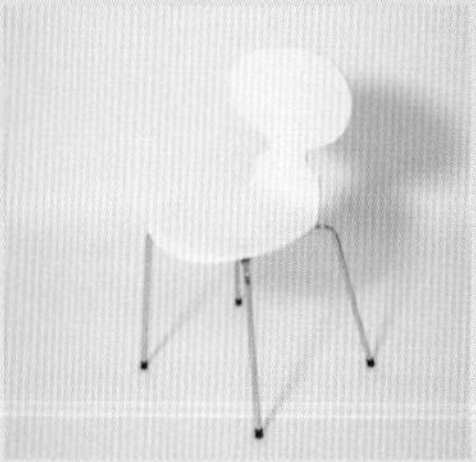

椅子
※安定性の高いもの。

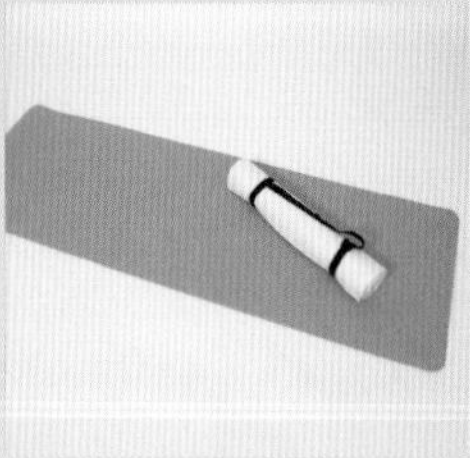

ストレッチマット
※バスタオルでもOK。

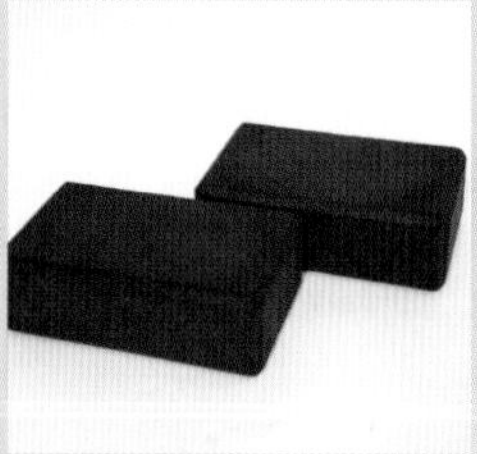

ヨガブロック
※事典などの厚い本でもOK。

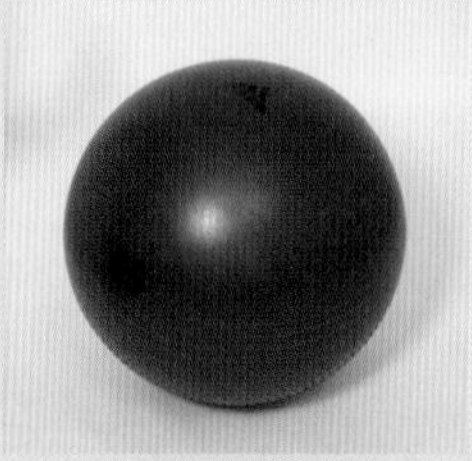

バランスボール
※本書では直径65センチのものを使用しています。

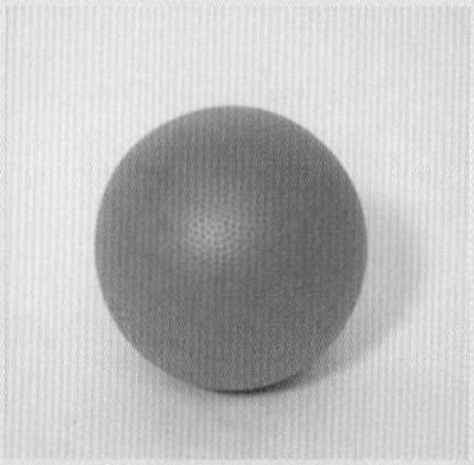

バランスボールミニ
※本書では直径25センチのものを使用しています。

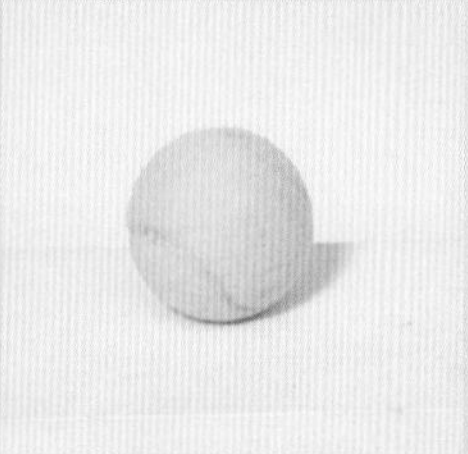

テニスボール

Contents

Contents

PART 4 プッシュアップ「上半身を鍛える」

Contents

PART 1

最も頼りになるギア「自重」でトレーニング

「筋トレ」でなりたい体に

白宅で、気軽に、短時間で、運動経験のない人でも簡単にチャレンジできる自重トレーニング。全身をバランスよく鍛えることができるだけでなく、適切なメニューを選べば、体型などの悩みを解消することも可能です。

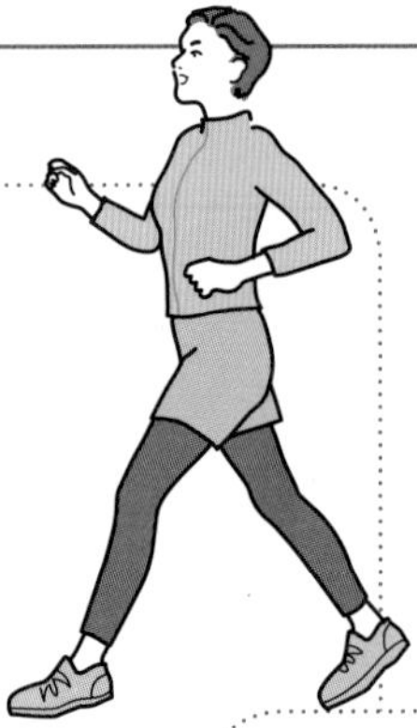

01 運動不足を解消したい

⇒p.166 (p.38/p.70/p.72/p.68)

運動不足の人は、下半身の筋肉量の低下が原因で、立つ、歩くといった動作が困難になるロコモティブシンドロームに陥るリスクがあります。スクワットで下半身の筋肉量を増やしましょう。

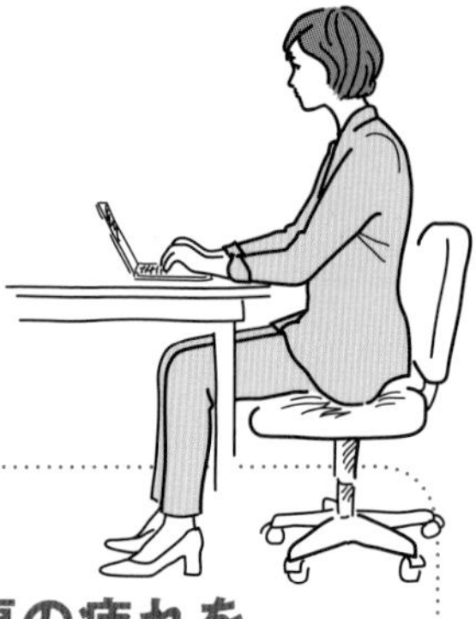

02 首・肩の疲れをとりたい

⇒p.168 (p.38/p.124/p.126)

長時間のデスクワークで首や肩に疲れを感じている。そんな方は、肩甲骨を同時に動かすスクワットで全身の血流を促進しながら、プッシュアップで上半身を鍛えましょう。

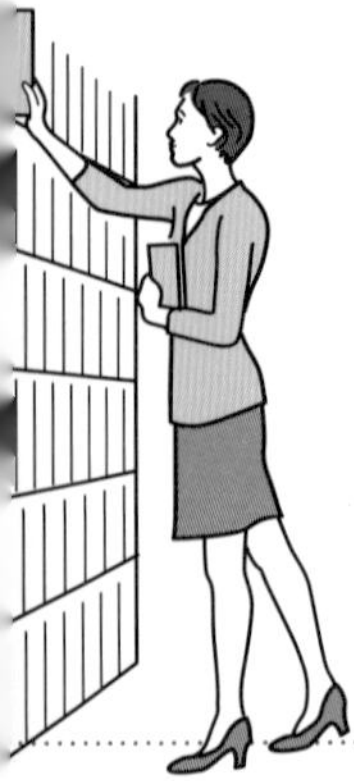

03 腰痛をなおしたい

⇒p.170 (p.108/p.96/p.40/p.46)

腰痛の原因はさまざまですが、体幹と骨盤の安定を図ることで、予防することができます。体幹周辺を鍛えるフッキンと、お尻の筋肉量を増やすスクワットに取り組んでください。病院での画像診断も忘れずに。

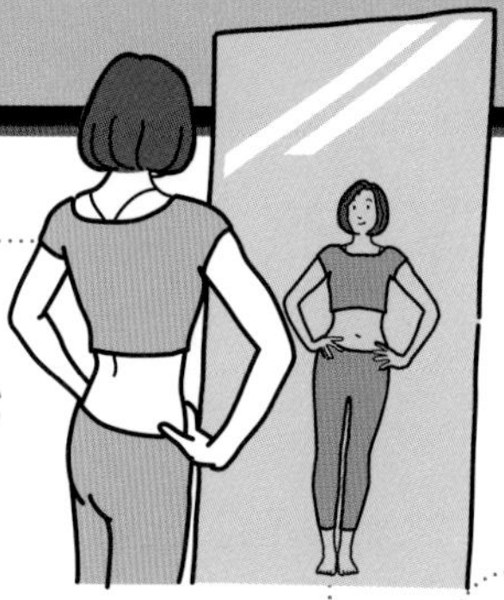

04 おなかまわりをしぼりたい

⇨p.172 (p.36/p.42/p.82/p.94)

下半身の筋肉量アップで基礎代謝量を増やして、腹部の脂肪を落としやすくすると同時に、フッキンでおなかまわりを引き締めれば、憧れのくびれをつくることだってできます。

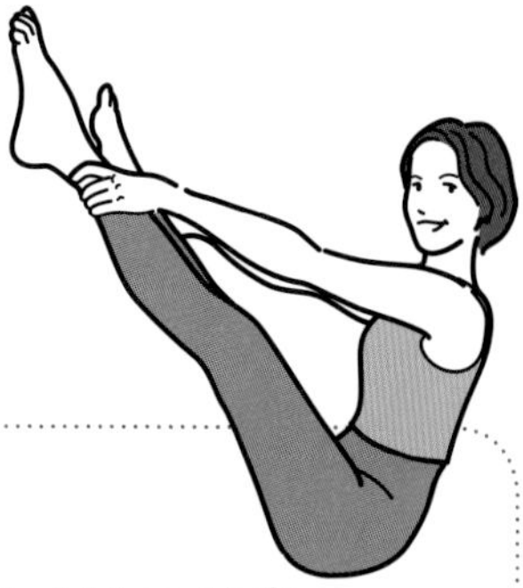

05 体にメリハリをつけたい

⇨p.174 (p.50/p.154/p.92/p.114)

体にメリハリをつけたい人は、スクワット、フッキン、プッシュアップをバランスよく行いましょう。胸や肩、お尻まわりの筋肉がつけば自ずとメリハリが出てきます。

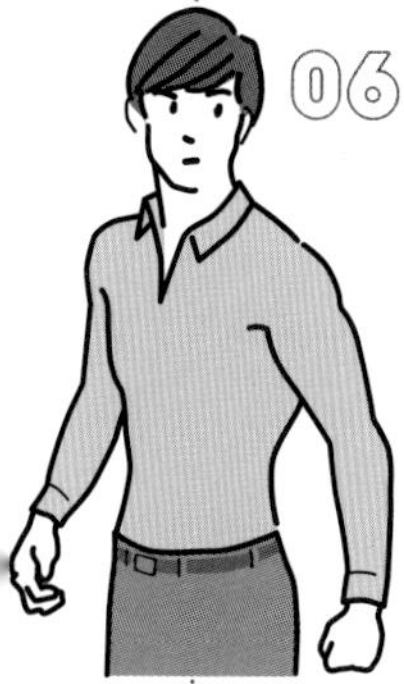

06 手足は細い。おなかを凹ませたい

⇨p.176 (p.152/p.140/p.62/p.54/p.106)

腕や脚が細くおなかがぽっこり出ているのが悩み。そんな人は全身の筋肉量を増やして、おなかの脂肪が落ちやすい体をめざしましょう。フッキンでおなかまわりの引き締めも狙います。

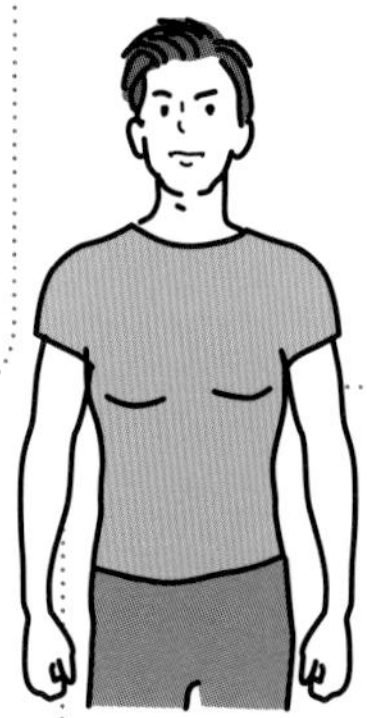

07 細マッチョになりたい

⇨p.178 (p.158/p.160/p.150/p.90)

いわゆる「細マッチョ」をめざすなら、上半身の筋肉量アップが必須。筋トレ経験がある人は、負荷の高いものにチャレンジしましょう。負荷設定と頻度にも気を配ってください。

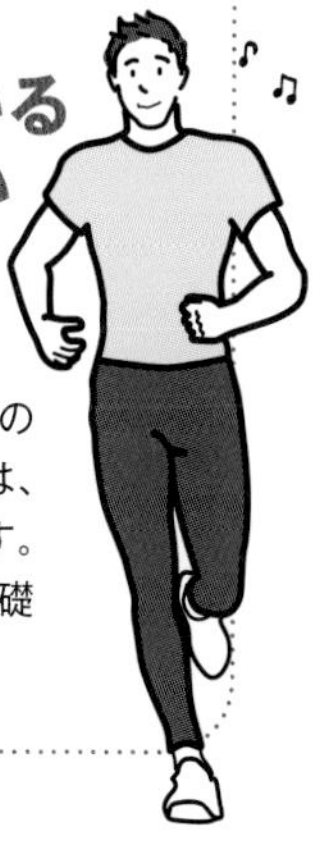

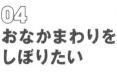

08 ランニングをしているのに太る。痩せたい

⇨p.180 (p.134/p.138/p.46/p.58)

定期的にランニングをしているのに、脂肪燃焼が進まないという人は、筋肉量が少ない可能性があります。プッシュアップとスクワットで基礎代謝量の増加をめざしましょう。

09 フルマラソンで完走したい

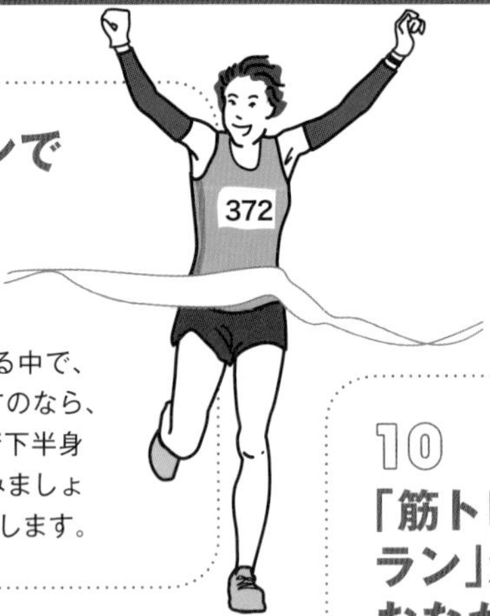

⇒p.182 (p.64/p.66/p.56/p.74)

普段走る時間が限られている中で、フルマラソンの完走をめざすのなら、高回数のスクワット系種目で下半身の筋持久力アップに取り組みましょう。もちろん筋肉量もアップします。

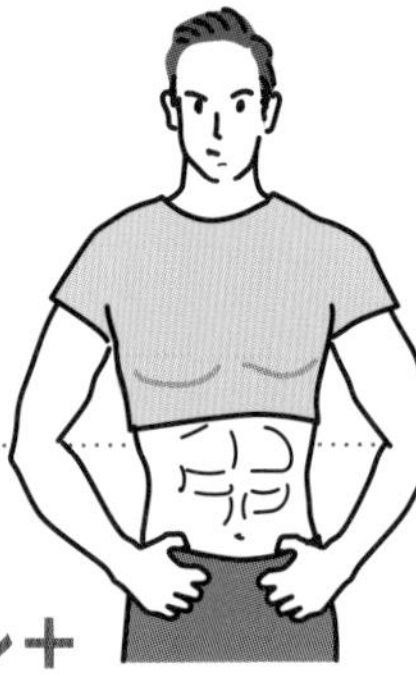

10 「筋トレ＋ラン」がルーティン。おなかをもっと引き締めたい

⇒p.184 (p.88/p.110/p.100/p.118)

筋トレもランニングもしているのであれば、体脂肪量はすでに少ないはず。フッキンを多種目行って腹部の引き締めを徹底的に行えば、くびれができてくるでしょう。

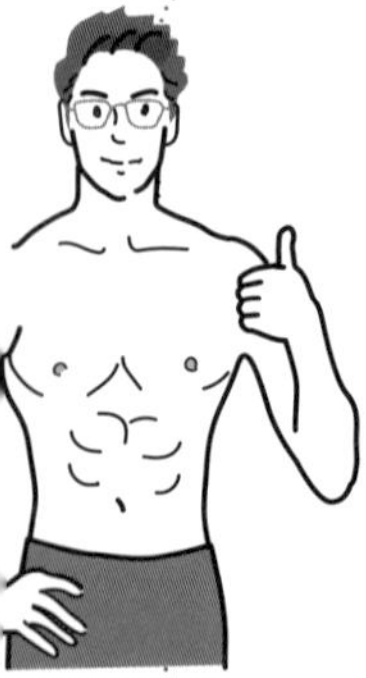

11 胸板を厚くしたい

⇒p.186 (p.146/p.158/p.160/p.138)

大胸筋全体のボリュームアップをめざすなら、プッシュアップのバリエーションを増やしてみましょう。効く部位が少しずつ異なり、刺激の入り方も変わります。

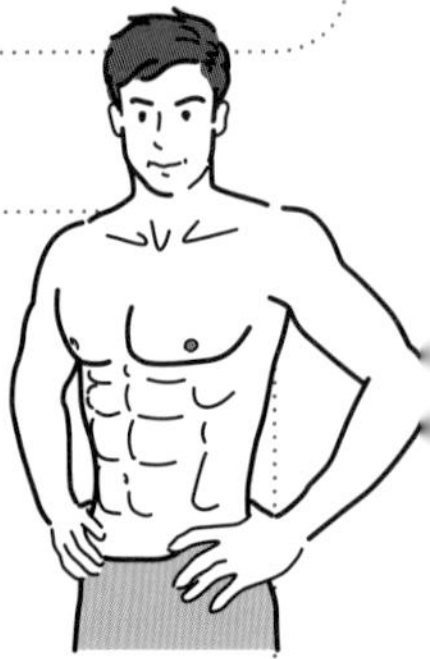

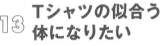

12 美しく割れた腹筋をつくりたい

⇒p.188 (p.86/p.112/p.102/p.104)

体脂肪を減らすための有酸素運動、栄養バランスのよい食生活に取り組みながら、複数のフッキンに取り組みましょう。シックスパックも夢ではありません。

13 Tシャツの似合う体になりたい

⇒p.190 (p.140/p.142/p.148)

Tシャツやスーツが似合う体とは胸、肩、腕に十分に筋肉がある体。刺激が異なる複数のプッシュアッププトレーニングに取り組んで、上半身の筋肉をバランスよく鍛えましょう。

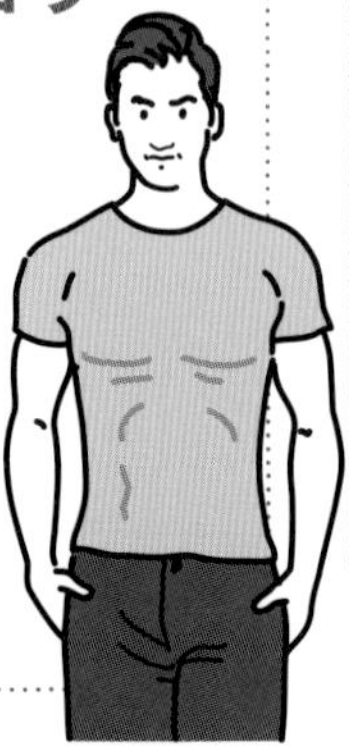

今の悩みや課題に合わせて

運動不足を解消したい、全身の筋肉をバランスよく鍛えたい。そんな思いで本書を手にとってくださった方は、まず、スクワット、フッキン（腹直筋、腹斜筋メインのものを各1つ）、プッシュアップの3種目に取り組んでください。

背中の筋肉に特化した自重トレというのは難しいのですが、フッキンとプッシュアップをすることで、背中も鍛えることができます。

また、自重トレーニングは悩みや課題に合わせてアレンジできます。本書では、私がフィジカルトレーナーの仕事をしていて、一般の方々からよく聞く悩みに合わせたメニューをつくり、PART5で紹介しています。腰痛を予防したい、おなかを凹ませてくびれをつくりたい、ランニングをしているのに痩せない、Tシャツの似合う体になりたい、といった具体的な目標がある方は、該当するメニューに取り組んでもらえればと思います。

お尻まわりや太ももといった下半身の大きな筋肉を鍛えることができるスクワットは、基礎代謝量をアップさせやすいトレーニングです。フッキンは、体幹を安定させることにつながると同時に、**おなかまわりを引き締めることができます。そして、プッシュアップは胸、肩、腕を中心に上半身を鍛えることができるトレーニングです。**下半身が細い、胸の筋肉がほしいなど、自分に足りないパーツがはっきりしているのであれば、1つの種目を集中的に行うというアレンジも有効でしょう。

しばらく継続して効果を実感できない場合は、**負荷や頻度を見直しましょう。**

日々鍛えてこその筋肉

世の中がますます便利になっていくぶん、意識して体を動かさないと、筋肉量は低下の一途をたどってしまいます。体を支え、動かすために欠かすことができない筋肉。健康でいるためには、日々鍛えることが大切です。

人間の体の筋組織は、身体を動かすための**骨格筋**《こっかくきん》、**心筋**《しんきん》、消化器官や血管などの内臓を動かす**平滑筋**《へいかつきん》の3種類に分類されます。一般的に筋肉という場合は、骨格筋のことを指します。

骨格筋はたくさんの筋線維の束でできています。筋線維を筋周膜によって束ねたものを筋線維束といい、さらに筋線維束がまとまったものが筋膜で覆われています。

1本の筋線維は細長い1つの骨格筋細胞で、その中には筋原線維が詰まっています。細い線維の束が、またさらに束になっているのが骨格筋の構造だとイメージしてください。

骨格筋の主な役割は、体を支え、動かすこと。立っているときも、座っているときも姿勢を維持するために骨格筋が働いています。また、骨格筋の大部分は1つ以上の関節をまたいで骨に付着し、収縮、弛緩することで、関節を動かしています。

たとえば手に持った荷物を、肘を曲げて持ち上げるとき、肘関節を曲げるために上腕《じょうわん》二《に》頭筋《とうきん》が収縮して力こぶができます。このとき、上腕二頭筋の拮抗筋《きっこうきん》である上腕

◎スクワット、フッキン、プッシュアップで鍛えられる主な筋肉

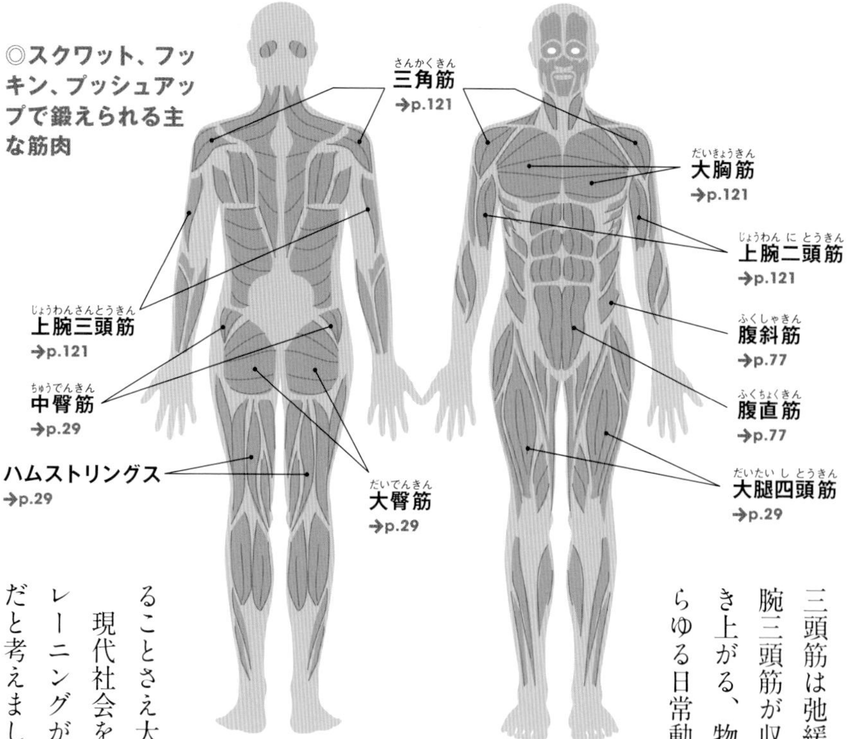

三頭筋は弛緩しています。反対に肘を伸ばすときには上腕三頭筋が収縮し、上腕二頭筋は弛緩します。歩く、起き上がる、物を持ち上げる、押す、引く、跳ぶなど、あらゆる日常動作を行う際に骨格筋が収縮と弛緩を繰り返しているということです。また、骨格筋はエネルギーを消費して熱を生むことで、体温の維持にも貢献しています。

筋肉は人間が生きていくうえで欠かすことができないものなのですが、普段から運動をしていない人の筋肉量は、20歳前後をピークに年間約1パーセントずつ減少していくといわれています。筋肉量が減少し続ければ、当然どこかで日常動作に支障が出てきます。歩くことや物を持つこと、場合によっては姿勢を維持することさえ大変になってしまいます。

現代社会を生き、長く健康でいるためには継続的なトレーニングが不可欠ということ。健康と筋トレはセットだと考えましょう。

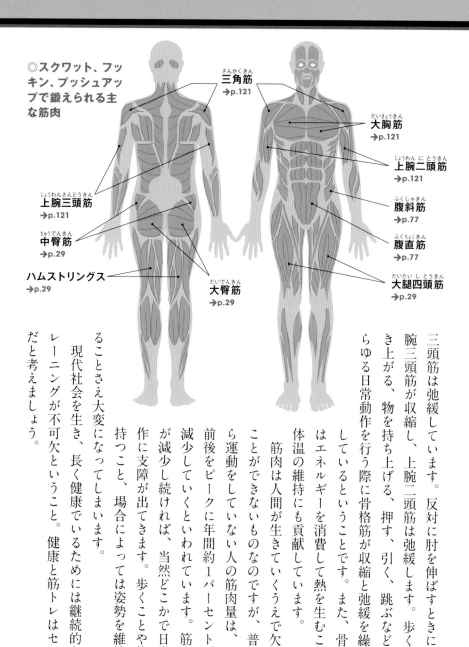

いつでも、どこでも、手ぶらで

最高にシンプルな自重トレ

自分の体重を負荷とする自重トレーニングは、ダンベルやバーベルなどの器具が必要ありません。広いスペースがなくてもできるので、いつもで、どこでもトレーニングをスタートすることができます。

自重トレーニングの動作はとてもシンプルです。注意するべき点はありますが、動作が複雑でできないということはありません。操るのは自分の体と自分の体重です。そもそも**骨格筋は自分の体を支えて動かすためにあるものですから、自重トレーニングは体に無理がなく、理にかなっているといえます。**

自身の体重を負荷にする自重トレーニングには、特別な器具も場所もいりません。当然のことながら、ジムやプールに足を運ばなくてもいいですし、スポーツウェアに着替える必要もありません。朝起きたとき、仕事から帰ってきたとき、テレワークや家事の合間、お風呂に入る前、自分が好きなとき、習慣化しやすいタイミングで行うことができます。

始めるまでのハードルが低いというのは、運動習慣がない人がトレーニングを継続するためにとても重要です。たとえば、ジムでトレーニングを行う場合、ウェアを準備してジムまで行かなければいけません。雨や雪が降ると足を運ぶのが億劫になりますし、そもそも外出するための準備が面倒に感じられることもあるでしょう。

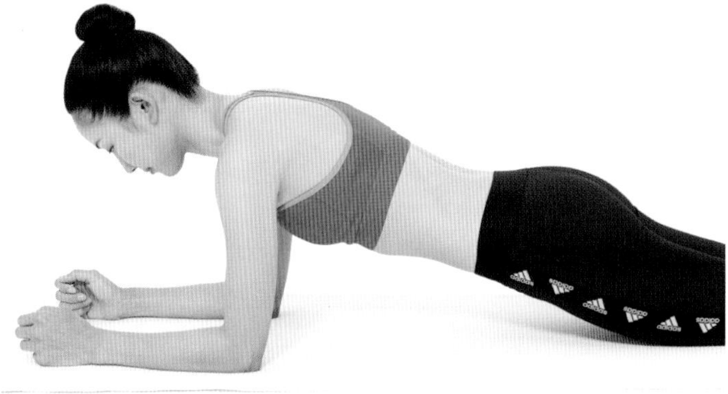

自宅でトレーニングをする場合も、器具を使ったものだと、その器具をクローゼットなどから出して準備をすることが、大きなハードルになってしまうことがあります。その点、**自重トレーニングは、継続を妨げるものが最も少ないトレーニング**だといえるでしょう。

マシンやダンベルトレーニングのように、1キログラム単位の細かな負荷調整はできませんが、豊富なバリエーションを知っていればカバーできます。そのためのお手伝いをするのが本書の役割でもあります。

運動経験のない人にやさしいだけではありません。自重トレーニングは、運動経験者でも筋肉量アップを実現する負荷をかけることが可能です。フィジカルトレーナーである私自身、この自重トレーニングに取り組んでいます。

体に無理がなく、習慣化しやすく、老若男女も初心者・上級者も問わない。自重トレーニングはメリットだらけなのです。

本書では、動作が複雑でない最高にシンプルな筋トレを厳選して紹介しています。

3大基礎トレで最大の効果を上げる

本書では、大きく分けてスクワット、フッキン、プッシュアップという3種類のトレーニングを紹介しています。自重トレーニングの王道かつ基本の3大トレを正しく行えば、バランスよく全身を鍛えることができます。

Basic Training 1

スクワット

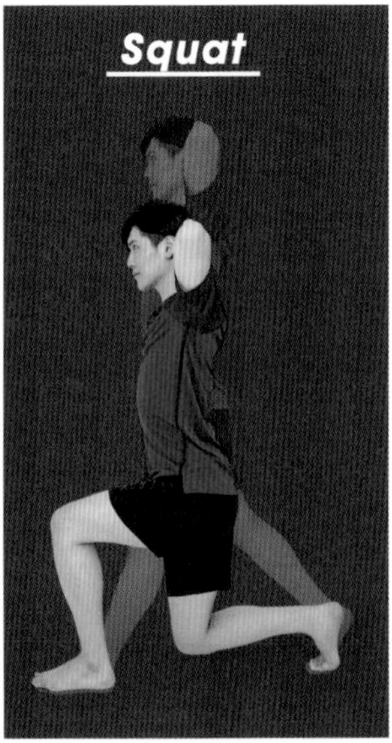

運動習慣のない人が最も衰えやすいのが下半身の筋肉。下半身の筋肉のほとんどを使うスクワットは、足腰を鍛え、老化を予防するために最適な運動です。

とくに発達しやすいのは、大臀筋《だいでんきん》、中臀筋《ちゅうでんきん》といったお尻の筋肉と、大腿四頭筋《だいたいしとうきん》、ハムストリングスといった太ももの筋肉です。**お尻や太ももの筋肉は大きく、肥大しやすいので、基礎代謝量のアップにもつながります。**脂肪燃焼や、ダイエットをめざしている場合にも、スクワットは肝となるトレーニングです。

細かな注意点はあるものの、動作は極めてシンプル。**膝と股関節を曲げてしゃがむ、足裏で床をしっかり踏んで立ち上がる、**の繰り返しです。継続することで、股関節や膝関節の動きがよくなることも期待できます。

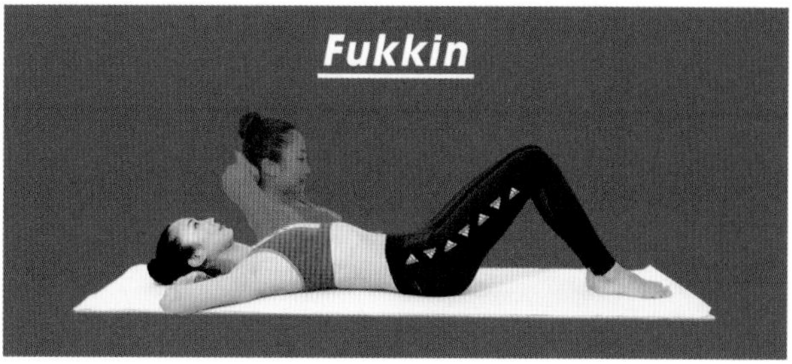

Basic Training 2

フッキン

おなかの正面を縦に走り、体幹部の屈曲、回旋、側屈に関係する腹直筋。いわゆる、わき腹に位置し、体幹の回旋・側屈の際に働く腹斜筋《ふくしゃきん》。体を支える体幹部分の安定性を高めるには、フッキンが欠かせません。

腹直筋《ふくちょくきん》、腹斜筋がコルセットの代わりとなり、おなかまわりを引き締めてもくれるので、おなかのたるみが気になる人は、積極的に取り組みたいトレーニングです。

また、あくまでもサブではありますが、腹直筋、腹斜筋の拮抗筋にあたる背中の筋肉を鍛えることにもつながります。

本書では腹直筋をメインのターゲットとする種目と、腹斜筋を主に鍛える種目が分かれています。どちらか一方ではなく1種目ずつ選んでトライしてみてください。

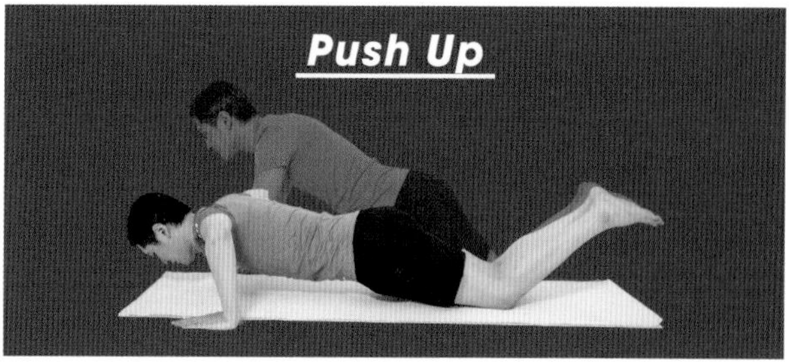

Basic Training 3

プッシュアップ

自宅での道具を使わないトレーニングといえば、多くの人が思い浮かべるであろうプッシュアップ。体を床すれすれまで近づけた姿勢から、手で床を強く押して、全身を引き上げるのが動作の基本です。

胸の筋肉の大胸筋《だいきょうきん》、腕の筋肉である上腕《じょうわん》三頭筋《さんとうきん》を中心に、上腕二頭筋や三角筋も鍛えられます。また、正しいフォーム維持には、体幹部分の安定が必要なため、胴まわりの筋肉も同時に鍛えられます。

胸や腕まわりの筋肉がつくと、洋服を着たときのシルエットなど、見た目の印象が大きく変わるので、トレーニングのモチベーション維持にも一役買ってくれるでしょう。また物を持つなどの日常動作が楽になり、**肩こりの予防**にもつながります。

十分な効果を上げるのは「オールアウト」

All Out

Technic 1

筋肉が疲れ果ててもう動かせない、これ以上運動を継続できなくなる状態をオールアウトといいます。効率よく筋肉量アップをするためには、毎回のトレーニングでこのオールアウトの状態をめざすことになります。以前は8～12RM（RM：Repetition Maximum）、つまり1度に8～12回までしか連続できない運動でないと、筋肥大しないといわれていたこともありますが、現在の研究では低負荷・高回数のトレーニングでも十分に筋肥大することが認められています。

本書で紹介している自重トレーニングは1セット20回、つまり1度に20回行うのが限界だと感じる強度のものを選んでトレーニングしてみてください。**楽々と20回できてしまう強度では、筋肥大を期待できません。**目的が筋肥大の場合、その運動は無駄になってしまいます。

また、オールアウトするためには1セットでは足りません。筋肉は筋線維の束でできていますが、1セットですべての筋線維を疲れさせるというのは難しいのです。できるだけ多くの筋線維を動員し、オールアウトさせるために、トレーニングは最低3セット行ってください。

◎トレーニングセット

1つの種目ごと20回×3セット

↑ ↓

休憩2分

◎動作の準備などに時間がかかるものなので、90秒でタイマーを鳴らし、次のセットの準備を始めるとよいでしょう。

◎仮に3セット目の運動がどうしてもきつく15回までできなかったとしても、それは限界まで追い込めているので問題ありません。

◎本当はもっと上の強度にも耐えられるはずなのに、限界のかなり手前のところで自分で線を引いてしまわないようにしてください。自分では20RMの強度だと感じていても、実は30回、40回とできる強度だったということがよくあります。

◎トレーニング後に筋肉の張りを感じなくなったり、筋肥大を実感できなかったら、1つ上の強度のトレーニングに挑戦してください。

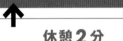

限界がくるまで正確なフォームで Form

Technic 2

自重トレーニングに限りませんが、筋トレは効果を出すためにも、ケガを防ぐためにも正しいフォームで行うことが大切です。いくら筋トレを頑張ったとしても、フォームが崩れているとターゲットとしている筋肉に効かせることができませんし、場合によっては関節を痛めてしまう可能性があるからです。

各トレーニングの写真とそれに伴う注意点、QR コードからアクセスできる動画を確認しながら、**正しいフォームをとることに重点を置いて、それぞれのトレーニングに挑戦しましょう。**

自分が正しいフォームをとれているか、たまにチェックしてみるのもいいでしょう。家族や友人に見てもらったり、スマートフォンで動画や写真を撮ってみてもいいと思います。スクワットをやってみて、自分では深く沈みこんでいるつもりだったのに、まだまだ浅かったといった発見があるはずです。

20回×3セットという目標があると、どうしても数を追うことに意識がいってしまうものです。

しかし、繰り返しになりますが、大切なのはフォームです。

フォームが崩れて20回に到達するよりも、限界がくるまで正しいフォームで行うことが大切です。その結果、1セットが18回で終わってしまったとしてもかまいません。目標とする数字はあっても、数にはあまりとらわれず、オールアウトの状態に近づけましょう。

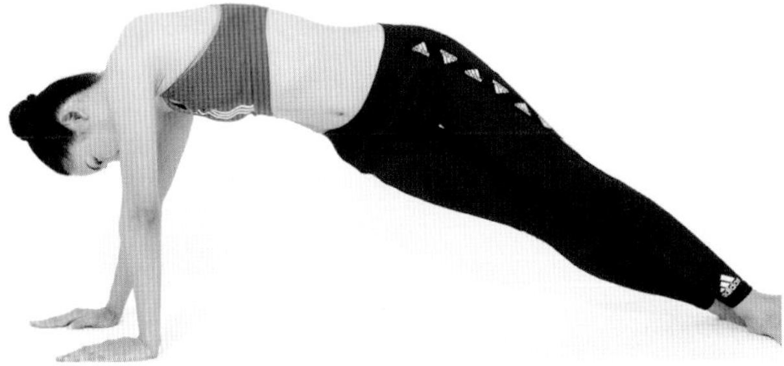

楽できる
「反動」は使わない

Reaction

Technic
3

スクワット、フッキン、プッシュアップの３種目を行ううえで、共通で気をつけたいのが、反動を使わないという点（意図的に使う種目もあります）。

反動を使うと１回１回の動作が楽になったりするのですが、楽になるということは効果的ではなく、オールアウトにつながりません。

ターゲットとしている筋肉を意識して、１回１回の動作を丁寧に行いましょう。また、反動を使うとスクワットなら膝、フッキンなら腰椎、プッシュアップなら肩関節に大きな負担がかかる可能性があります。

ケガを予防するためにもページ内に指示がない場合は、反動を使うことを避けてください。

思い立ったら、１秒後にできる

When

Technic
4

筋トレは朝やるべきか、夜やるべきか。よく聞かれる質問の１つですが、トレーニングをする時間によって筋トレの効果が異なるということはありません。**自分が習慣化しやすいタイミング**で行うのがベストでしょう。

早起きをして出勤前にトレーニングを済ませる、１日の仕事を終え入浴する前に取り組むなど、ライフスタイルに合わせて時間帯を選んでください。

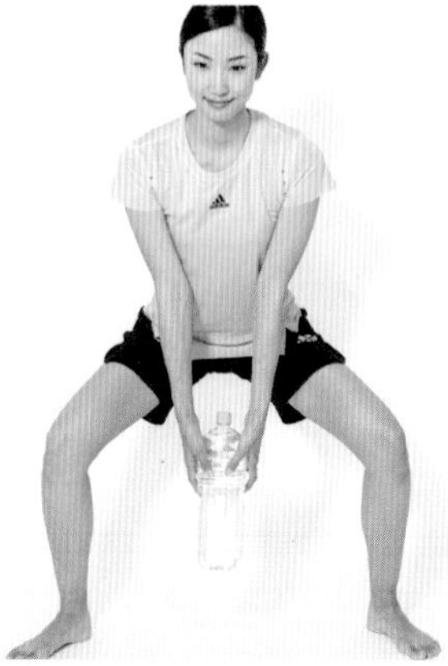

週2、3回
自分を追い込む

How many

Technic
5

筋トレによって刺激を与えると、筋タンパク質は分解され、アミノ酸が放出されるのですが、栄養補給を行うと、筋肉は分解量以上にタンパク質の合成を始めます。タンパク質の合成は筋トレをして48時間程度は高い状態が維持されるといわれています。筋肉を効率よく成長させるには、トレーニングと栄養、休養のすべてが必要で、筋肉の超回復を促すためにも、筋トレと筋トレの間は、48時間以上空けたほうが、無駄がないといわれています。

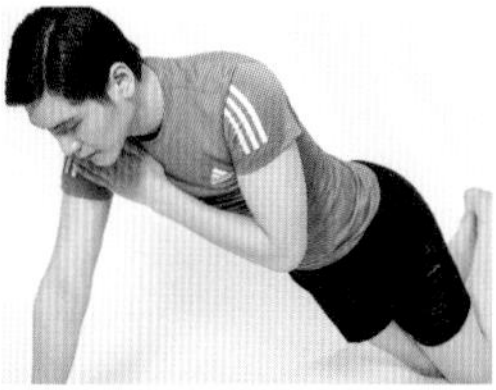

つまり、**週2、3回の頻度で、オールアウトまで頑張ることが筋肉の成長には効率的**ということです。しかし、運動初心者の人であれば、初めのうちは週1回のトレーニングでも筋肥大は可能です。いきなり頑張りすぎると、トレーニングが億劫になってしまうこともありますから、無理のない頻度で始めましょう。またトレーニング上級者の人であれば、種目ごとに分けて筋トレ自体の頻度を増やすという選択肢もあります。スクワット、フッキン、プッシュアップを行う日を分けて、それぞれの種目数を増やせば、短期間での筋肉量アップをめざすことも可能でしょう。

レベルを上げて、効果を上げる

Check

Technic
6

2か月程トレーニングを継続したら、筋トレの強度や頻度を一度見直しましょう。強度を上げてみて、あまりにもきつすぎたらまた元に戻しましょう。**強度や頻度が不足していると、筋トレをしていても効果があまり出ません。**せっかくの頑張りをもったいないことにしないためにも、自分に適切な強度と頻度を探りながら継続してください。

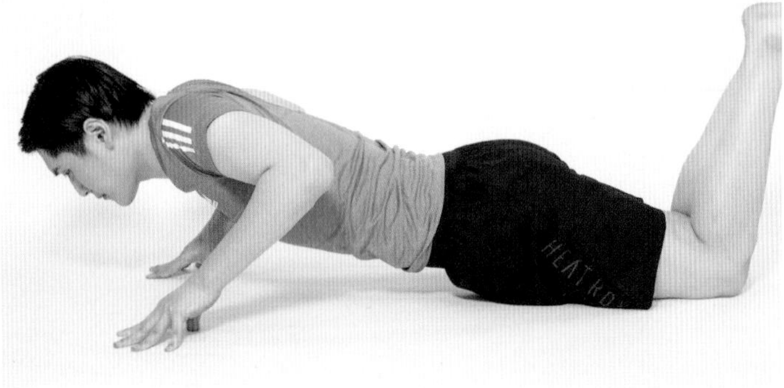

トレーニングメニューのつくり方

Combination

Technic 7

本書で紹介している自重トレーニングは、スクワットから１種目、フッキンから腹直筋メインのものを１種目と腹斜筋をターゲットとしたものを１種目、プッシュアップから１種目、それぞれ自分に適切な強度（20RM)のものをチョイスして行うのが基本となります。14 ～ 16 ページで具体例を紹介していますが、悩みや課題がはっきりしている人は、それに合わせたトレーニングメニューを用意していますので、そちらに取り組んでみてください。

スクワット、フッキン、プッシュアップのいずれも強度が低い順に紹介しています。強度不足を感じたり、トレーニング後に筋肉の張りを感じなくなったら、次のステップに進みましょう。

種目によってはどうしても苦手な動作があるかもしれません。その場合は、スキップして次の種目にトライしてみてください。

トレーニング上級者の方で、胸を重点的に強化したい、下半身を入念にトレーニングしたいということがあれば、それぞれをターゲットにしたトレーニング（胸ならプッシュアップ、下半身ならスクワット）を複数種目選んで取り組むという使い方ももちろんOKです。自分でアレンジができるようになったら、トレーニングがどんどん楽しくなるはずです。

PART 2

スクワット
【下半身を鍛える】

スクワット

下半身を効率よく鍛えて筋肉量を増やす

下半身には、全身の筋肉の３分の２が集まっています。その下半身を効率よく鍛えて、筋肉量を増やすことができるのがスクワット。下半身の筋肉量が増えれば、代謝が上がり、痩せやすく太りにくい体が手に入ります。

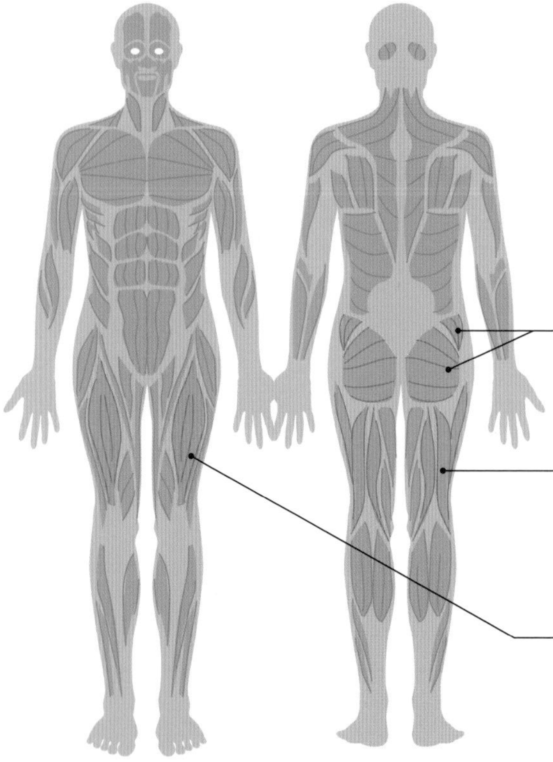

主なターゲット

下半身の大きな筋肉群が、スクワットの主なターゲットです。これらの筋肉を意識しながらトレーニングを行いましょう。

大臀筋《だいでんきん》・中臀筋《ちゅうでんきん》

臀部《でんぶ》の筋肉。
股関節の動きに関係する。

ハムストリングス

膝を曲げる、足を後方に振る際に働く太ももの裏側の筋肉。

大腿四頭筋《だいたいしとうきん》

膝を伸ばす動作に関与する太ももの前側にある筋肉。

Point

トレーニングのポイント

はじめは椅子に座った簡単なものから始まり、
徐々に強度が上がっていきます。
前半は両足にバランスよく体重を乗せて行うスクワット、
後半は体重のほとんどを片足に乗せた
強度が高い種目になっています。

膝がつま先よりも前に出ないようにする

各種目でも注意するべきポイントを説明していますが、スクワットの動作で最も気をつけたいのが、**かがんだ際膝がつま先よりも前に出ないようにすること**です。とくに、下半身の筋力が不足している人、スクワットの動作に慣れていない人は、膝が前に出てしまいがちです。

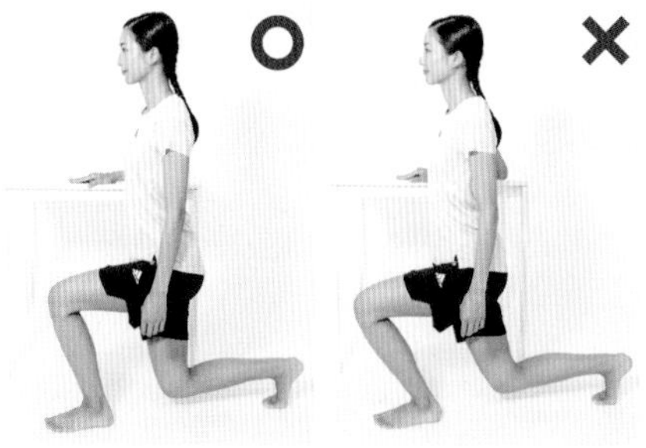

膝がつま先よりも前に出ると、うまくターゲットとしている筋肉をバランスよく効かせられないだけでなく、膝自体を痛めることにもつながってしまいます。

膝がつま先よりも前に出るのを注意するのが難しいという人は、**壁の前に立ってスクワットを行うと意識しやすいでしょう**。どうしても膝が前に出てしまう場合は、種目の強度が高すぎることが考えられるので、1つ前の種目に戻ってみてください。

シングルレッグスクワットは体重の預け方を意識する

片足で行うスクワットは、ターゲットとなる**前側の足にどれだけ体重を預けるか**で強度をコントロールすることができます。

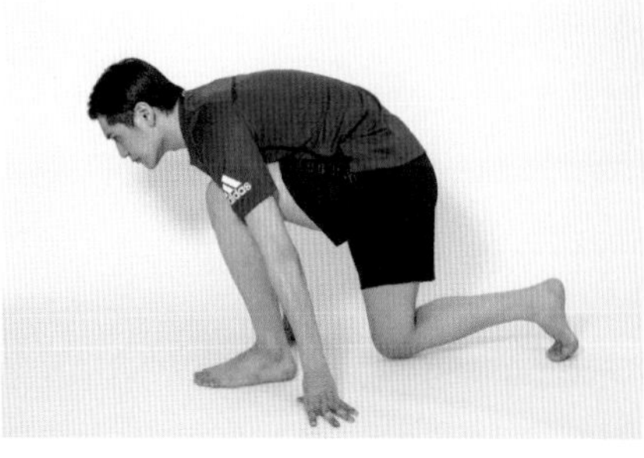

Level 1 ★★★

Rule
20回×3~5セット

Target
・大腿《だいたい》四頭筋《しとうきん》
・ハムストリングス

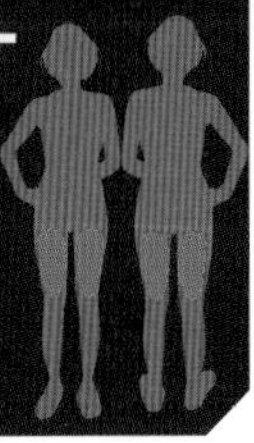

≫ 机を使って、ゆっくり立ち上がる

椅子からの立ち上がりスクワット

①

机と椅子を用意する。
両足を腰幅に開いて
椅子に座る。
机に両手を置く。
背すじを伸ばし、
少し前傾になりながら、
椅子からお尻を浮かせる。

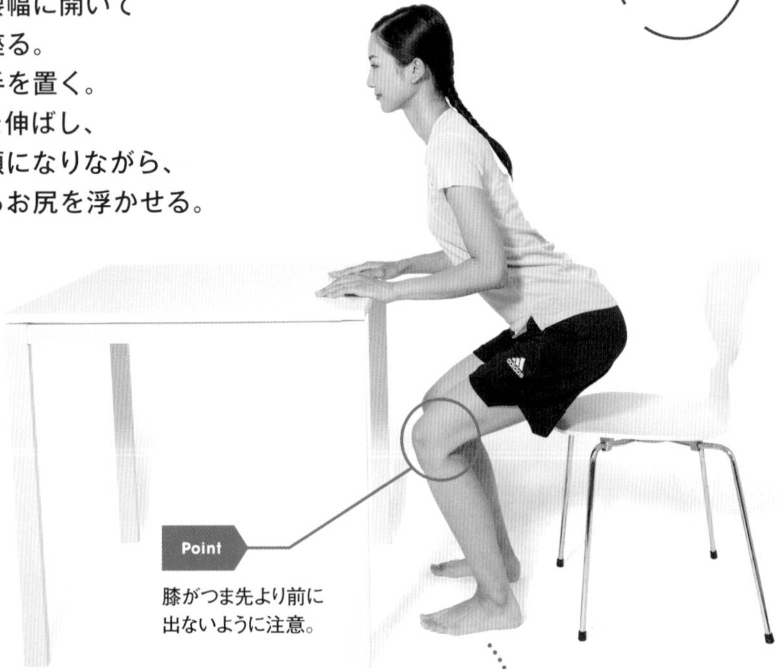

Point
膝がつま先より前に
出ないように注意。

NG

膝に負荷がかかってしまう

足幅が狭すぎたり、つま先が
内側を向いていると、膝に不
要な負荷がかかるので注意。

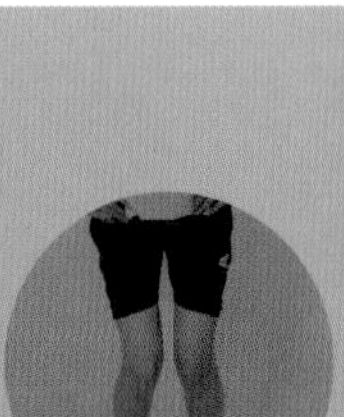

OK

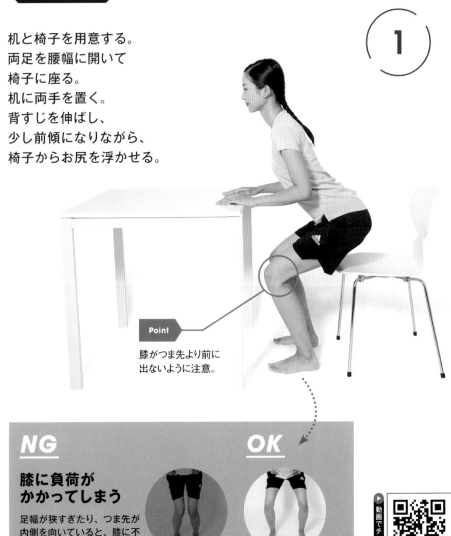

▶動画でチェック

Squat ／ 椅子からの立ち上がりスクワット

②

背すじを伸ばしたまま、
足裏全体で床を押すような
イメージで、
ゆっくり立ち上がる。
ゆっくり①の姿勢に戻り、
繰り返す。

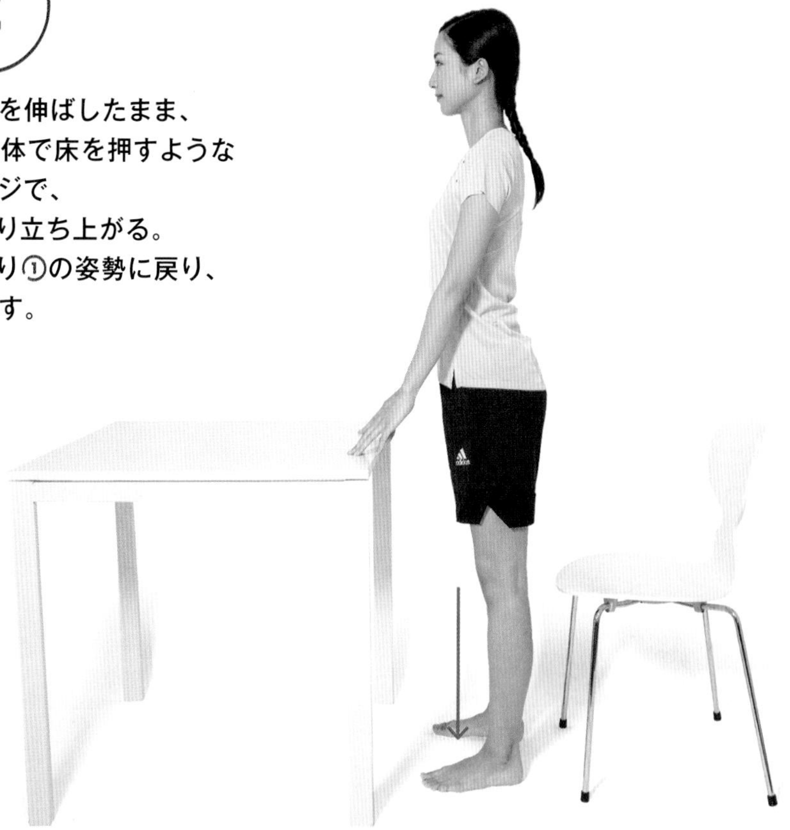

Arrange

机がないときは…

机がない場合は、両手で椅子の座面をつかんで立ち上がるようにすると、同じくらいの負荷が得られる。

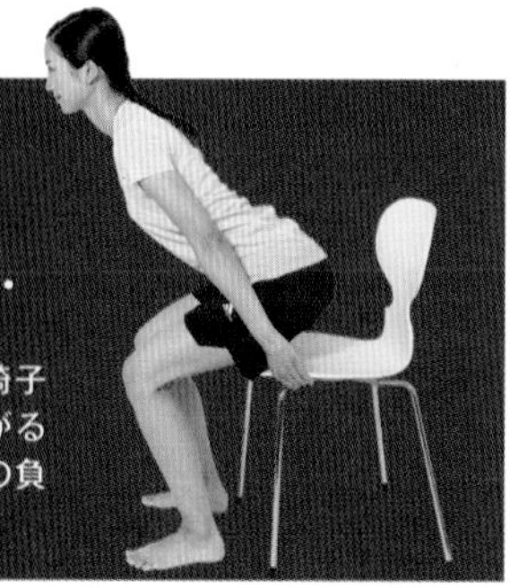

Level 1 ★☆☆

Rule
20回 × 3~5セット

Target
・大腿《だいたい》
四頭筋《しとうきん》
・ハムストリングス

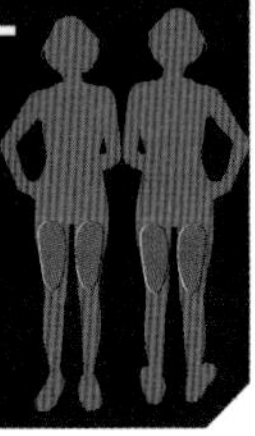

手ぶらで、ゆっくり立ち上がる

椅子スクワット

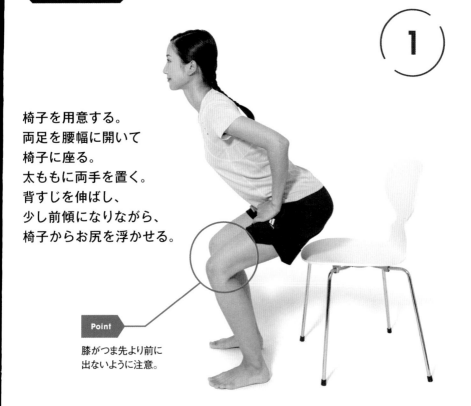

1

椅子を用意する。
両足を腰幅に開いて
椅子に座る。
太ももに両手を置く。
背すじを伸ばし、
少し前傾になりながら、
椅子からお尻を浮かせる。

Point

膝がつま先より前に
出ないように注意。

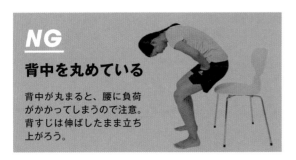

NG

背中を丸めている

背中が丸まると、腰に負荷
がかかってしまうので注意。
背すじは伸ばしたまま立ち
上がろう。

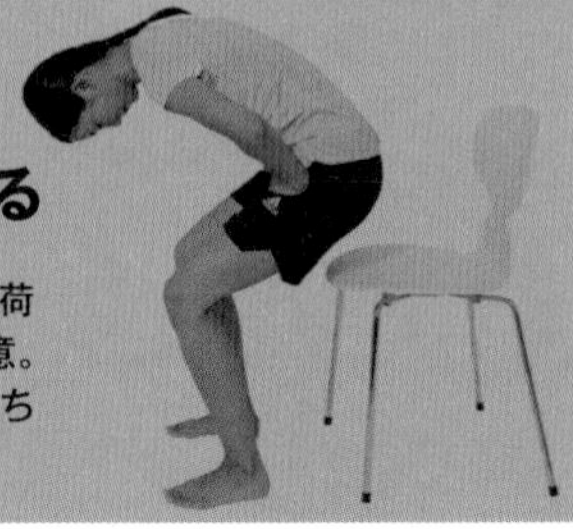

動画でチェック

Squat / 椅子スクワット

2

背すじを伸ばしたまま、
足裏全体で
床を押すようなイメージで、
ゆっくり立ち上がる。
ゆっくり①の姿勢に戻り、
繰り返す。

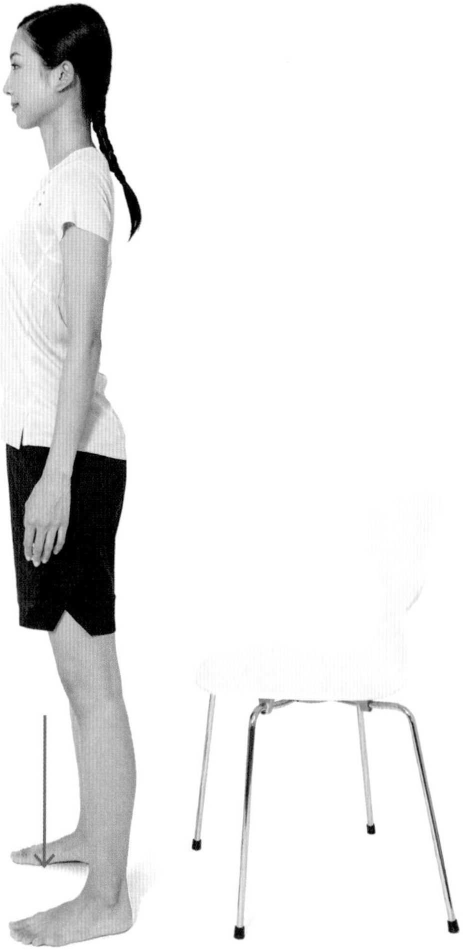

Arrange

①の姿勢に戻る際、体が不安定になってしまう場合は、両腕を前方に伸ばすとバランスがとりやすくなる。

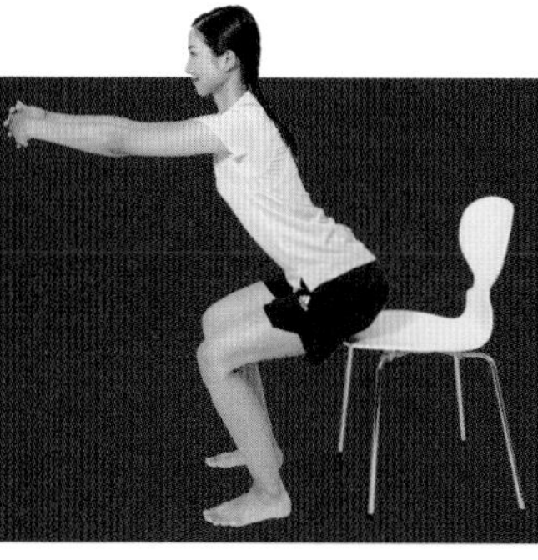

Level 1 ★★★

Rule

20回 × 3~5セット

Target

・大腿《だいたい》四頭筋《しとうきん》

・ハムストリングス

・大臀筋《だいでんきん》

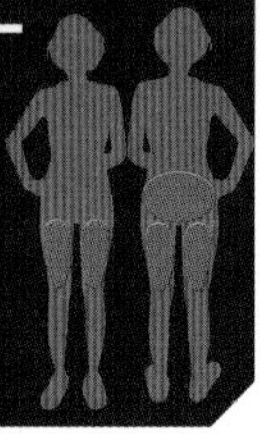

» おもりの力を借りて、骨盤を立てて四股踏み

スモウスクワット with ウエイト

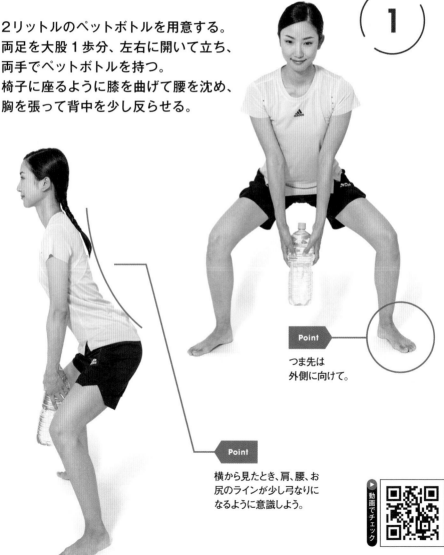

①

2リットルのペットボトルを用意する。
両足を大股１歩分、左右に開いて立ち、
両手でペットボトルを持つ。
椅子に座るように膝を曲げて腰を沈め、
胸を張って背中を少し反らせる。

Point

つま先は
外側に向けて。

Point

横から見たとき、肩、腰、お
尻のラインが少し弓なりに
なるように意識しよう。

▶動画でチェック

Squat / スモウスクワット with ウエイト

2

胸を張って背中を少し
反らせた状態を
キープしながら、
ゆっくり膝を伸ばして
立ち上がる。
ゆっくり①の姿勢に戻り、
繰り返す。

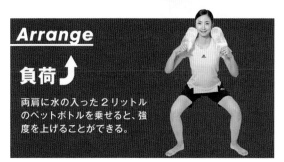

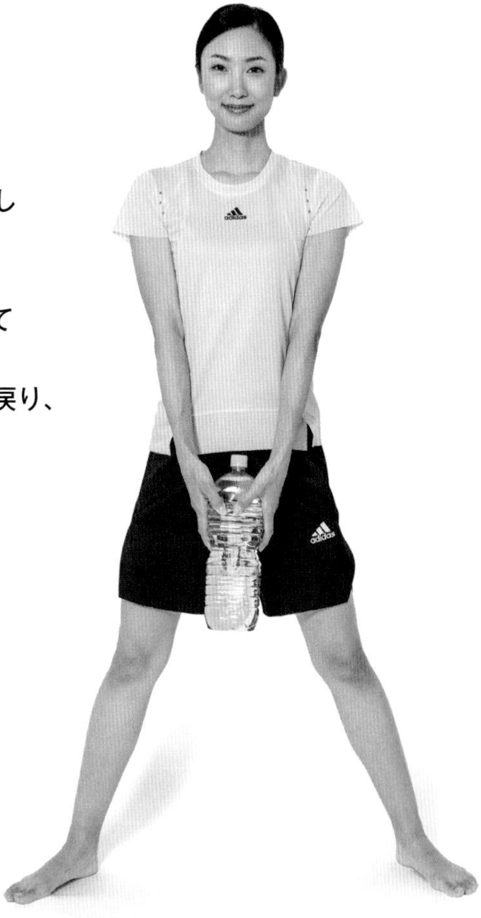

Arrange

負荷⤴

両肩に水の入った２リットル
のペットボトルを乗せると、強
度を上げることができる。

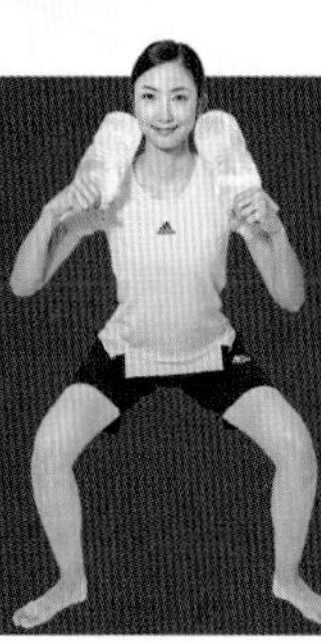

Level 1 ★★★

Rule
20回 ×3~5セット

Target

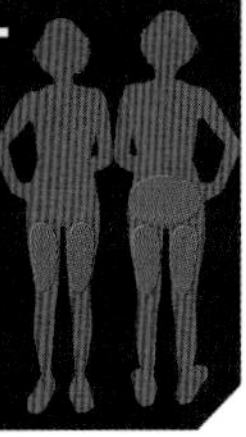

・大腿《だいたい》四頭筋《しとうきん》
・ハムストリングス
・大臀筋《だいでんきん》

≫ 胸を張って、ゆっくり腰を落とす

スモウスクワット

1

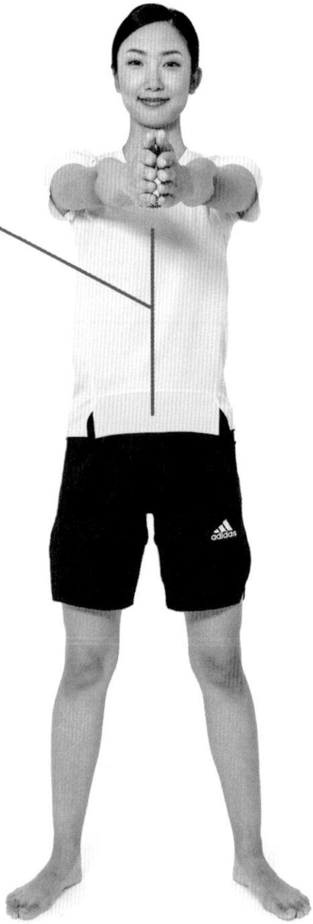

Point
背すじを伸ばす。

両足を肩幅に開いて、
つま先を外側に向けて立つ。
両腕を前方に伸ばして、
手のひらを合わせる。

Arrange

負荷↓

足首が硬く、腰を沈めるのが難しい場合は、ヨガブロックなどで段差をつくり、かかとの位置を高くするとやりやすくなる。

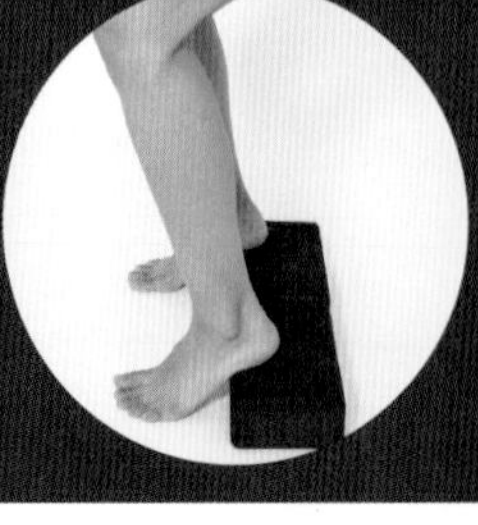

▶動画でチェック

Squat / スモウスクワット

2

両腕を左右に開きながら、
胸を張って背中を少し反らせつつ、
ゆっくり椅子に座るように膝を曲げて腰を沈める。
ゆっくり①の姿勢に戻り、繰り返す。

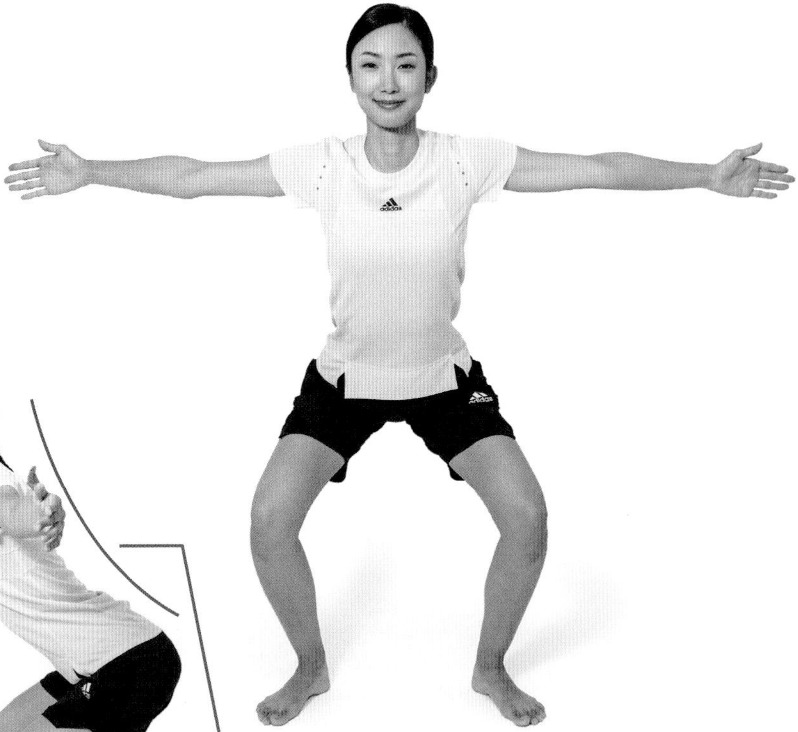

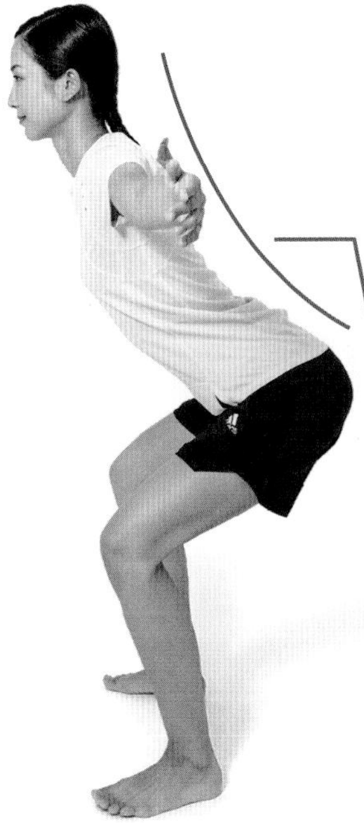

Point

横から見たとき、肩、腰、
お尻のラインが少し弓なりに
なるように意識しよう。

Level 1 ★★★

Rule
各20回 ×3~5セット

Target
・大腿《だいたい》四頭筋《しとうきん》
・ハムストリングス
・大臀筋《だいでんきん》
・中臀筋《ちゅうでんきん》

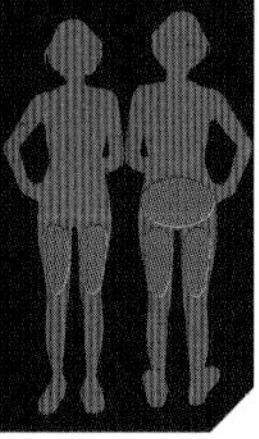

片脚でバランスをとる

椅子から片脚立ち上がりスクワット

1

机と椅子を用意する。
両足を腰幅に開いて椅子に座る。
机に両手を置く。背すじを伸ばし、
少し前傾になりながら、
片足を床から離す。

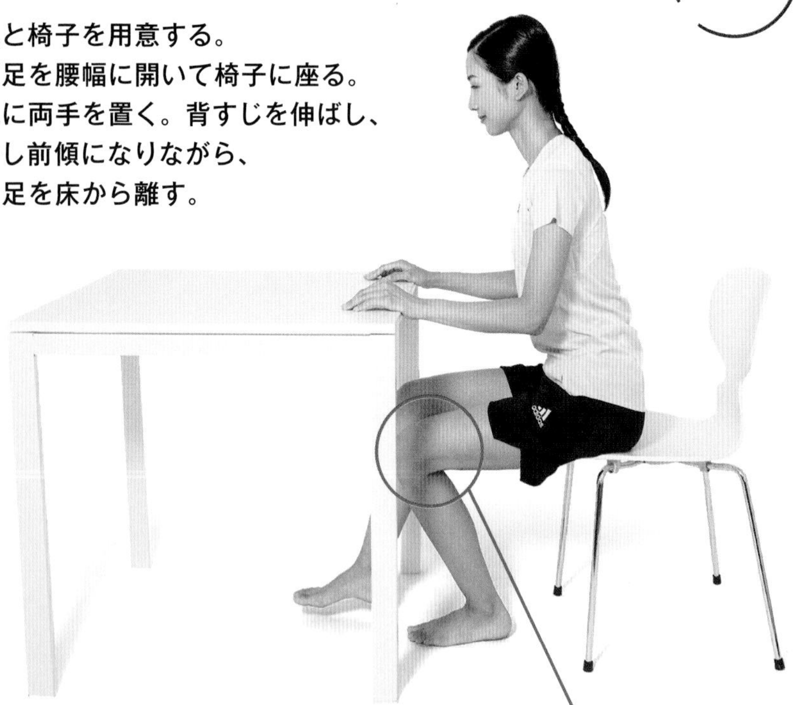

Point

床に足をついている側の膝がつま先より前に出ないように注意。

Arrange

机がないときは…

両手で椅子の座面をつかんで立ち上がるようにすると、同じくらいの負荷が得られる。

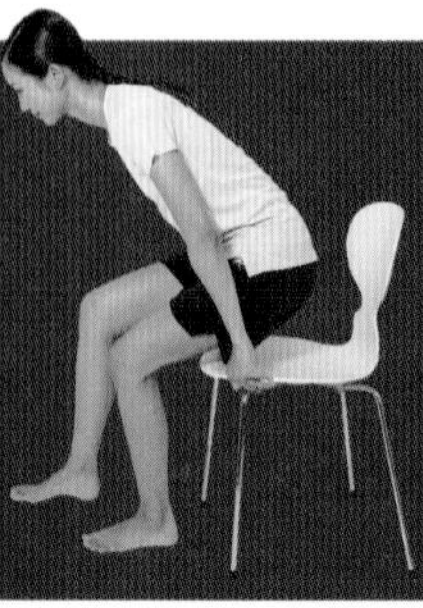

動画でチェック

Squat / 椅子から片脚立ち上がりスクワット

2

背すじを伸ばしたまま、
足裏全体で
床を押すようなイメージで、
ゆっくり立ち上がる。
ゆっくり①の姿勢に戻り、
繰り返す。

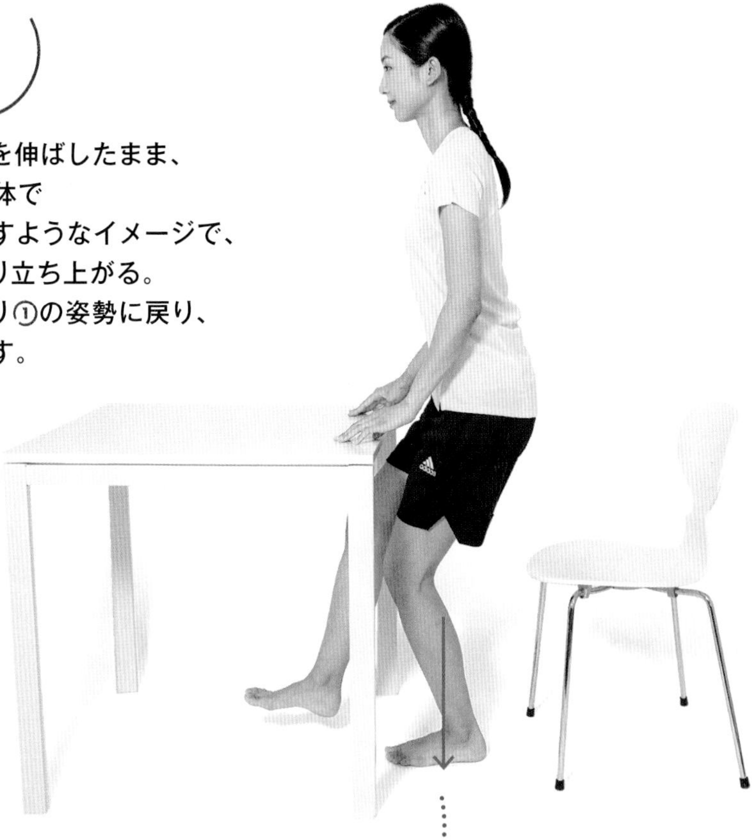

3

反対側も
同様に行う。

NG

膝が倒れている

膝が内側や外側に倒れないように注意。膝はまっすぐ前方に向けよう。

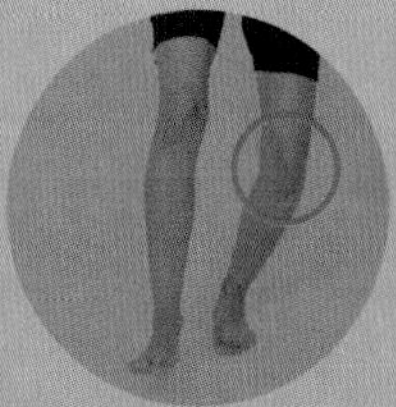

外側を向いている

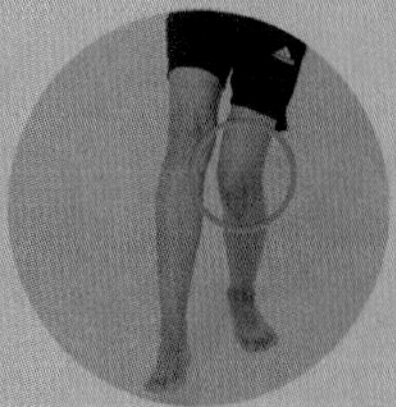

内側を向いている

Level 1 ★☆☆

Rule
各20回 ×3~5セット

Target
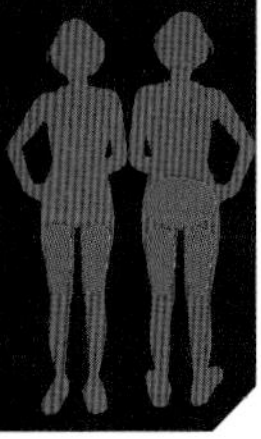

・大腿《だいたい》四頭筋《しとうきん》
・ハムストリングス
・大臀筋《だいでんきん》
・中臀筋《ちゅうでんきん》

≫ 机はバランスをとるために使う

補助つき スプリットスクワット

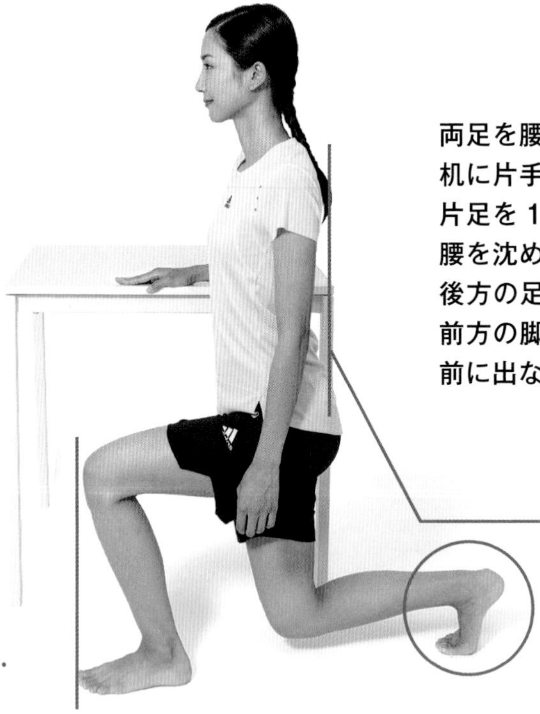

1

両足を腰幅に開いて立ち、
机に片手を置く。
片足を1歩分後ろに下げ、
腰を沈める。
後方の足はつま先立ちに、
前方の脚は、膝がつま先より
前に出ないように注意。

Point
背すじを伸ばす。

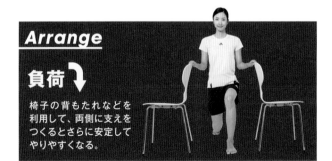

Arrange

負荷 ↓

椅子の背もたれなどを利用して、両側に支えをつくるとさらに安定してやりやすくなる。

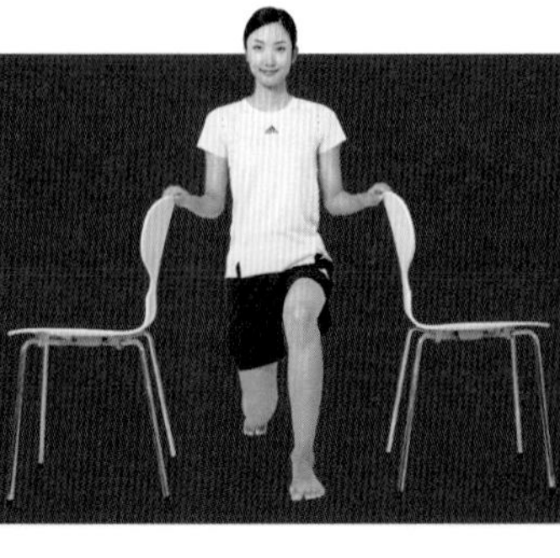

▶動画でチェック

2

背すじを伸ばしたまま、
前方にある足裏で
床を押すようにして、
膝を伸ばしてゆっくり立ち上がる。
ゆっくり①の姿勢に戻り、
繰り返す。

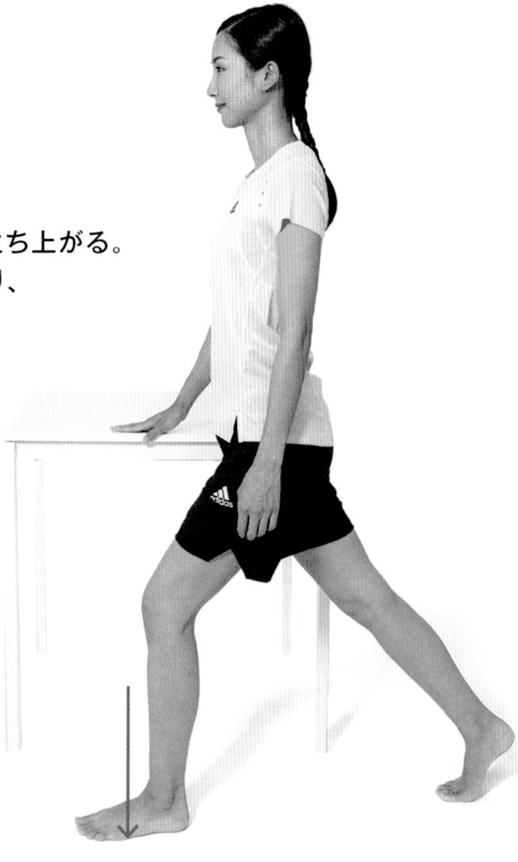

3

反対側も
同様に行う。

NG

膝が出ている

膝がつま先より前に出てしまうと、膝に不必要な負荷がかかってしまうので注意。

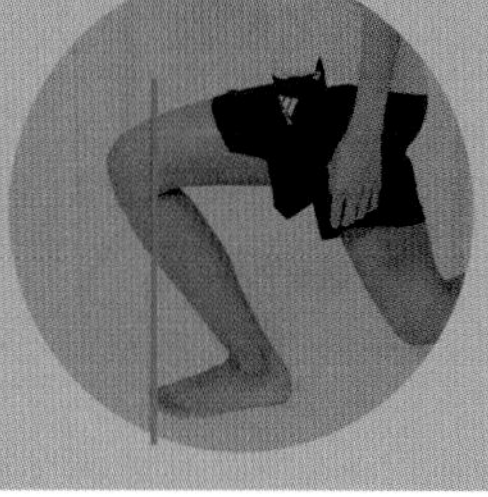

Level 2 ★★★

Rule
各20回×3~5セット

Target
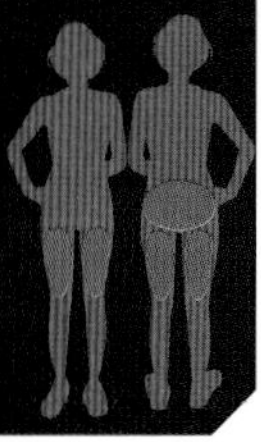
・大腿《だいたい》四頭筋《しとうきん》
・ハムストリングス
・大臀筋《だいでんきん》
・中臀筋《ちゅうでんきん》

≫ 下半身を集中的に引き締める

スプリットスクワット

1

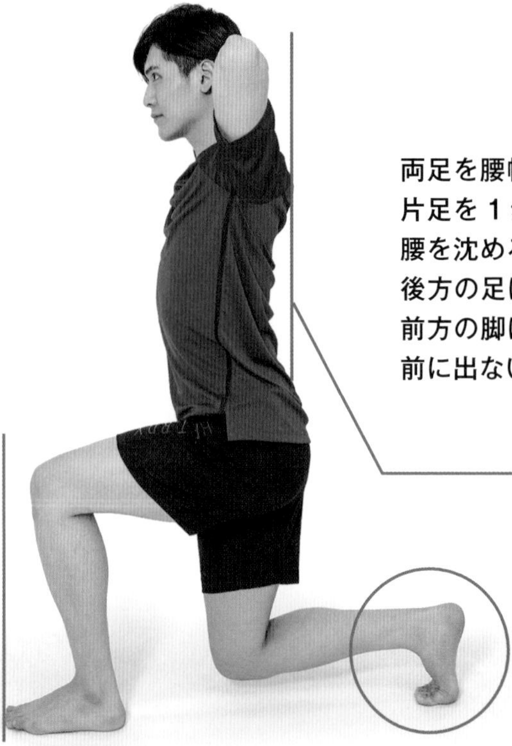

両足を腰幅に開いて立ち、
片足を1歩分後ろに下げ、
腰を沈める。
後方の足はつま先立ちに。
前方の脚は、膝がつま先より
前に出ないように注意。

Point
両手を頭の後ろに添えて、
背すじを伸ばす。

Arrange

負荷↓

両腕を下ろして行うと強度が下がる。頭の後ろに両手を添えるのがきつい場合はこちらに。

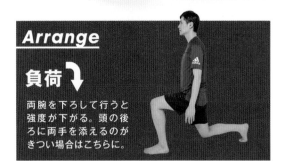

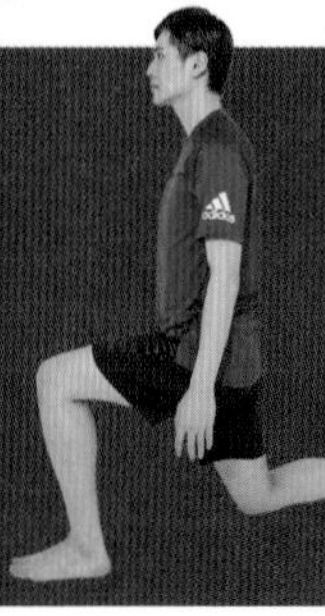

▶動画でチェック

Squat ／ スプリットスクワット

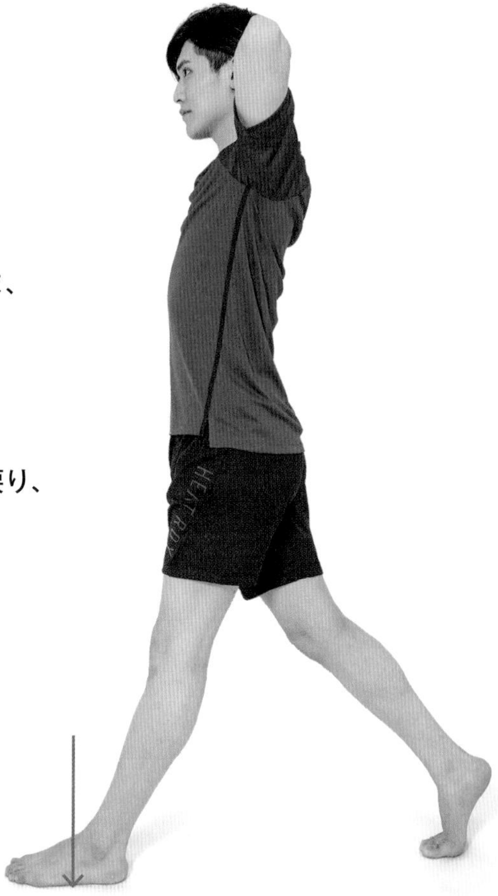

2

背すじを伸ばしたまま、
前方にある足裏で
床を押すようにして、
膝を伸ばして
ゆっくり立ち上がる。
ゆっくり①の姿勢に戻り、
繰り返す。

3

反対側も
同様に行う。

NG

膝が出ている

膝がつま先より前に出てしまうと、膝に不必要な負荷がかかってしまうので注意。

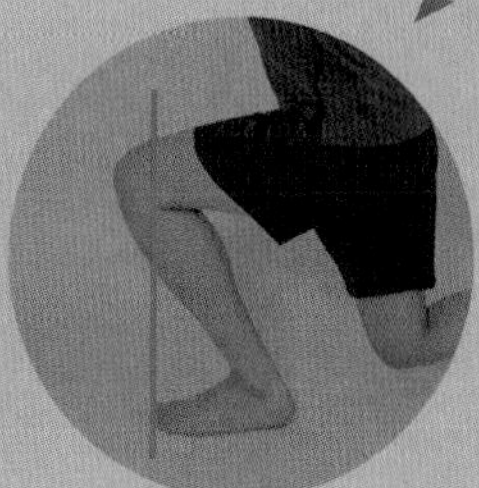

Level 2 ★★★

Rule
各20回×3~5セット

Target
- 大腿《だいたい》四頭筋《しとうきん》
- ハムストリングス
- 大臀筋《だいでんきん》
- 中臀筋《ちゅうでんきん》

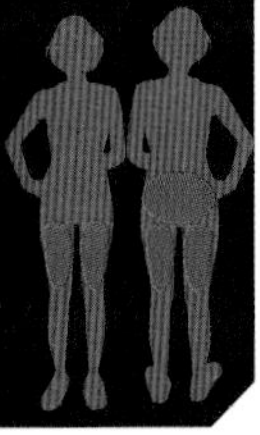

シングルレッグスクワット

1

両足を腰幅に開いて立ち、
片足を1歩分後ろに下げ、
腰を沈める。
後方の足はつま先立ちに。
前方の脚は、膝がつま先より
前に出ないように注意。

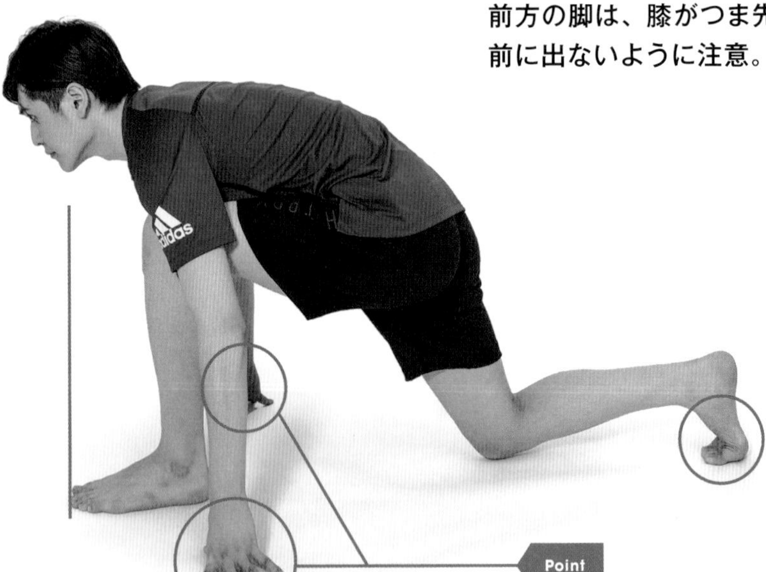

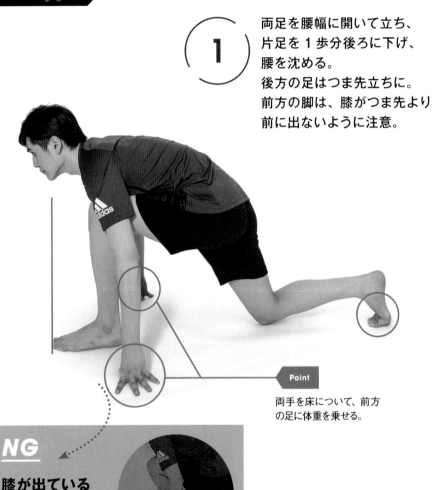

Point

両手を床について、前方の足に体重を乗せる。

NG

膝が出ている

膝がつま先より前に出てしまうと、膝に不必要な負荷がかかってしまうので注意。

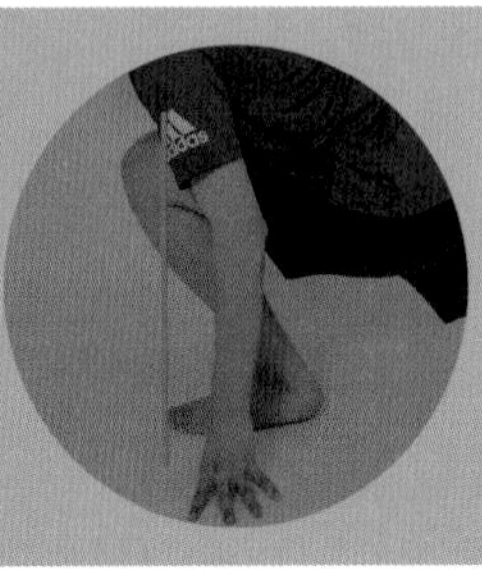

動画でチェック

Squat / シングルレッグスクワット

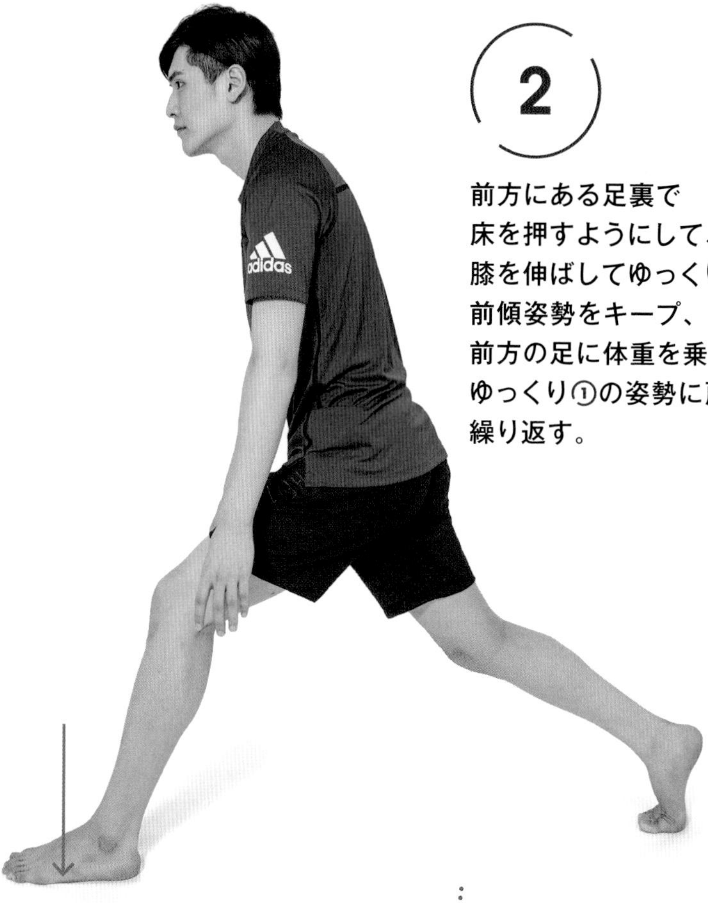

2

前方にある足裏で
床を押すようにして、
膝を伸ばしてゆっくり立ち上がる。
前傾姿勢をキープ、
前方の足に体重を乗せたまま行う。
ゆっくり①の姿勢に戻り、
繰り返す。

3

反対側も
同様に行う。

NG

**後ろ足に体重が
乗っている**

上体が倒れると後ろ側の足に体重が
乗ってしまう。前傾姿勢をキープして、
前方の脚に負荷がかかるようにする。

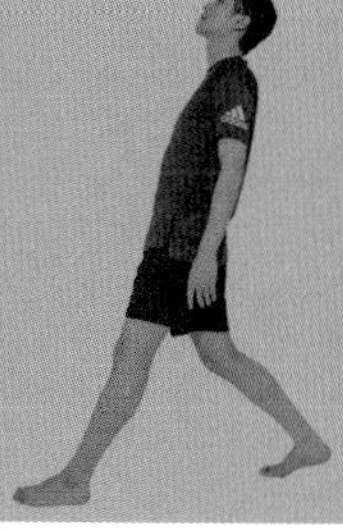

Level 2 ★★★

Rule

各20回×3~5セット

Target

・大腿《たいたい》四頭筋《しとうきん》
・ハムストリングス
・大臀筋《たいでんきん》
・中臀筋《ちゅうでんきん》

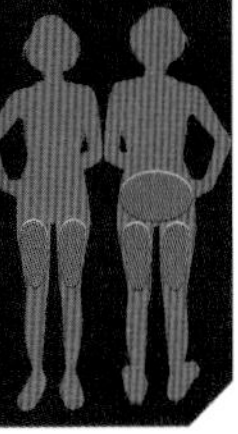

片脚を椅子に乗せて、体重は前足に

シングルレッグスクワット with チェア

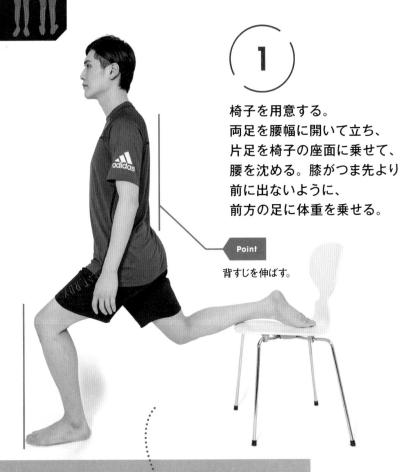

1

椅子を用意する。
両足を腰幅に開いて立ち、
片足を椅子の座面に乗せて、
腰を沈める。膝がつま先より
前に出ないように、
前方の足に体重を乗せる。

Point

背すじを伸ばす。

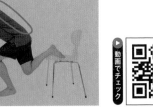

NG

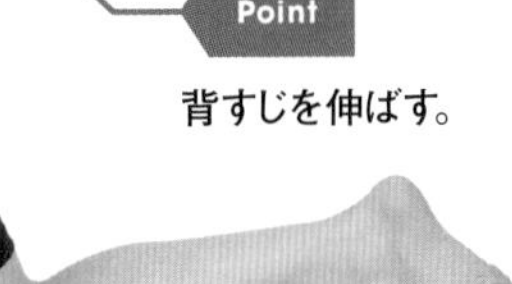

前傾になりすぎ、膝が出ている

膝を痛める原因になるので、前方の脚の膝がつま先より前に出ないように気をつける。過度に前傾姿勢にならないように。前方の足はつま先ではなく足裏全体に体重を乗せる。

動画でチェック

Squat / シングルレッグスクワット with チェア

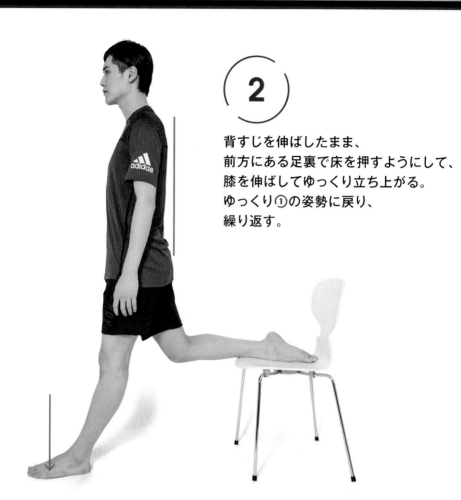

2

背すじを伸ばしたまま、
前方にある足裏で床を押すようにして、
膝を伸ばしてゆっくり立ち上がる。
ゆっくり①の姿勢に戻り、
繰り返す。

3

反対側も
同様に行う。

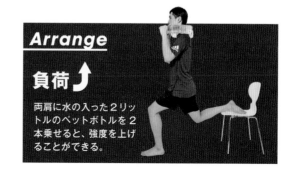

Arrange

負荷↑

両肩に水の入った2リットルのペットボトルを2本乗せると、強度を上げることができる。

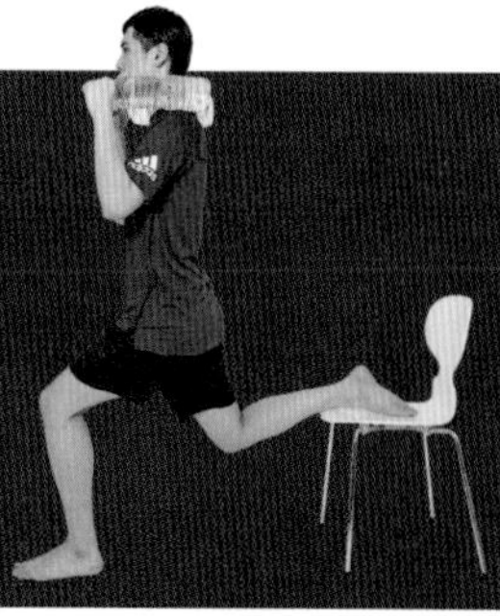

Level 2 ★★★

Rule
各20回×3~5セット

Target
・大腿《だいたい》四頭筋《しとうきん》
・ハムストリングス
・大臀筋《だいでんきん》
・中臀筋《ちゅうでんきん》

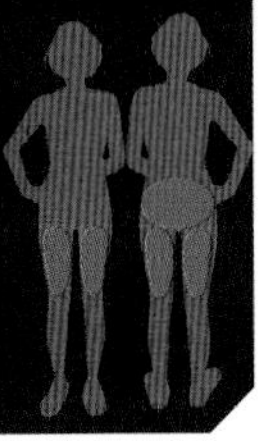

体重を前足に乗せて、立ち上がる

シングルレッグ キングデッドリフト

1

両足を腰幅に開いて立ち、
片足を1歩分後ろに下げ、腰を沈める。
後方の足はつま先立ちに。
前方の脚は、膝がつま先より前に出ないように注意。
両手を床について、前方の足に体重を乗せる。

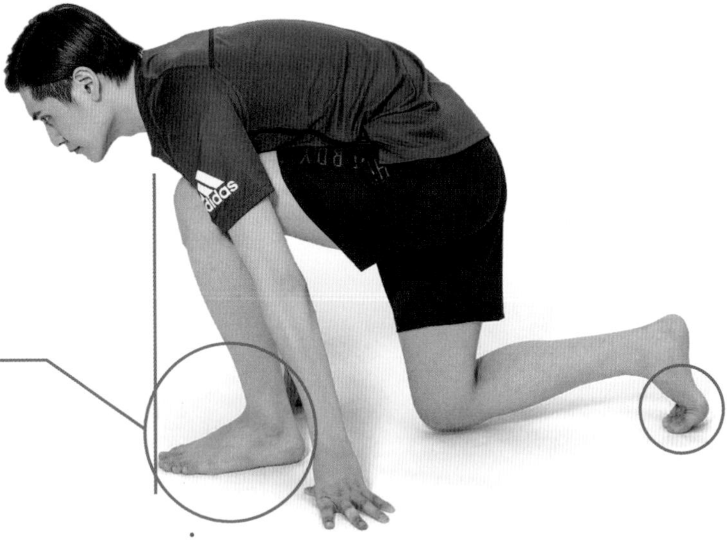

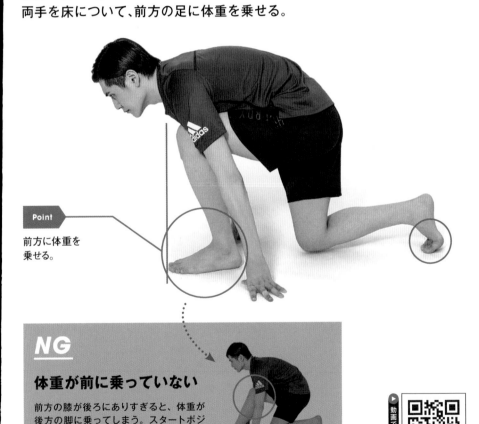

Point
前方に体重を乗せる。

NG

体重が前に乗っていない

前方の膝が後ろにありすぎると、体重が後方の脚に乗ってしまう。スタートポジションから体重を前方の足に乗せておく。

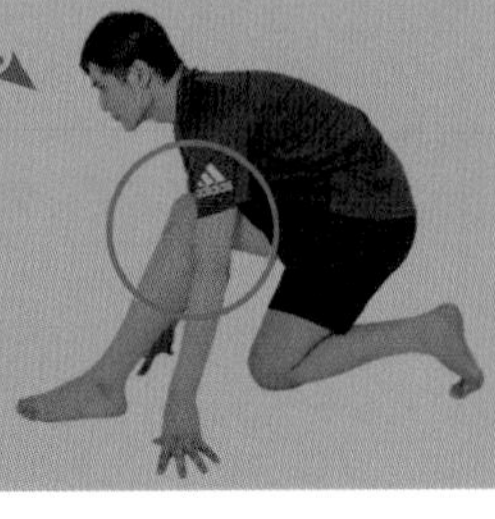

動画でチェック

Squat ／ シングルレッグキングデッドリフト

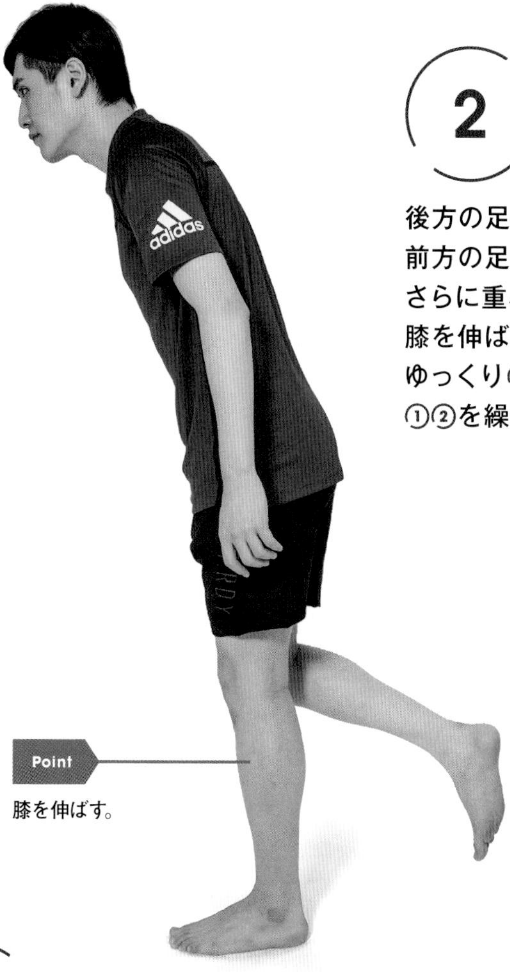

②

後方の足を床から離し、
前方の足に
さらに重心を移動させながら、
膝を伸ばしてゆっくり立ち上がる。
ゆっくり①の姿勢に戻り、
①②を繰り返す。

Point

膝を伸ばす。

③

反対側も
同様に行う。

Arrange

負荷 ⤵

バランスがとれない場合は、椅子などにつかまりながら行ってもOK。

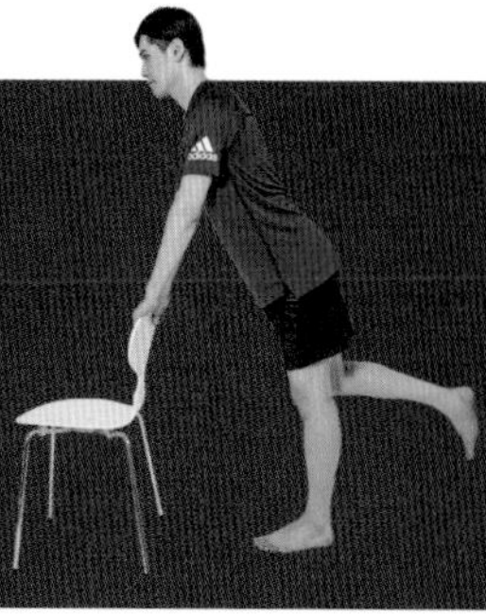

Level 2 ★★★

Rule
各20回×3~5セット

Target
・大腿《だいたい》四頭筋《しとうきん》
・ハムストリングス
・大臀筋《だいでんきん》
・中臀筋《ちゅうでんきん》

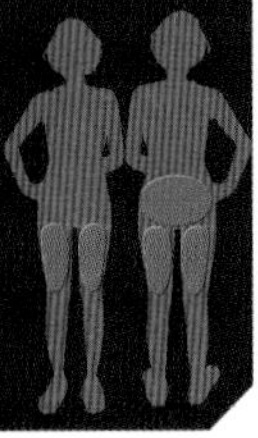

片足を踏み出して、お尻まわりに効かせる

フロントランジ

1

両足を腰幅に開き、
つま先を前方に向けて立つ。
両手を頭の後ろに添える。

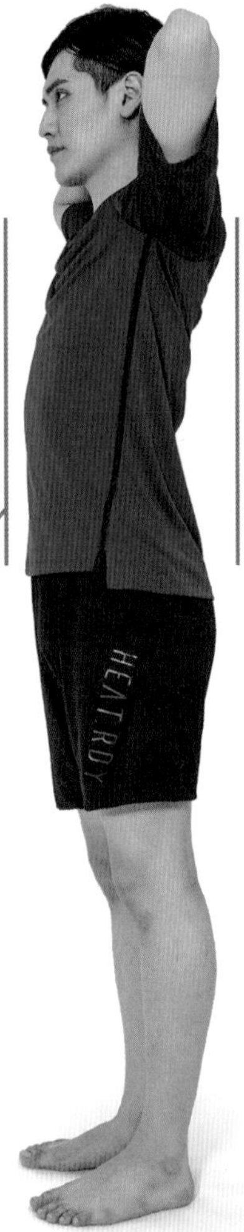

Point
胸を張って、
背すじを伸ばす。

動画でチェック

Squat / フロントランジ

2

片足を大股 1 歩分、前に踏み出す。
上体は床と垂直をキープ、
前方の脚の膝が 90 度程度に
なるまで沈み込む。
ゆっくり①の姿勢に戻る。
①②を繰り返す。

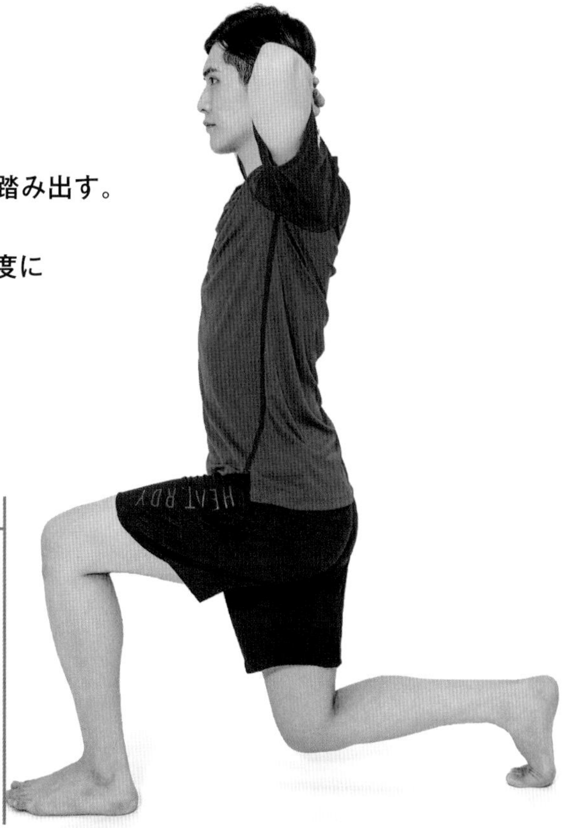

Point

前方の膝がつま先より
前に出ないように注意。

3

反対側も
同様に行う。

NG

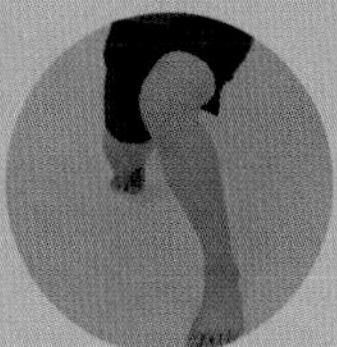

OK

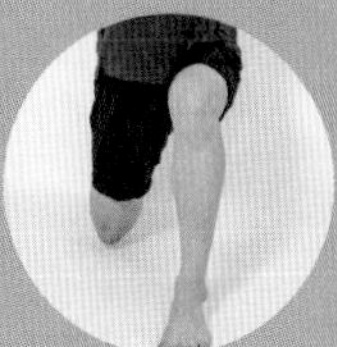

膝が内側に入らないように

足を前に踏み出す際、両足を腰幅に開いた状態からまっすぐ前に足を出す。踏み出す足が内側に入り、後方の足と同一線上にならないように注意。

Level 2 ★★★

≫ ランジに腕を上げて負荷アップ

Rule

各20回×3~5セット

Target

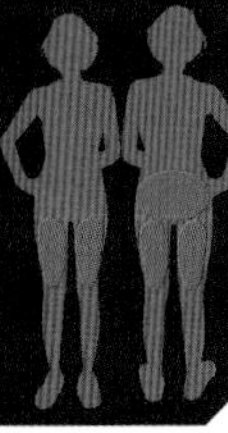

・大腿《だいたい》四頭筋《しとうきん》
・ハムストリングス
・大臀筋《だいでんきん》
・中臀筋《ちゅうでんきん》

オーバーヘッド フロントランジ

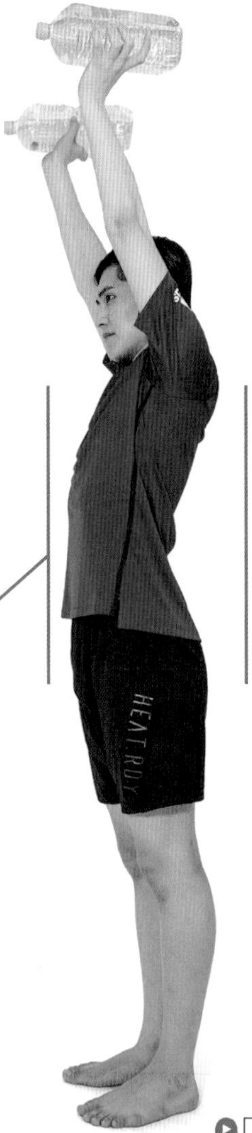

1

水の入った
2リットルのペットボトルを
2本用意する。
両足を腰幅に開き、
つま先を前方に向けて立つ。
両手にそれぞれ
ペットボトルを持ち、
腕を伸ばして、
肩の真上に上げる。

Point

胸を張って、
背すじを伸ばす。

Arrange

負荷↓

ペットボトルを２つ持つのがきつい場合は、１本を両手で持ち首の後ろで担いで行ってもOK。

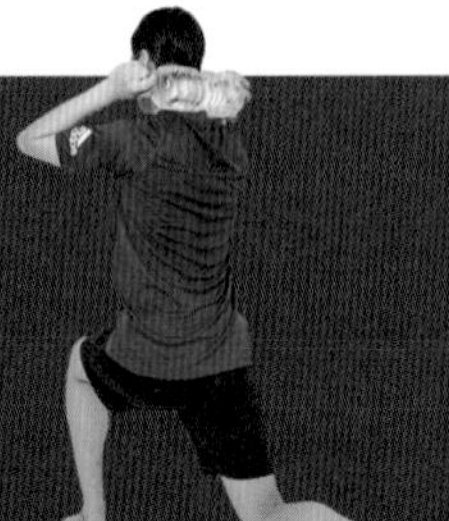

動画でチェック

Squat ／ オーバーヘッドフロントランジ

2

**片足を大股１歩分、前に踏み出す。
上体は床と垂直をキープ、
前方の脚の膝が90度程度になるまで
沈み込む。
前方の足で床を蹴って、
①の姿勢に戻る。
①②を繰り返す。**

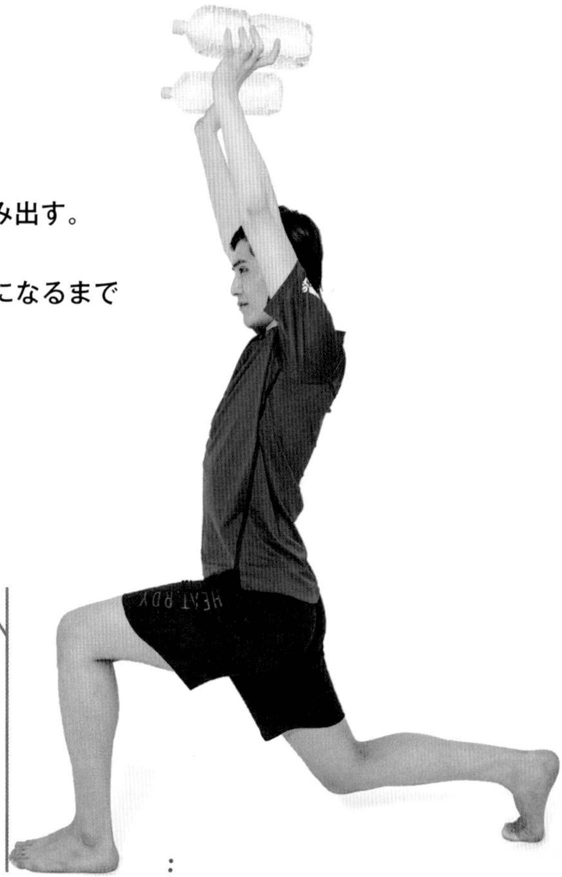

Point

前方の膝がつま先より
前に出ないように注意。

3

**反対側も
同様に行う。**

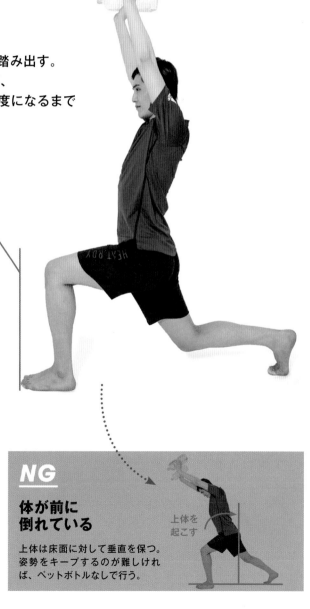

NG

**体が前に
倒れている**

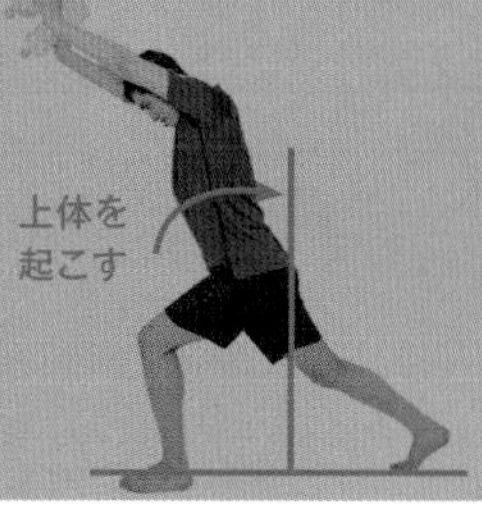

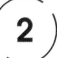

上体は床面に対して垂直を保つ。
姿勢をキープするのが難しければ、ペットボトルなしで行う。

Level 2 ★★★

Rule

各7回×3~5セット

Target

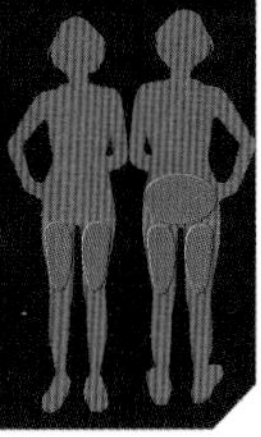

・大腿《だいたい》四頭筋《しとうきん》
・ハムストリングス
・大臀筋《だいでんきん》
・中臀筋《ちゅうでんきん》

軸足がブレないよう、1歩ずつテンポよく

クロックランジ

上から見たときに、つま先と膝が常に同じ方向を向くようにする。

OK

NG

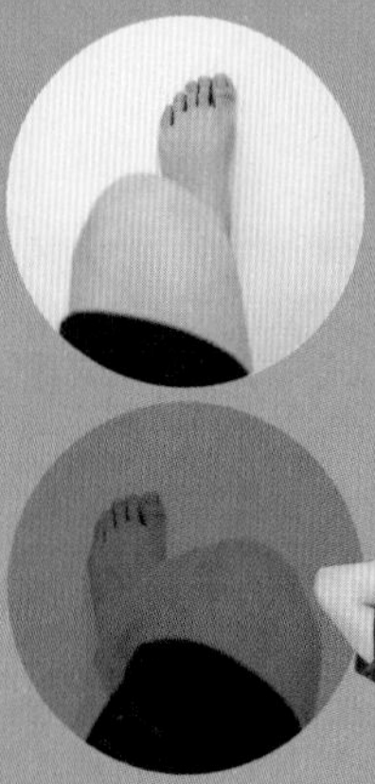

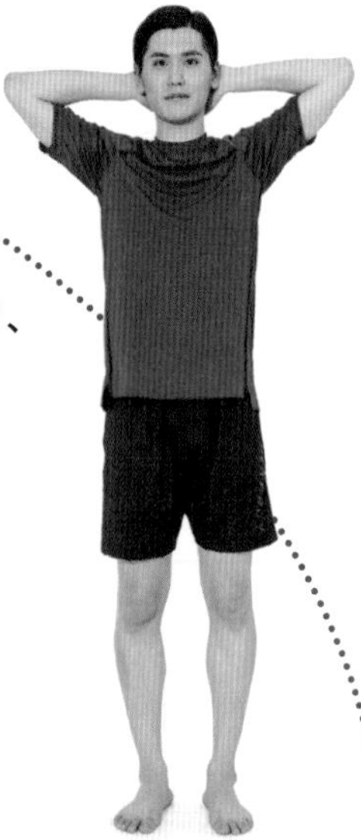

1

両足を腰幅に開き、
つま先を前方に
向けて立つ。
両手を頭の
後ろに添え、
背すじを伸ばす。

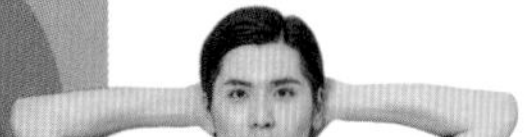

Point

前方の膝がつま先より
前に出ないように注意。

2

左足を大股1歩分、
前(12時方向)に踏み出す。
上体は床と垂直をキープ、
前方の脚の膝が
90度程度になるまで
沈み込む。

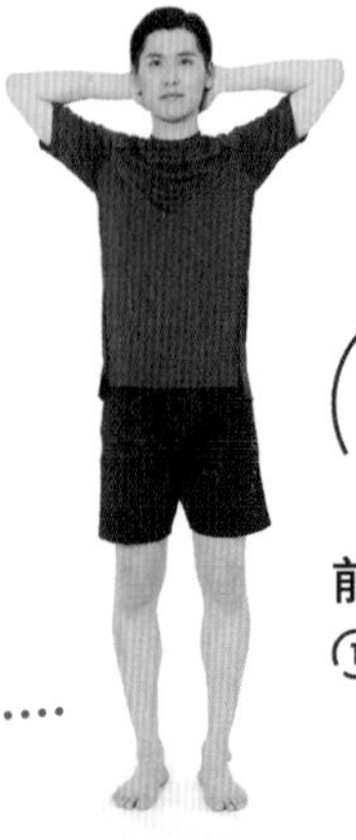

3

前方の足で床を蹴って、
①の姿勢に戻る。

動画でチェック

Squat ／ クロックランジ

6

左足を大股 1 歩分、
横に（9 時方向）に踏み出す。
上体は床と垂直をキープ、
十分に腰を沈めたら、
床を蹴って、
①の姿勢に戻る。

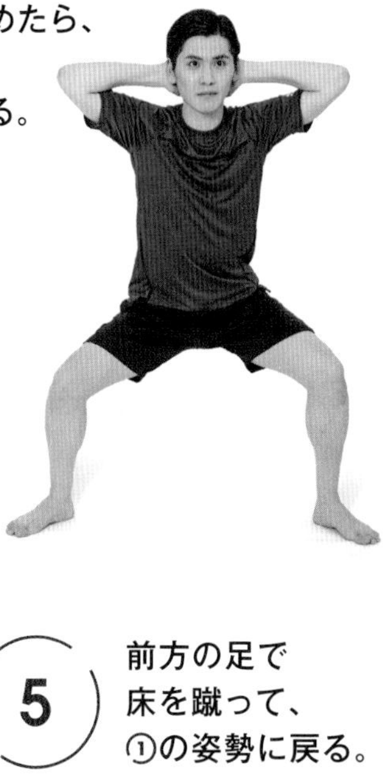

7

今度は右足で同様に行う
（12 時方向、2 時方向、
3 時方向に足を踏み出す）。

Arrange

負荷↑

両肩に水の入った 2 リットルのペットボトルを乗せると、強度を上げられる。

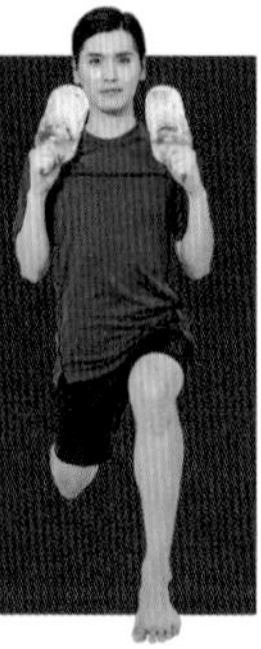

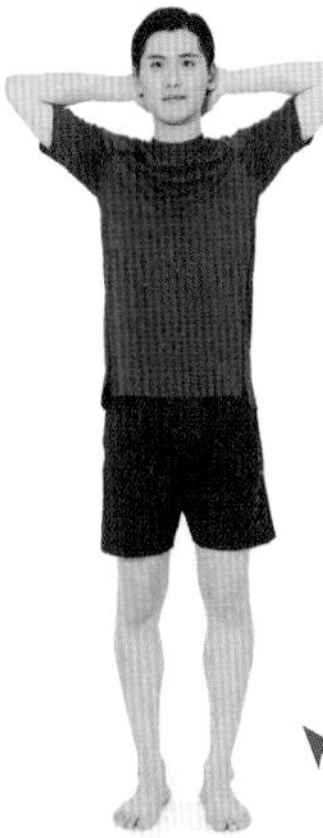

5

前方の足で
床を蹴って、
①の姿勢に戻る。

Point

前方の膝がつま先より
前に出ないように注意。

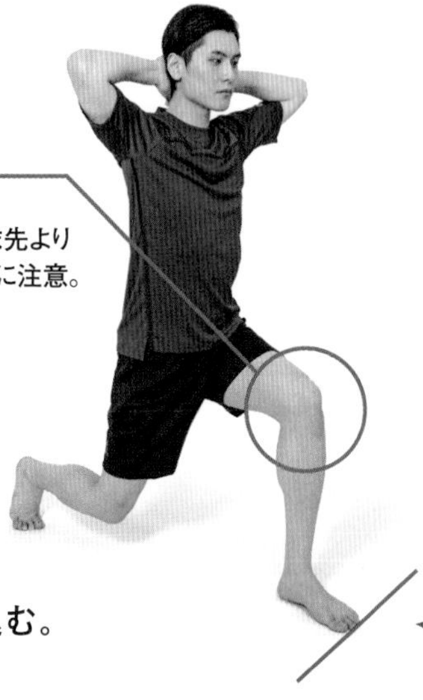

4

左足を大股 1 歩分、
斜め前方（10 時方向）に
踏み出す。
上体は床と垂直をキープ、
前方の脚の膝が
90 度程度になるまで沈み込む。

Level 3 ★★★

Rule

各20回×3~5セット

Target

・大腿《だいたい》四頭筋《しとうきん》

・ハムストリングス

・大臀筋《だいでんきん》

・中臀筋《ちゅうでんきん》

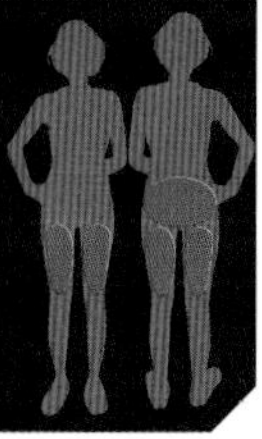

脚の力で椅子に乗り上がる

チェアアップ

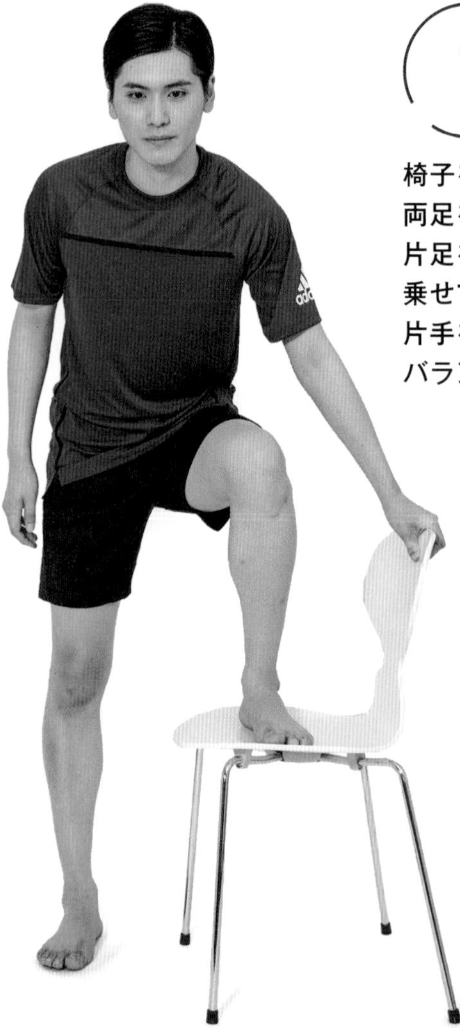

1

椅子を用意する。
両足を腰幅に開き、
片足を椅子の座面に
乗せて立つ。
片手を背もたれに添えて
バランスをとる。

動画でチェック

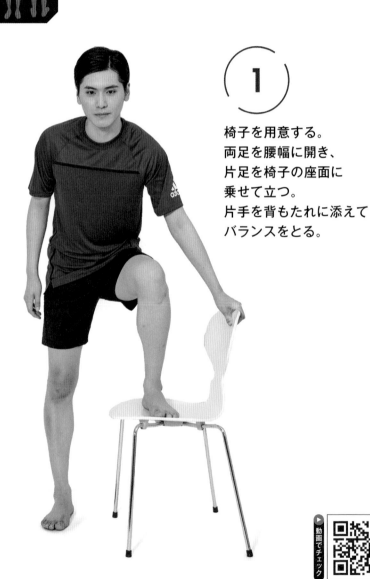

Squat / チェアアップ

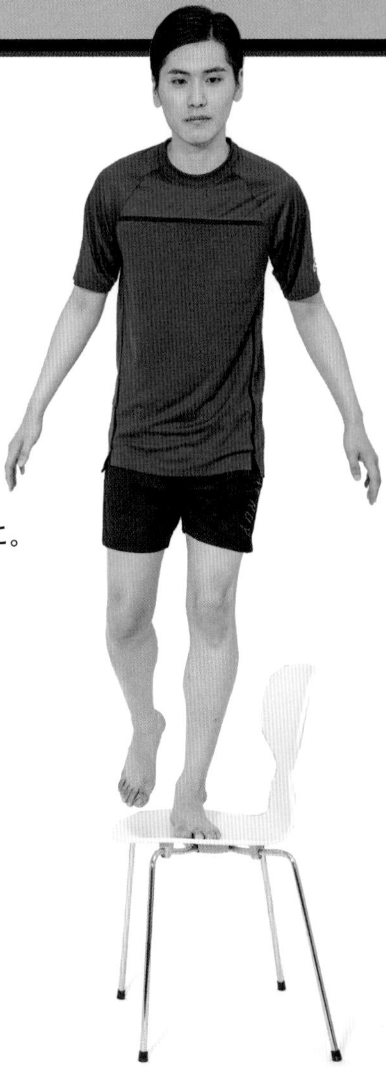

2

椅子に乗せた足に体重を乗せながら、
ゆっくり膝を伸ばして、
椅子の上に片足立ちになる。
程よいタイミングで
背もたれから手を離し、自然な前傾姿勢に。
ゆっくり①の姿勢に戻り、
①②を繰り返す。

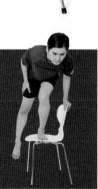

3

反対側も
同様に行う。

Arrange

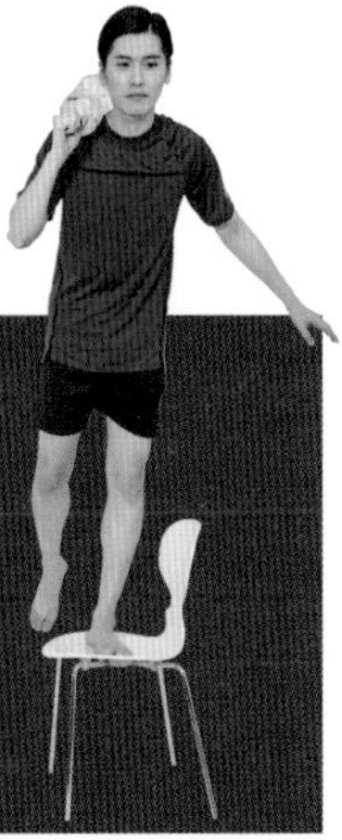

負荷↑

水の入った２リットルのペットボトルを、椅子に足を乗せている側とは反対の肩に乗せて、強度を上げることもできる。

Arrange

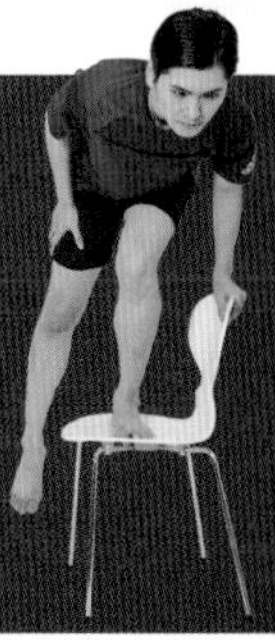

負荷↓

上がりきるのがきつい場合は、背もたれを持てる範囲で行ってもOK。

Level 3 ★★★

Rule

20回 × 3~5セット

Target

・大腿《だいたい》四頭筋《しとうきん》

・ハムストリングス

・大臀筋《だいでんきん》

・中臀筋《ちゅうでんきん》

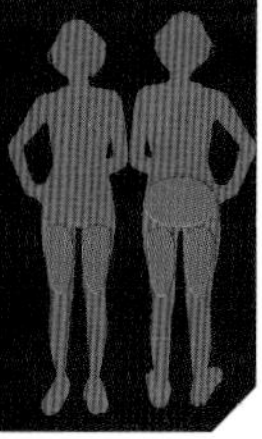

左右の動きで下半身強化

オーバーザトップスクワット

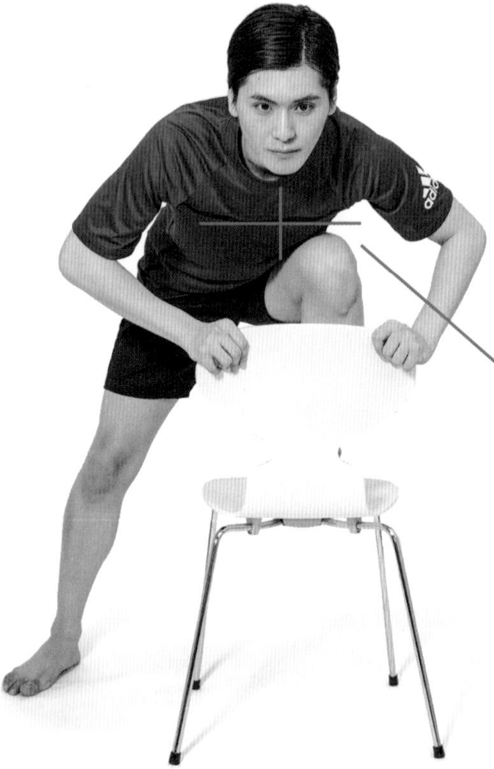

1

椅子を用意する。
両足を左右に 1 歩分開いて、左足を椅子の座面に乗せる。
背もたれを両手でつかんでバランスをとる。

Point

胸は正面に向ける。

!!

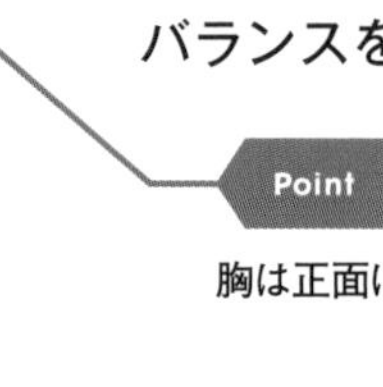

座面の端に足を乗せると、椅子が倒れる可能性があるので注意しよう。なるべく中央に足を乗せること。

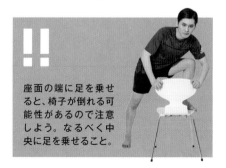

動画でチェック

Squat / オーバーザトップスクワット

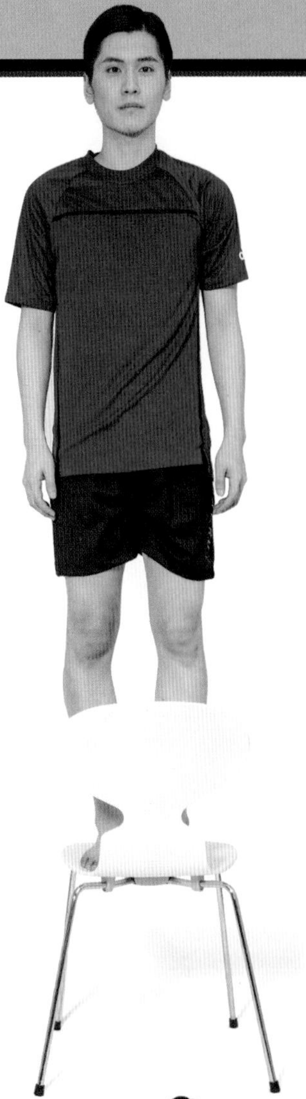

② ゆっくり左足に重心を
移動しながら、膝を伸ばして、
椅子の上に立つ。
程よいタイミングで
背もたれから手を離す。

③

左足を上ってきた方向とは反対側に下ろす。
程よいタイミングで背もたれをつかんで、
バランスをとる。右足に重心を移動して
椅子の上に立ち、反対側に下りる。
①②③を繰り返す。

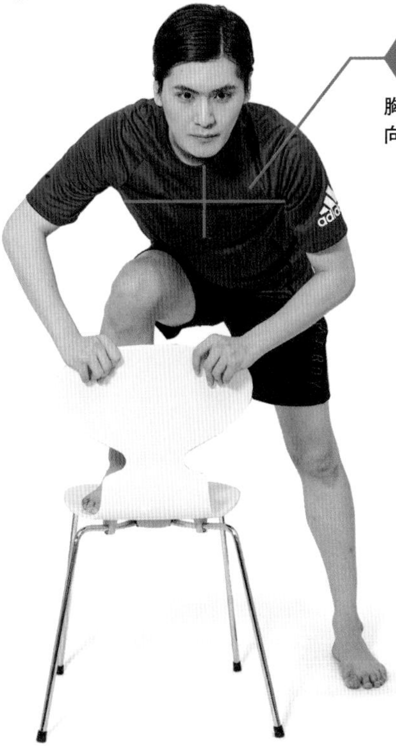

Point

胸は正面を
向けたまま。

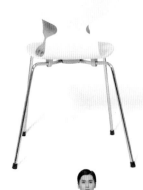

Arrange

負荷↑

背もたれをつかまず
に両手を後ろで組ん
で行うと、強度も難度
もアップ。

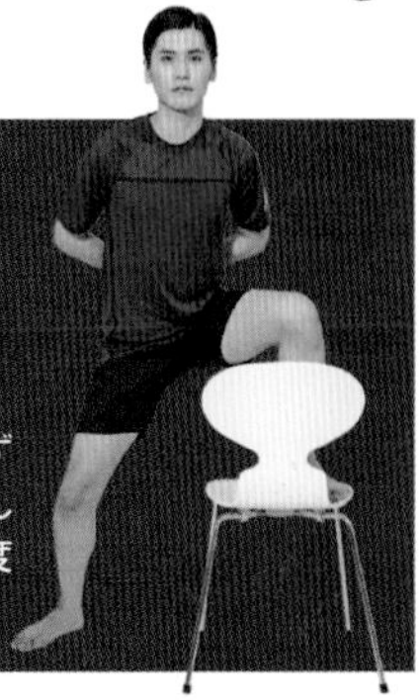

Level 3 ★★★

Rule

各20回×3~5セット

Target

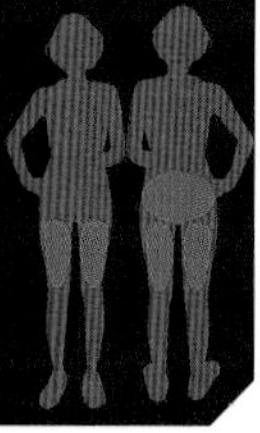

・大腿《だいたい》四頭筋《しとうきん》
・ハムストリングス
・大臀筋《だいでんきん》
・中臀筋《ちゅうでんきん》

≫ 片脚でバランスをとりながらゆっくり

シングルレッグバランススクワット

1

椅子を用意する。
両足を前後に1歩分開いて、
片足を椅子の座面に乗せる。
前方の足に体重を乗せて
前傾姿勢に。
片手を背もたれに添えて
バランスをとる。

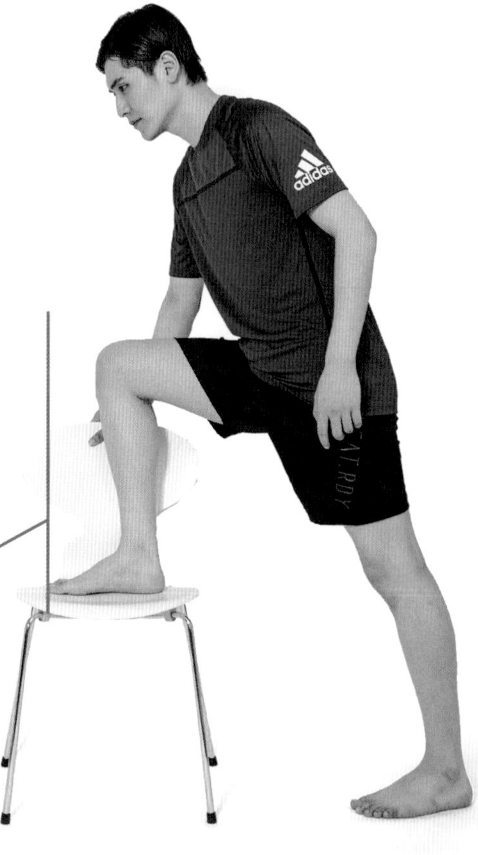

Point

前方の脚の膝がつま先より
前に出ないように注意。

NG

膝が内側に入っている

膝が内側に倒れこまないように
注意。前方から見たときも脛が床
に対して垂直になるようにする。

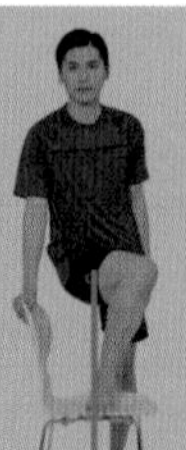

OK

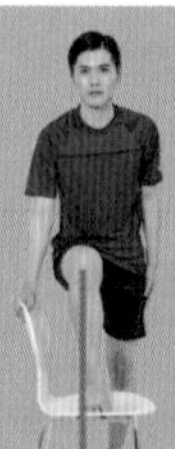

▶動画でチェック

Squat / シングルレッグバランススクワット

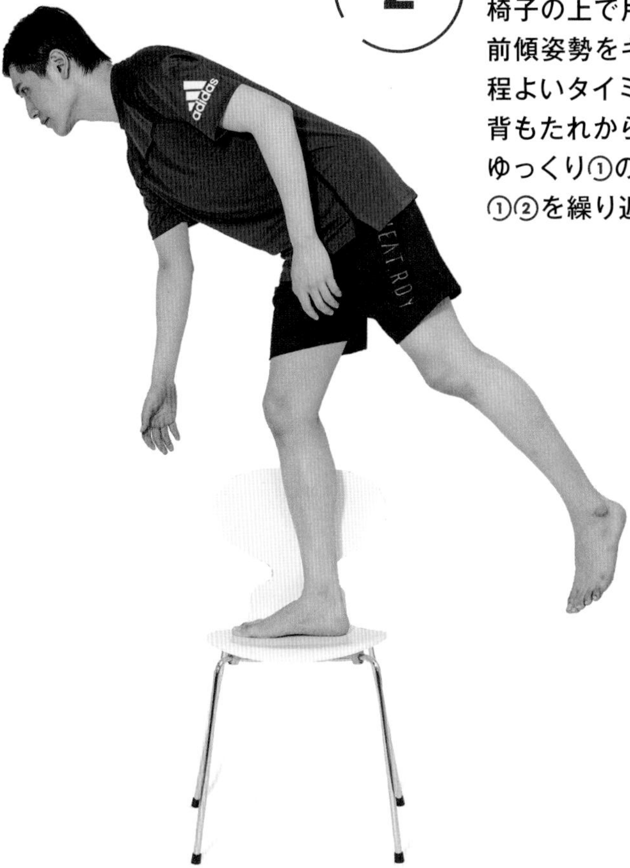

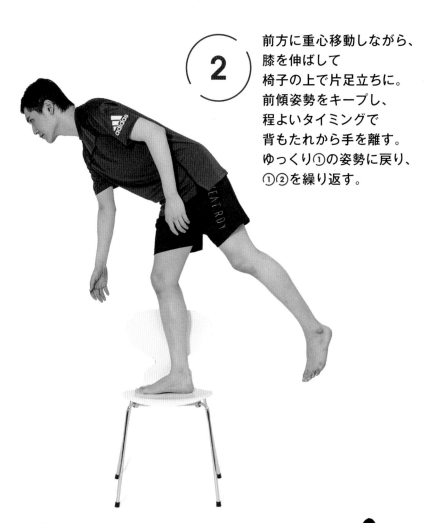

2

前方に重心移動しながら、
膝を伸ばして
椅子の上で片足立ちに。
前傾姿勢をキープし、
程よいタイミングで
背もたれから手を離す。
ゆっくり①の姿勢に戻り、
①②を繰り返す。

3

反対側も
同様に行う。

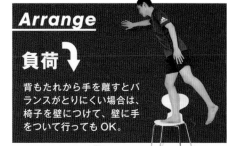

Arrange

負荷↓

背もたれから手を離すとバランスがとりにくい場合は、椅子を壁につけて、壁に手をついて行ってもOK。

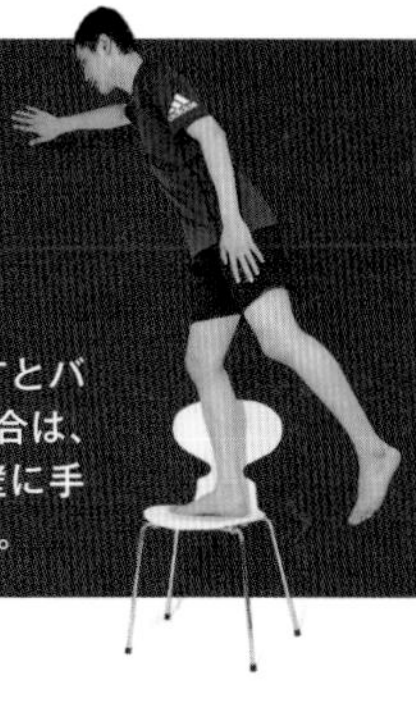

Level 3 ★★★

Rule
20回 ×3~5セット

Target
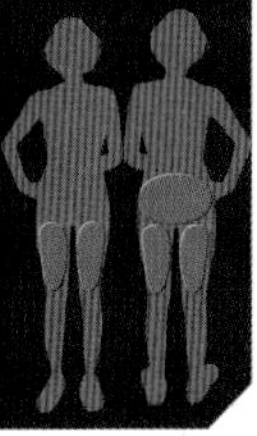

・大腿《たいたい》四頭筋《しとうきん》
・ハムストリングス
・大臀筋《だいでんきん》
・中臀筋《ちゅうでんきん》

空中走りで下半身を鍛え上げる

エアスプリンター

1

椅子を２脚用意する。
両足を腰幅に開いて立つ。
両手を別々の座面につき、
片足を１歩分後方に。
後方の足はつま先立ちに。

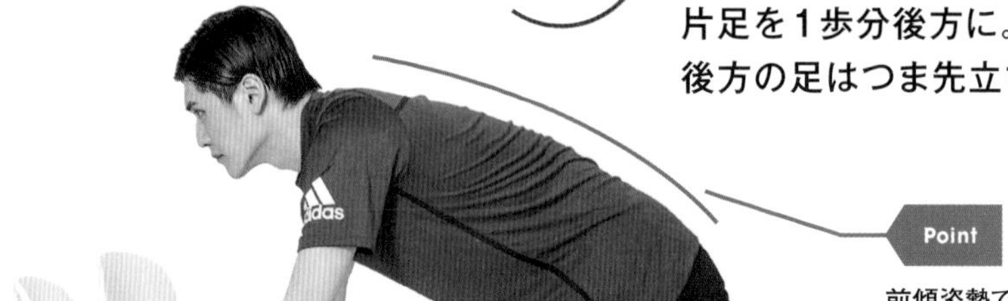

Point
前傾姿勢で。

Point
前方の脚の膝がつま先より前に出ないように注意。

かかとが床についている

後方のかかとが床についていると、アキレス腱に負担がかかるので注意。後方の足は常につま先立ちにする。

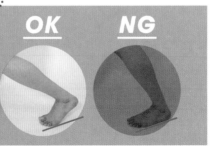

OK　NG

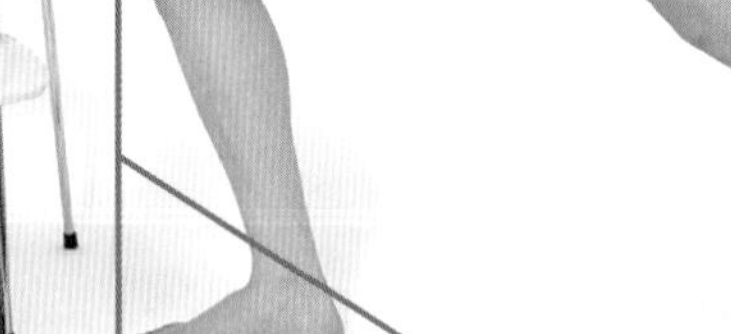

▶動画でチェック

Squat / エアスプリンター

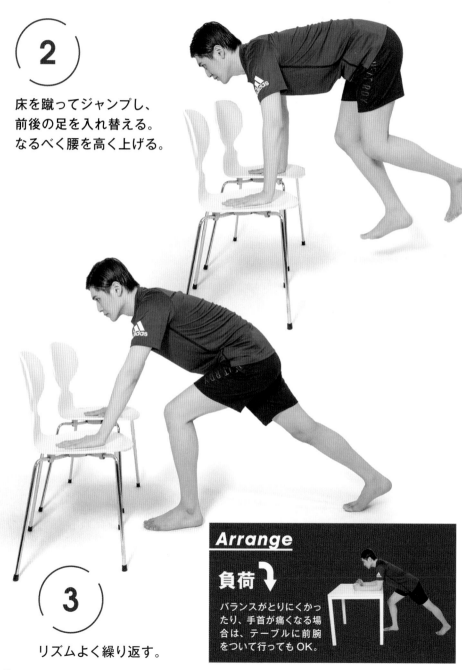

2

床を蹴ってジャンプし、
前後の足を入れ替える。
なるべく腰を高く上げる。

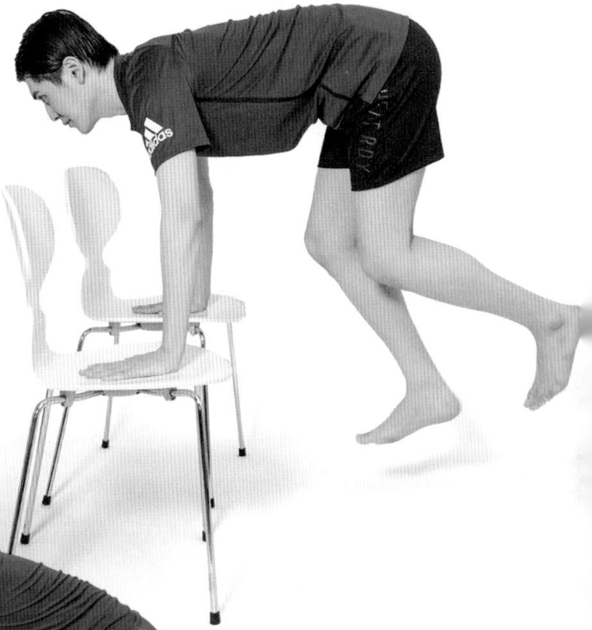

3

リズムよく繰り返す。

Arrange

負荷 ↓

バランスがとりにくかったり、手首が痛くなる場合は、テーブルに前腕をついて行ってもOK。

Level 3 ★★★

Rule
20回 ×3~5セット

Target
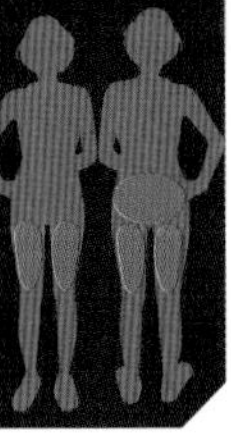
・大腿《だいたい》四頭筋《しとうきん》
・ハムストリングス
・大臀筋《だいでんきん》
・中臀筋《ちゅうでんきん》

軸がブレないように足を入れ替える

スプリットジャンプ

1

両足を腰幅に開いて、
つま先を前方に向けて立つ。
片足を1歩分後方、
つま先立ちに。

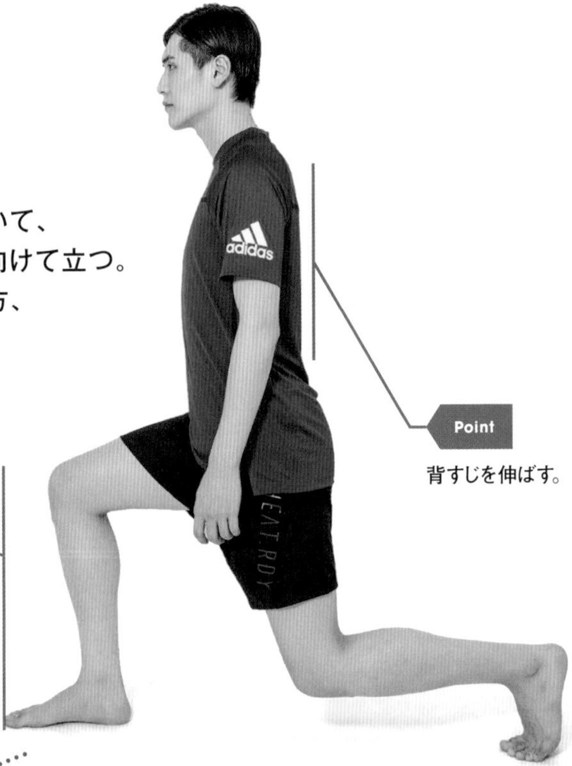

Point
背すじを伸ばす。

Point
前方の脚の膝がつま先より前に出ないように注意。

NG

後ろ足に体重が乗っている

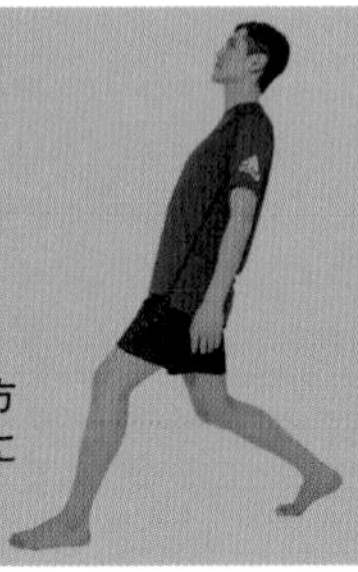

上体が後ろに倒れると体重が後方の脚に乗ってしまう。上体は常に床に対して垂直になるようにする。

動画でチェック

Squat / スプリットジャンプ

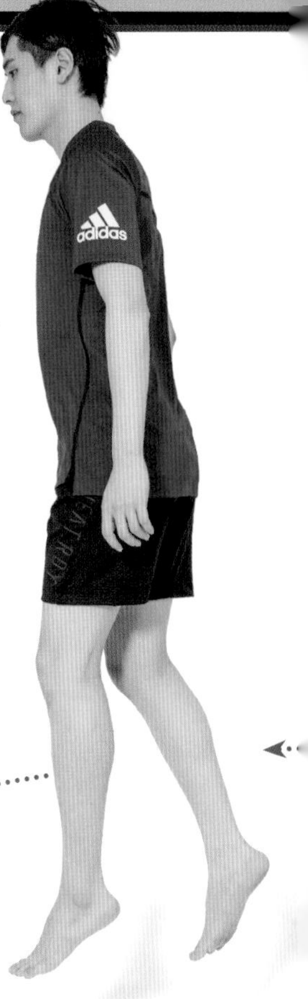

2

床を蹴ってジャンプし、
前後の足を入れ替える。

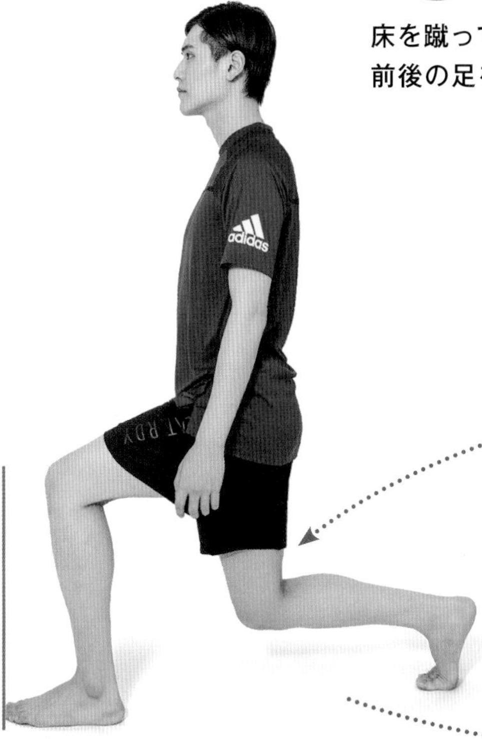

3

上体が前後に倒れないように
注意しながら、リズミカルに
①②③を繰り返す。

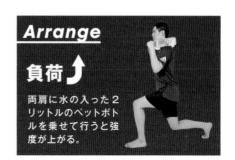

Arrange

負荷↑

両肩に水の入った2リットルのペットボトルを乗せて行うと強度が上がる。

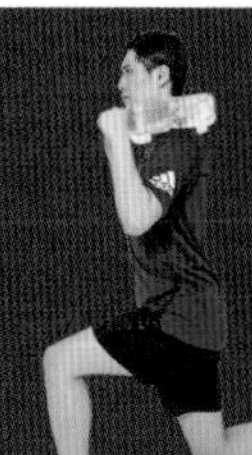

Level 2 ★★★

Rule

30回 × 3~5セット

Target

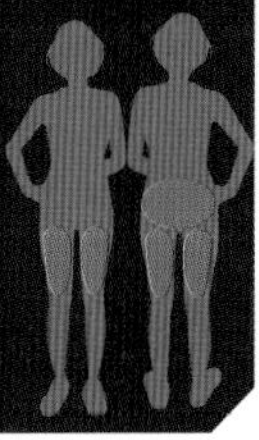

・大腿《だいたい》四頭筋《しとうきん》

・ハムストリングス

・大臀筋《だいでんきん》

・中臀筋《ちゅうでんきん》

≫ 体重を前足に乗せて、腰を沈める

沈み込みウォーク（高回数）

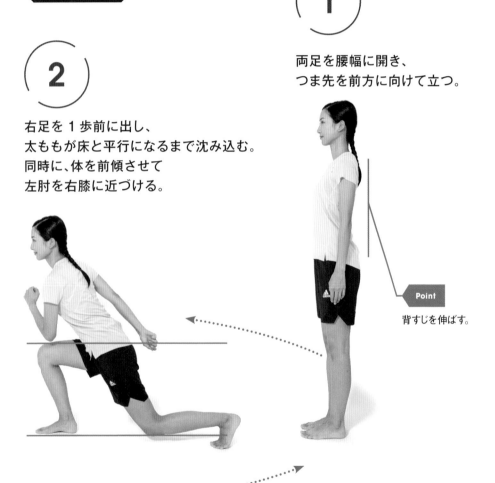

1

両足を腰幅に開き、
つま先を前方に向けて立つ。

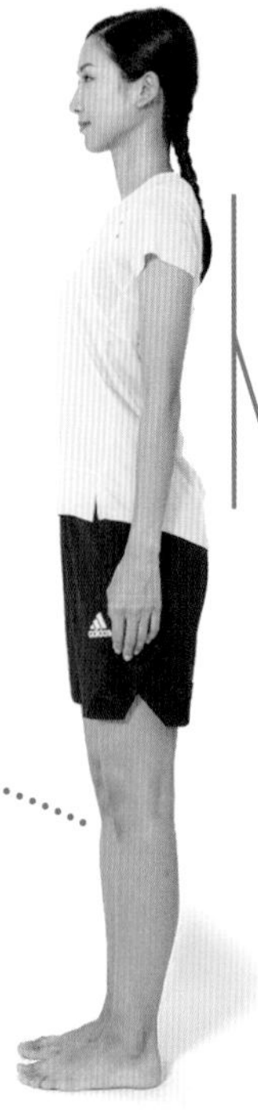

Point

背すじを伸ばす。

2

右足を 1 歩前に出し、
太ももが床と平行になるまで沈み込む。
同時に、体を前傾させて
左肘を右膝に近づける。

動画でチェック

Squat ／ 沈み込みウォーク（高回数）

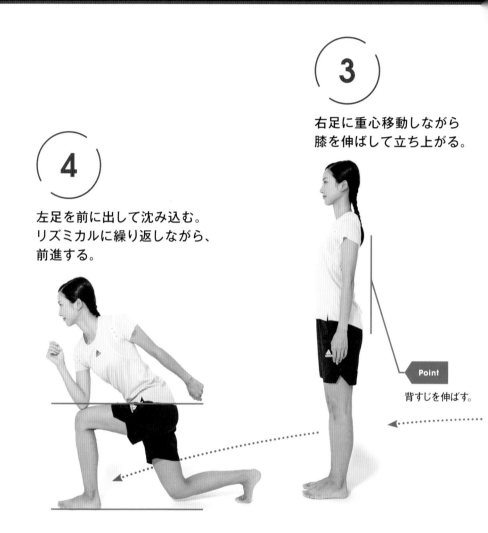

3

右足に重心移動しながら
膝を伸ばして立ち上がる。

Point

背すじを伸ばす。

4

左足を前に出して沈み込む。
リズミカルに繰り返しながら、
前進する。

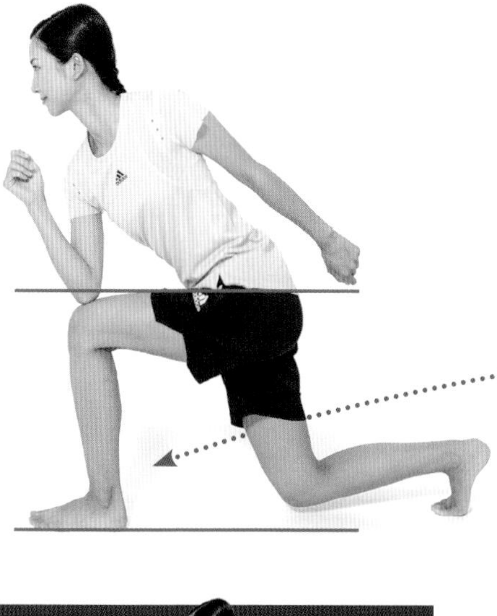

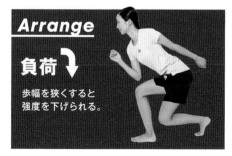

Arrange

負荷 ↓

歩幅を狭くすると
強度を下げられる。

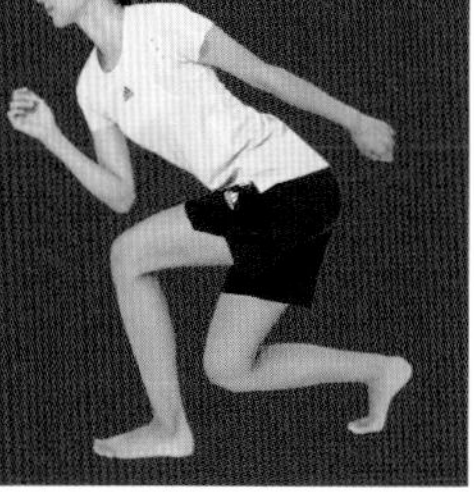

Level 2 ★★★

Rule
30回 ×3~5セット

Target
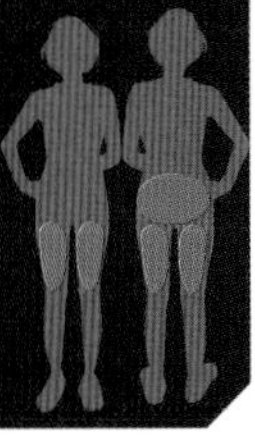
・大腿《だいたい》四頭筋《しとうきん》
・ハムストリングス
・大臀筋《だいでんきん》
・中臀筋《ちゅうでんきん》

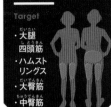

リズミカルに内転筋群を強化

サイドランジ（高回数）

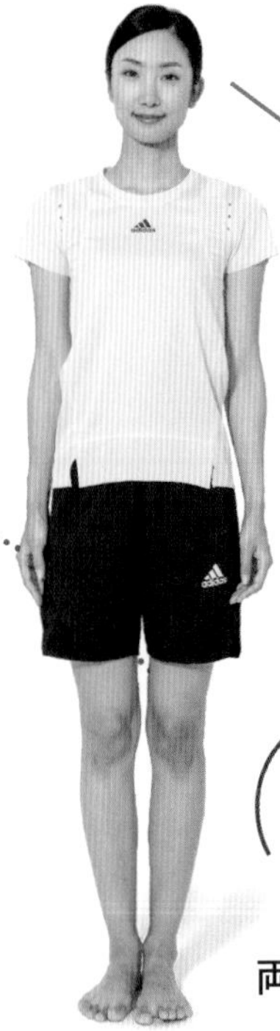

Point
背すじを伸ばし、
視線は前方に。

1
両足を腰幅に開いて立つ。

2
腕を前後に振りながら、
左足を大股 1 歩分、
横方向に移動して、
腰を沈ませる。

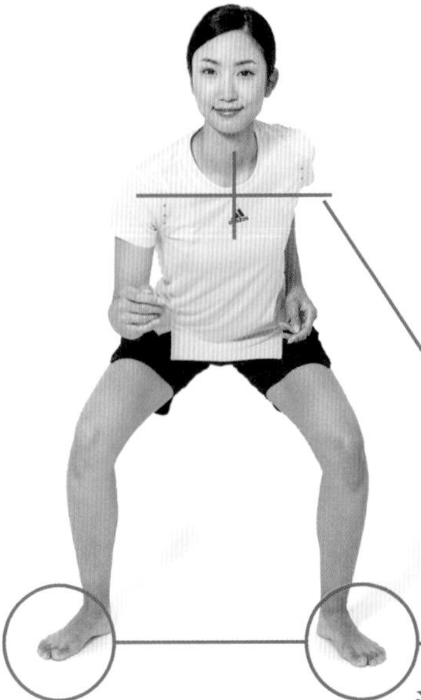

Point
つま先は外側に向ける。
胸は正面を向く。

動画でチェック

Squat / サイドランジ（高回数）

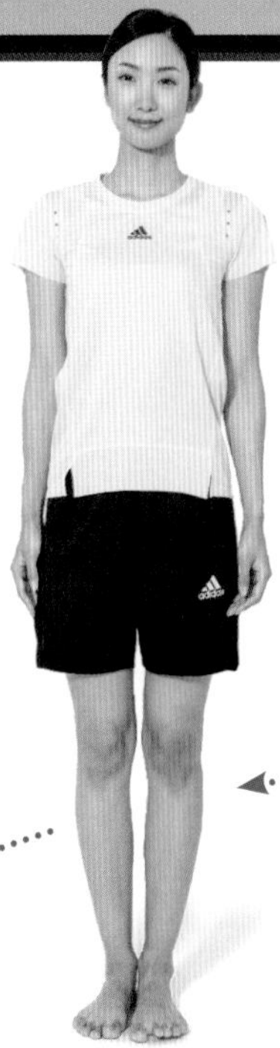

3

左足で床を蹴って
元に戻る。

Point

つま先は外側に向ける。
胸は正面を向く。

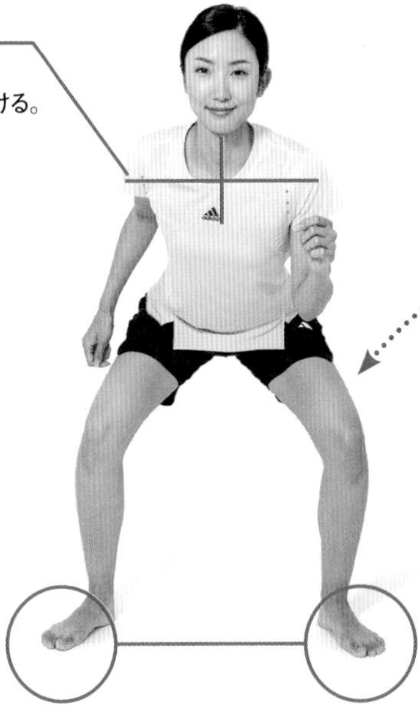

4

腕を前後に振りながら、
右足を大股 1 歩分、
横方向に移動して、
腰を沈ませる。
右足で床を蹴って元に戻る。
リズミカルに
①②③④を繰り返す。

Arrange

負荷↑

腰を沈める際、腕を振る代わりに両手を上げると強度が上がる。

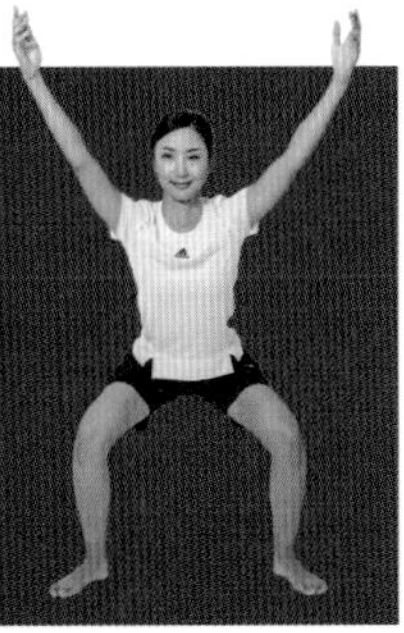

Level 2 ★★★

Rule

30回 × 3~5セット

Target

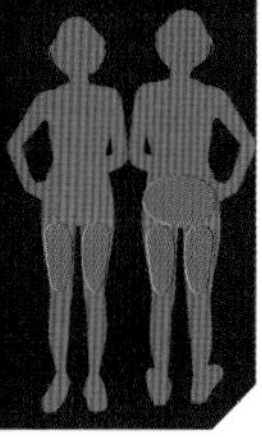

・大腿《だいたい》四頭筋《しとうきん》
・ハムストリングス
・大臀筋《だいでんきん》
・中臀筋《ちゅうでんきん》

∨ 体重を前足に乗せて、リズミカルに

フロントランジ（高回数）

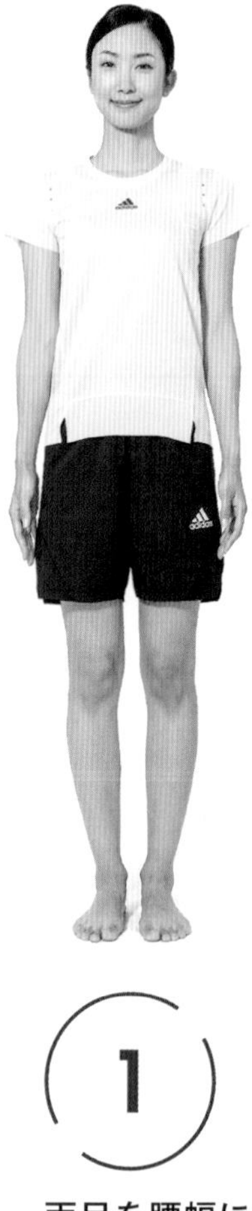

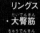

Point

背すじを伸ばす。

1

両足を腰幅に開き、
つま先を前方に向けて立つ。

2

左足を前に1歩分踏み出し、
左膝が90度程度になるまで沈み込む。
やや前傾姿勢になり、
左足に体重を乗せる。

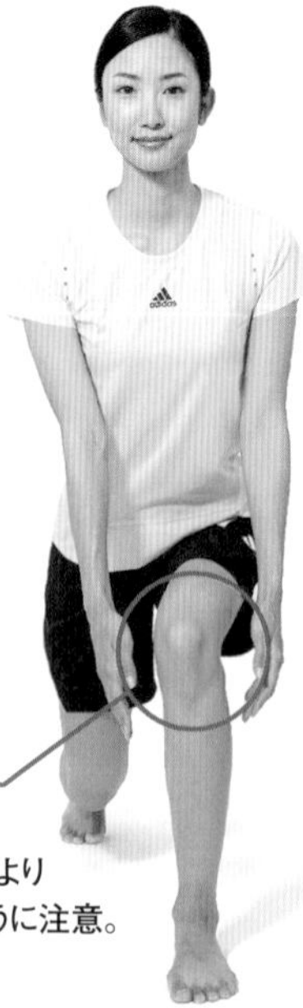

Point

左膝がつま先より
前に出ないように注意。

動画でチェック

Squat ／ フロントランジ（高回数）

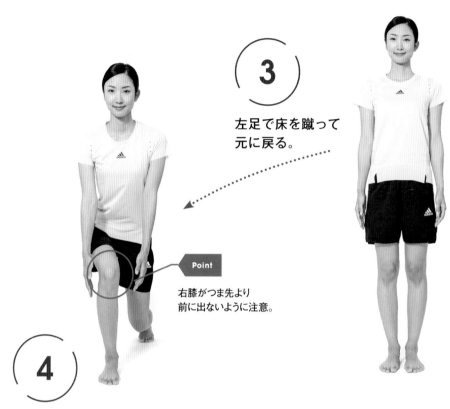

3

左足で床を蹴って
元に戻る。

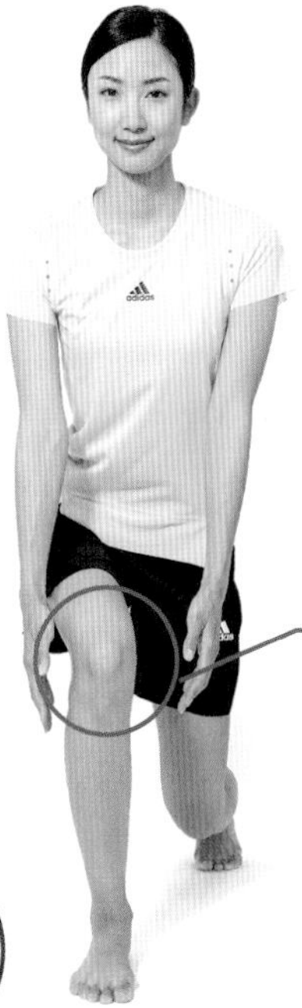

Point

右膝がつま先より
前に出ないように注意。

4

今度は右足を前に 1 歩分踏み出し、右膝が
90 度程度になるまで沈み込む。
やや前傾姿勢になり、右足に体重を乗せる。
右足で床を蹴って元に戻る。
①②③④をリズミカルに繰り返す。

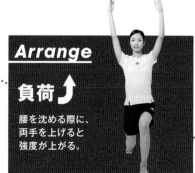

Arrange

負荷⤴

腰を沈める際に、
両手を上げると
強度が上がる。

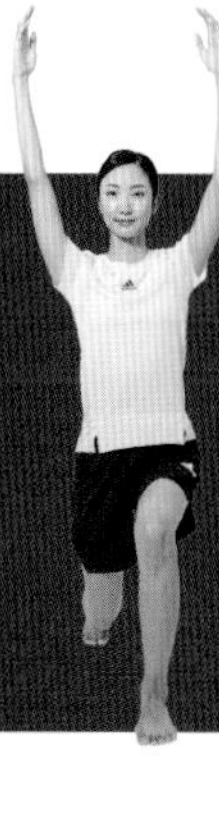

Level 3 ★★★

Rule

30回 ×3~5セット

Target

- 大腿《たいたい》四頭筋《しとうきん》
- ハムストリングス
- 大臀筋《たいてんきん》
- 中臀筋《ちゅうてんきん》

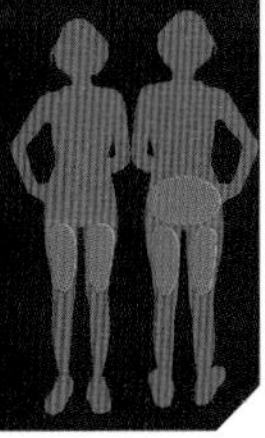

≫ 片脚でバランスをとる

フロントランジ&スタンドアップ(高回数)

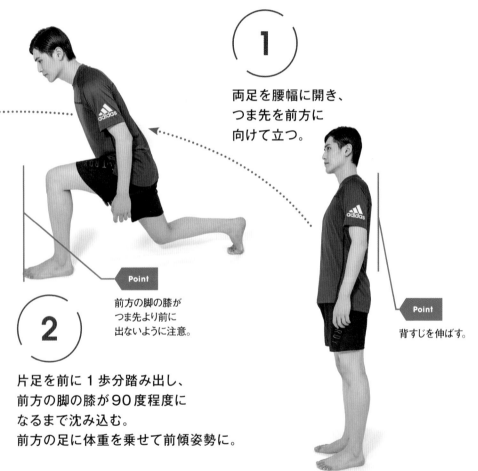

1

両足を腰幅に開き、
つま先を前方に
向けて立つ。

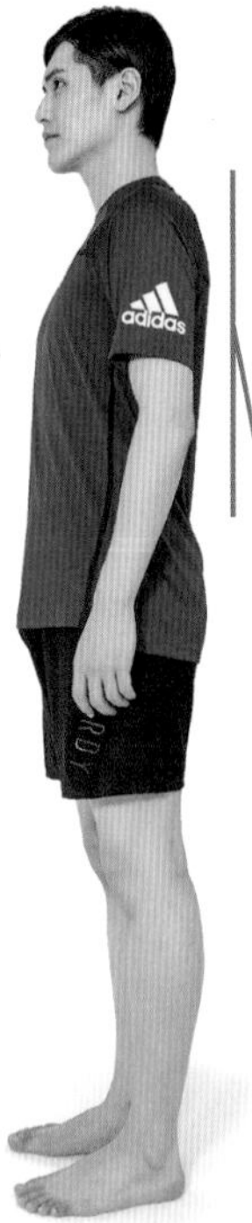

Point

背すじを伸ばす。

Point

前方の脚の膝が
つま先より前に
出ないように注意。

2

片足を前に1歩分踏み出し、
前方の脚の膝が90度程度に
なるまで沈み込む。
前方の足に体重を乗せて前傾姿勢に。

▶ 動画でチェック

Squat / フロントランジ&スタンドアップ（高回数）

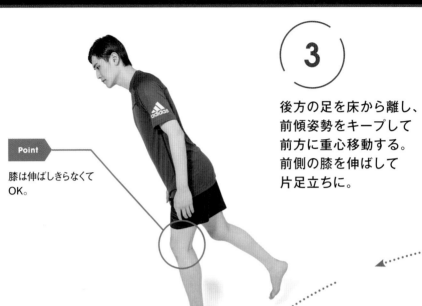

3

後方の足を床から離し、
前傾姿勢をキープして
前方に重心移動する。
前側の膝を伸ばして
片足立ちに。

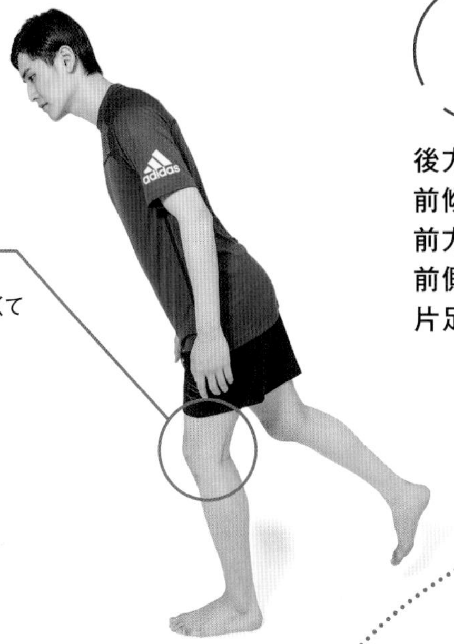

Point

膝は伸ばしきらなくて
OK。

4

後方の足を床に戻す。
次に前方の足で床を蹴って、
①の姿勢に戻る。
今度は反対側の足を前に出して
同様に行う。
リズミカルに繰り返す。

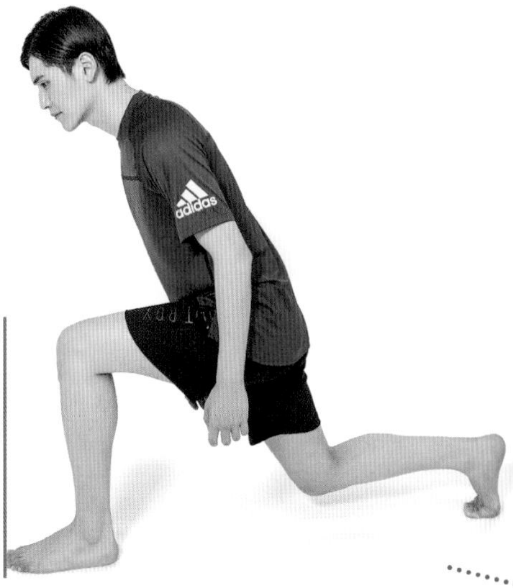

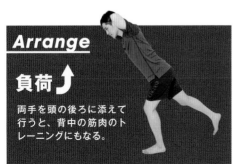

Arrange

負荷↑

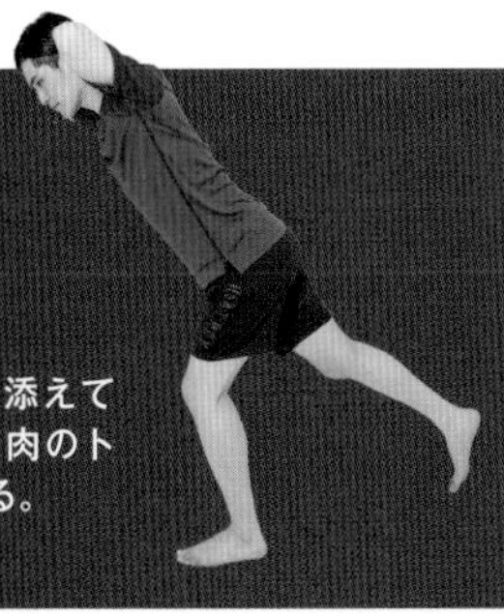

両手を頭の後ろに添えて
行うと、背中の筋肉のト
レーニングにもなる。

column

motivation ①

続けるコツ

高すぎる目標を設定してしまうことは、運動が継続できない大きな原因の一つです。とくに運動経験が少ない人は、どの程度の運動をするとどのぐらいの効果が得られるかという加減がわからないもの。それゆえ「1か月で10kg痩せる」「毎日筋トレをして毎日10km走る」といった実現が難しかったり、運動初心者には負荷が高すぎる目標を掲げてしまいがちです。

そうすると、目標を達成できなかったことでがっかりしてしまったり、強度が高すぎる運動でケガをしてしまい、その結果、運動をやめてしまいます。

高い目標を持つことは大事ですが、実現が難しい目標は失敗のリスクばかりが大きく、成功体験につながりません。失敗の経験ばかりでは、どうしてもモチベーションが低下してしまいます。

では、成功の確率が限りなく100パーセントに近い低い目標ならよいのかというと、そういうわけではありません。低すぎる目標は成功したとしても達成感が得られず、やる気の向上にはつながらないのです。

できるかもしれないし、ひょっとしたらできないかもしれない。そんなフィフティフィフティのレベルの目標を達成できたときに、人は大きな達成感が得られ、やる気が向上します。

フィフティフィフティのハードルは人によって異なりますが、たとえば本書で紹介しているスクワット、フッキン、プッシュアップをそれぞれ1種目、週に2回、まずは1か月続ける。そんな目標であれば、達成感が得られ、よい成功体験になるのではないでしょうか。

PART 3

フッキン「おなかまわりを鍛える・体を支える」

フッキン

体を支え、おなかまわりを引き締める

体幹とも呼ばれる胴体部分の一部を構成する腹筋群。主に座っているときに体を支える役割を担っているだけでなく、おなかまわりを引き締めるのにも欠かせません。そんな腹筋群を鍛えるのが、フッキントレーニングです。

主なターゲット

フッキンのターゲットとなるのは、
文字どおり腹筋群。
男性がほしがることの多い
シックスパック、女性が憧れる
シャープなくびれをつくるためにも
鍛えるべき部位となります。

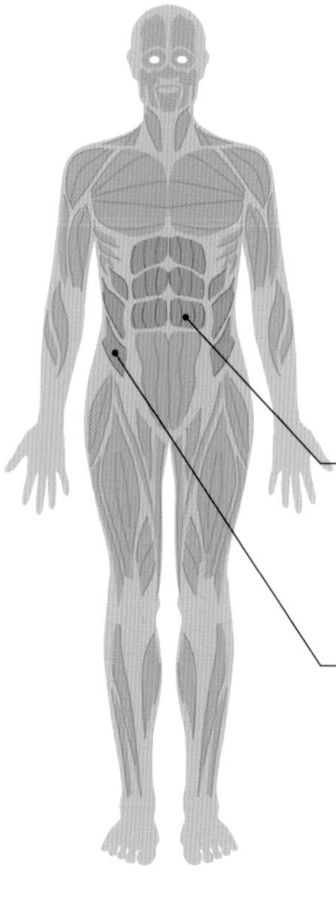

腹直筋《ふくちょくきん》

体幹部を屈曲・回旋・側屈する際に働き、呼吸筋としての役割も担っている。

腹斜筋《ふくしゃきん》

わき腹にあり、主に体幹の回旋・側屈の際に働く。

Point

トレーニングのポイント

プッシュアップと比べると苦手な人が少ないフッキンですが、日常動作では腹直筋、腹斜筋を単独で使うというシーンはないので、トレーニング経験がないとフッキンの動きを難しいと感じる人がいるかもしれません。本書は、後半に向かって徐々に強度が上がる構成になっているので、強度の低いところから順に取り組んでみてください。

腹直筋、腹斜筋1つずつチョイス

クランチ、シットアップといった主に腹直筋に作用するフッキンと、ツイスティングクランチ、ロシアンツイストなどの主に腹斜筋に効かせるフッキンとにメニューが分かれています。自分でスクワット、フッキン、プッシュアップから種目をチョイスして取り組もうと思っている場合は、フッキンから腹直筋種目と腹斜筋メニューを1つずつピックアップするのがおすすめです。

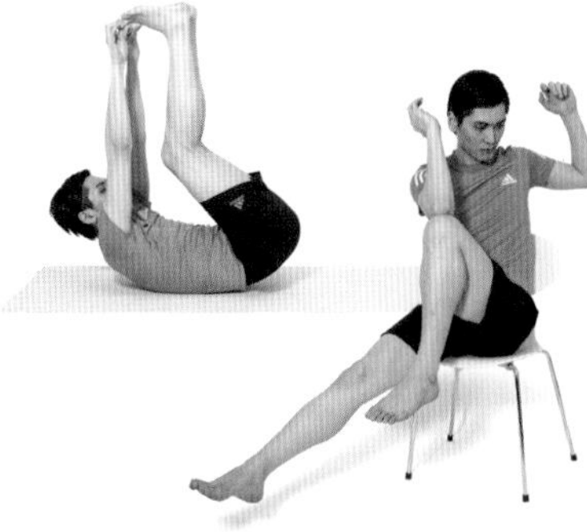

首を力ませない、反動をつけない

フッキンで気をつけるべきポイントは、**首に不必要な力みが入らないように行うことと、反動をつけないこと。**首が力みやすい人はタオルなどで支えて行うか、強度を上げすぎないように注意しましょう。反動をつけてフッキンを行うと、腰に負担がかかってしまう場合があります。
ターゲットとしている筋肉を意識して、呼吸をしながらゆっくり行うことがポイントです。

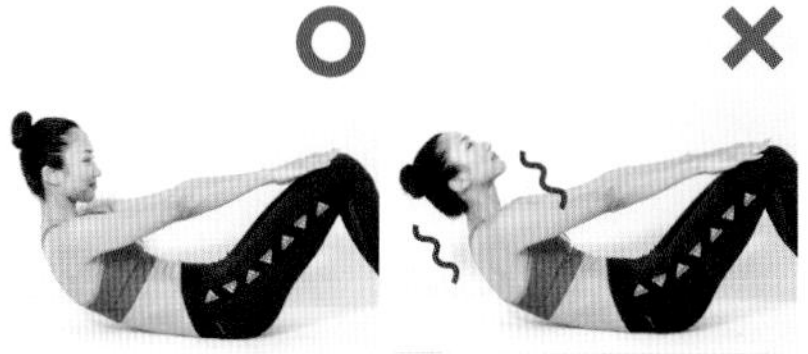

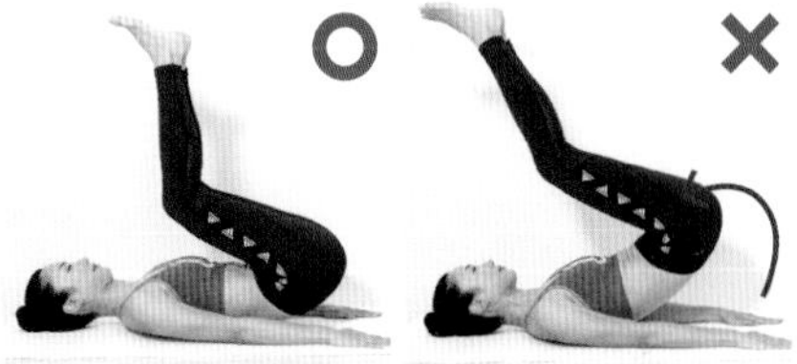

Level 1 ★★★

Rule
20回 × 3~5セット

Target
・腹直筋《ふくちょくきん》

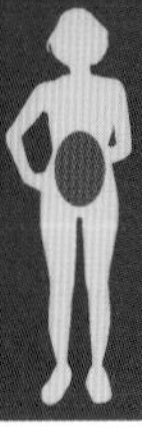

¥ 膝にふれるまで、両手を太ももで滑らせる

ニータッチクランチ

1 床に仰向けになり、両膝を立てる。
両手を太ももに置く。

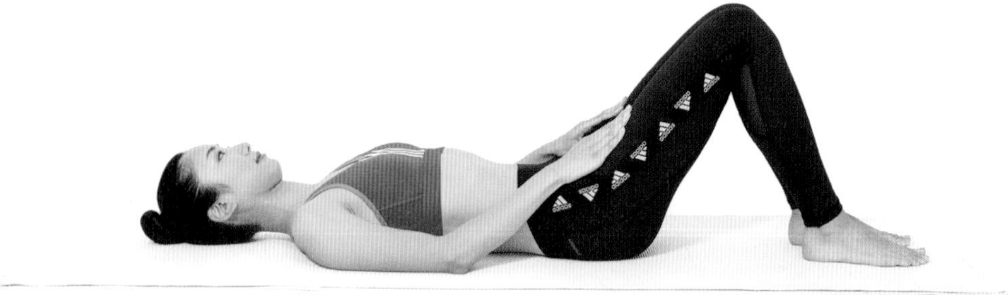

NG

首に力が入っている

首に力が入ると痛める可能性があるので注意。腹直筋の力で上体を起こす。

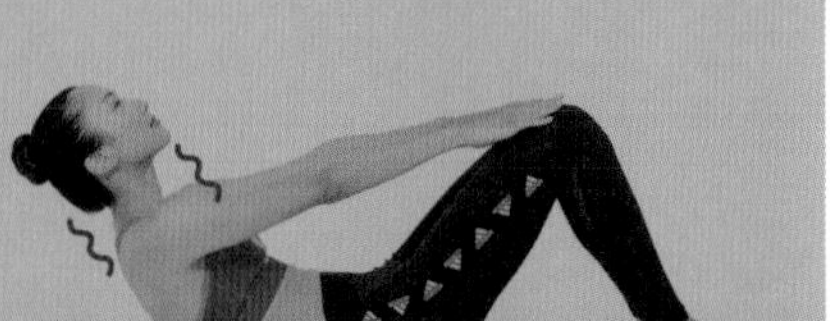

▶動画でチェック

Fukkin / ニータッチクランチ

2

両手が膝にふれるまで、上体を少しずつ起こす。
ゆっくり元に戻る。①②を繰り返す。

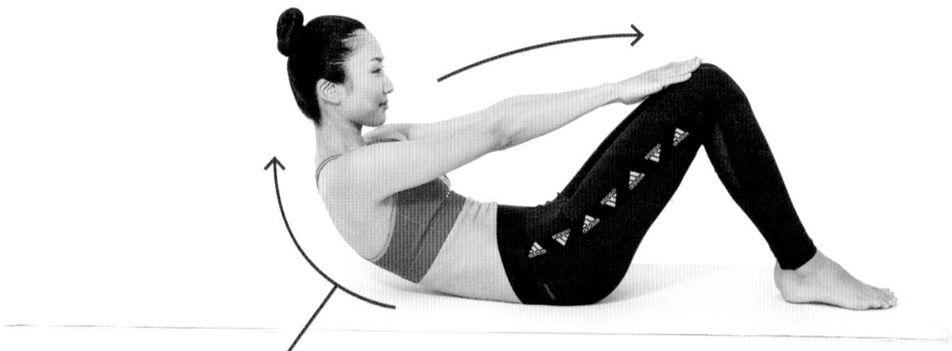

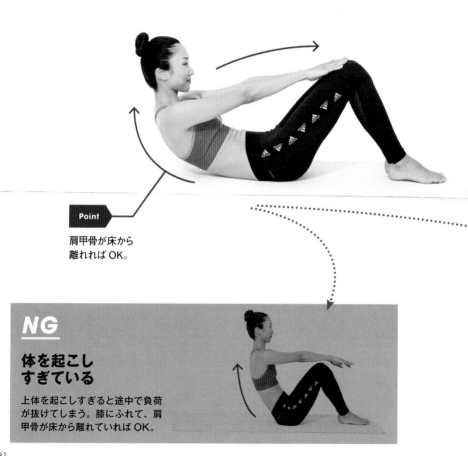

Point

肩甲骨が床から
離れればOK。

NG

体を起こしすぎている

上体を起こしすぎると途中で負荷が抜けてしまう。膝にふれて、肩甲骨が床から離れていればOK。

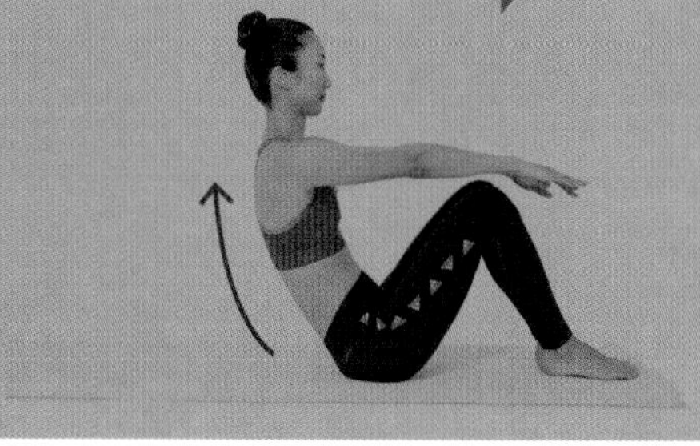

Level 1 ★★★

Rule

20回 ×3~5セット

Target

・腹直筋《ふくちょくきん》

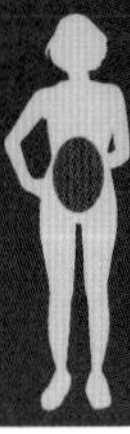

» 肩甲骨をゆっくり床から離す

クランチ

1

床に仰向けになり、両膝を立てる。
両手は頭の後ろに添える。

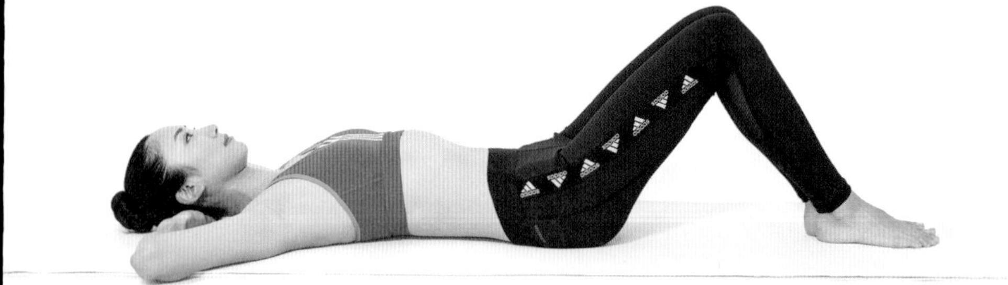

Arrange

負荷 ⤴

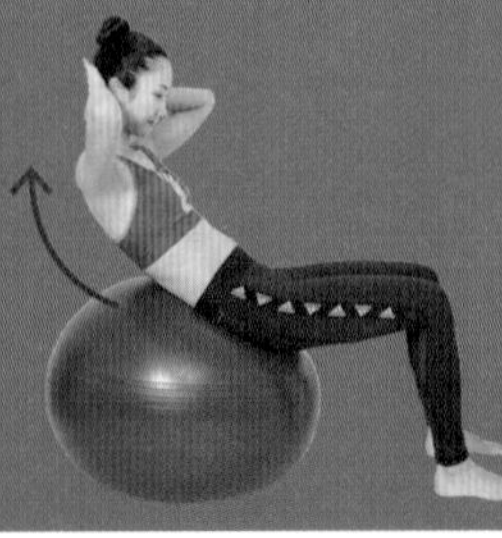

バランスボールの上で行うと、スタートポジションで背中を反らすことができるので、可動範囲が広がり、強度が上がる。

▶動画でチェック

Fukkin / クランチ

2

足や腰を動かさずに腹部を丸めるイメージで、
肩甲骨が床から離れるまで上体を起こす。
ゆっくり元に戻る。①②を繰り返す。

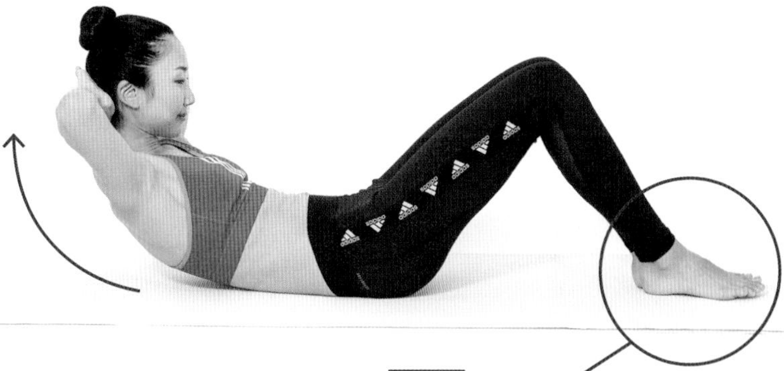

Point

両足は床についたまま。
反動を使わないように注意。

Arrange

負荷↓

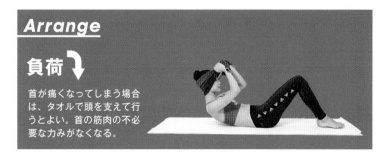

首が痛くなってしまう場合は、タオルで頭を支えて行うとよい。首の筋肉の不必要な力みがなくなる。

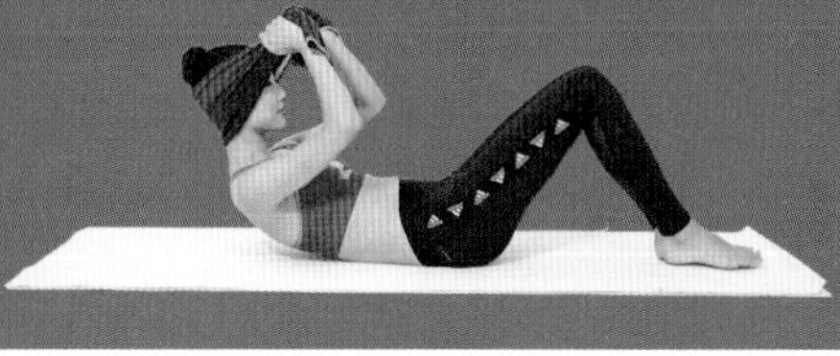

Level 1 ★★★

Rule
20回 ×3~5セット

Target
・腹直筋《ふくちょくきん》

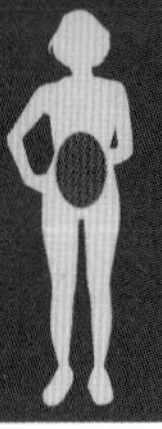

膝の曲げ伸ばしも合わせて行う

レッグエクステンション&クランチ

Point

両脚を床から離し、
太ももが床と垂直、
脛が床と平行になる
高さまで上げる。

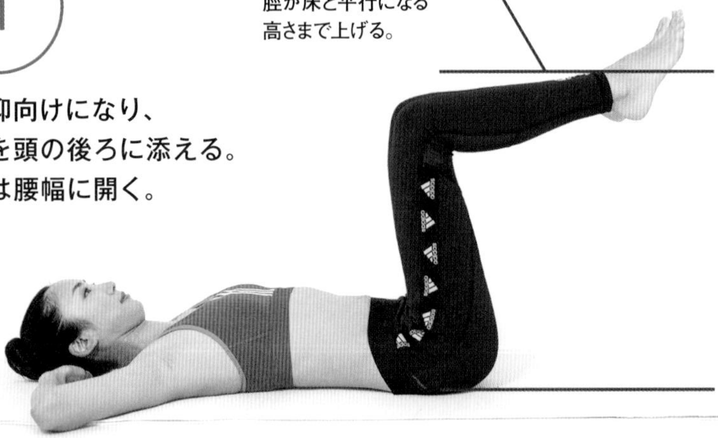

1

床に仰向けになり、
両手を頭の後ろに添える。
両足は腰幅に開く。

Arrange

負荷

バランスボールを両足で挟んで行うと、強度が上がる。

動画でチェック

Fukkin / レッグエクステンション&クランチ

2

足や腰を動かさずに
腹部を丸めるイメージで、
肩甲骨が床から離れるまで
上体を起こす。
同時に膝を伸ばして、
両足を天井に向かって上げる。
ゆっくり元に戻る。①②を繰り返す。

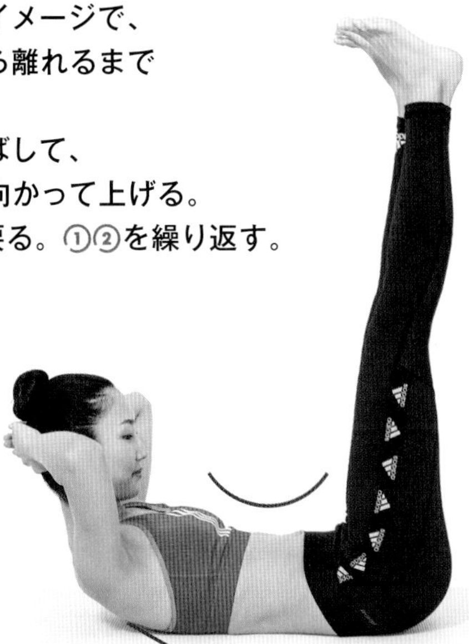

Point

反動を使わないように注意。

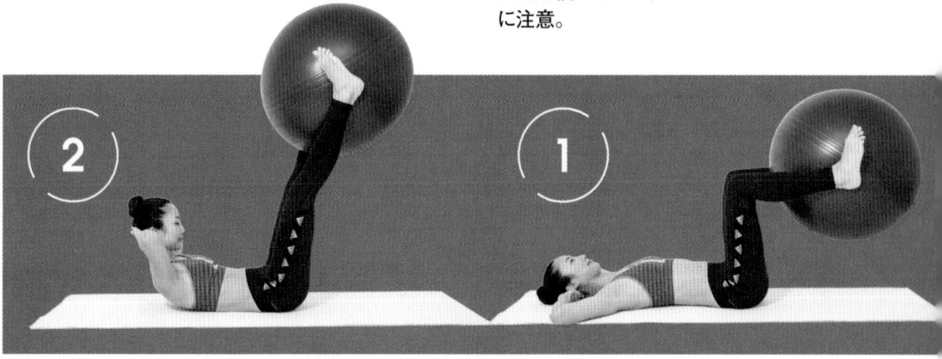

Level 1 ★★★

Rule
20回 × 3~5セット

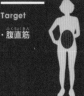

Target
・腹直筋《ふくちょくきん》

≫ 背骨を下から1つずつ落としていくイメージで

シットダウン

Point

顔をおへそに近づける
イメージで、
背中を丸める。

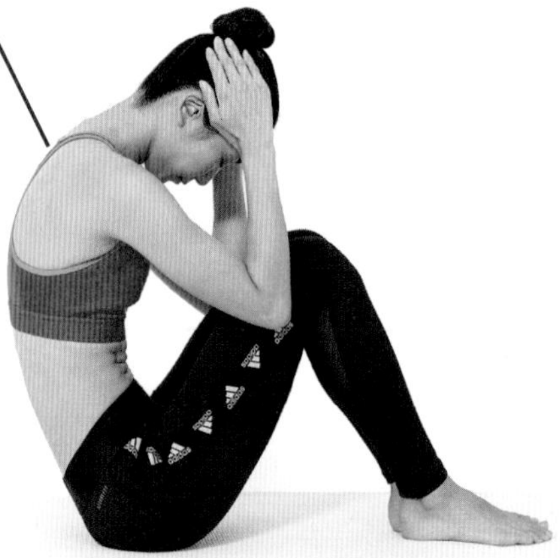

1

両足は腰幅に開き、
膝を立てて座る。
両手を頭の後ろに添える。

Point

勢いを使わず1つずつ。

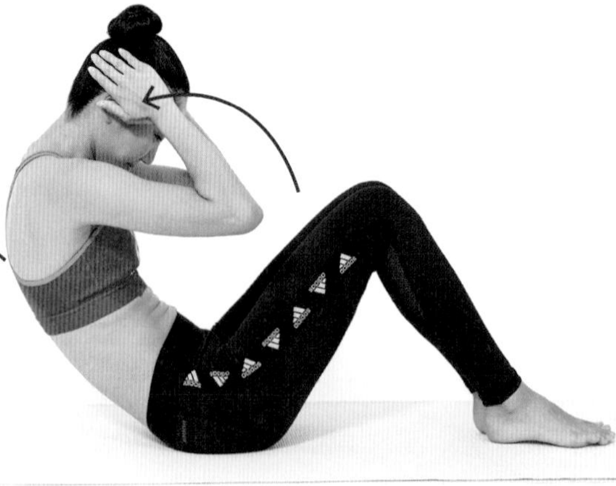

2

背骨を下から1つずつ
床につけるイメージで、
上体を倒していく。

▶動画でチェック

3

両肩が床についたら、ゆっくり元に戻る。

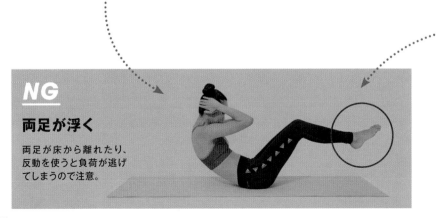

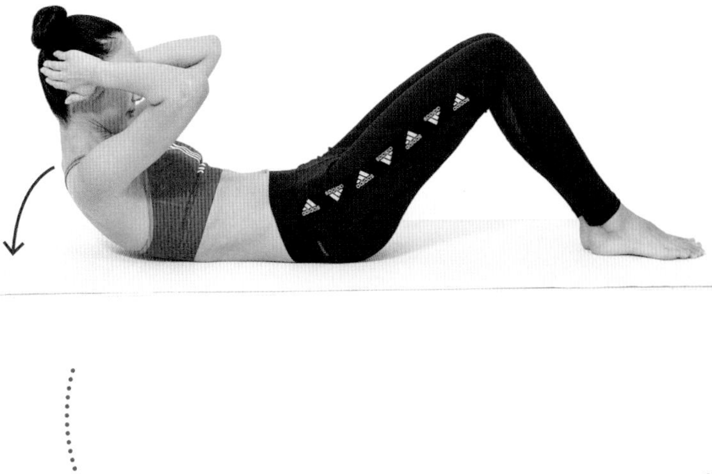

NG

両足が浮く

両足が床から離れたり、
反動を使うと負荷が逃げ
てしまうので注意。

Level 1 ★★★

Rule
20回 × 3~5セット

Target
・腹直筋《ふくちょくきん》

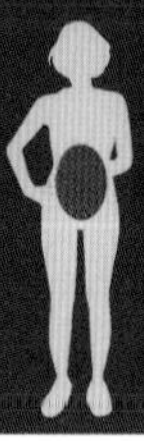

≫ 曲げた膝を胸に近づける

リバースカールアップ

1

床に仰向けになり、両腕は体側でハの字に開いて
手のひらを下にする。
膝を90度程度曲げて、足を床から離す。

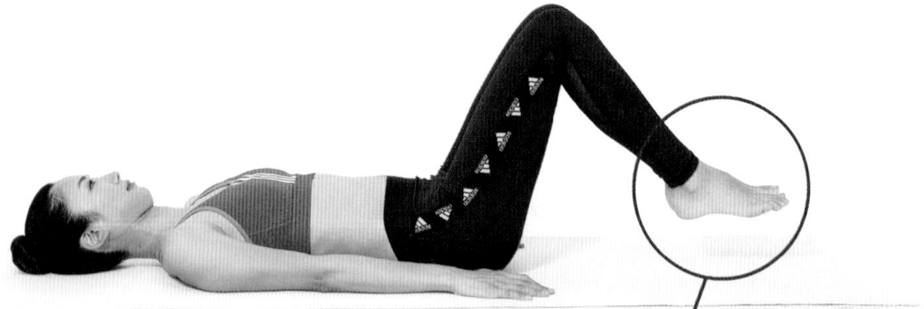

Point
両足はそろえて。

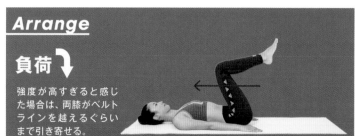

Arrange

負荷 ↓

強度が高すぎると感じた場合は、両膝がベルトラインを越えるぐらいまで引き寄せる。

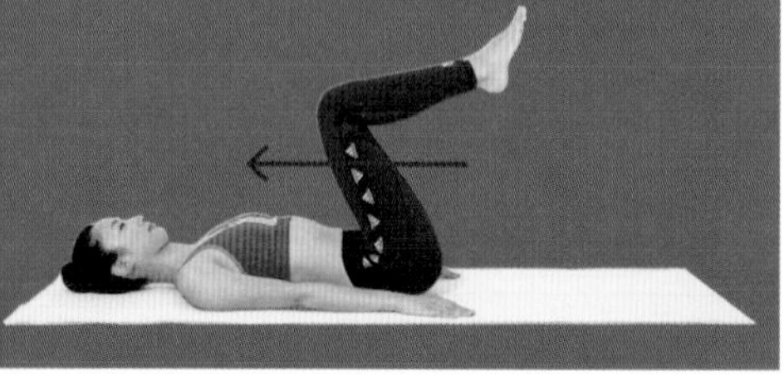

▶動画でチェック

Fukkin／リバースカールアップ

2

膝の角度をキープしたまま、
両膝を胸に近づける。
腰が床から離れるまでお尻も引き上げる。
ゆっくり元に戻る。①②を繰り返す。

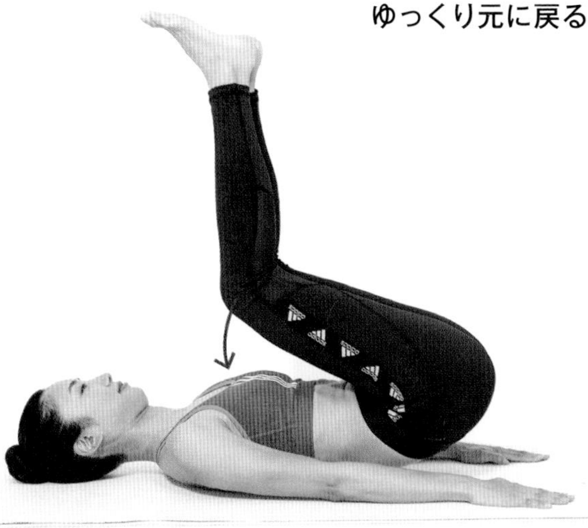

NG

反動を使っている

反動を使うと負荷が逃げてしまうだけでなく、腰に負担がかかることもあるので注意。

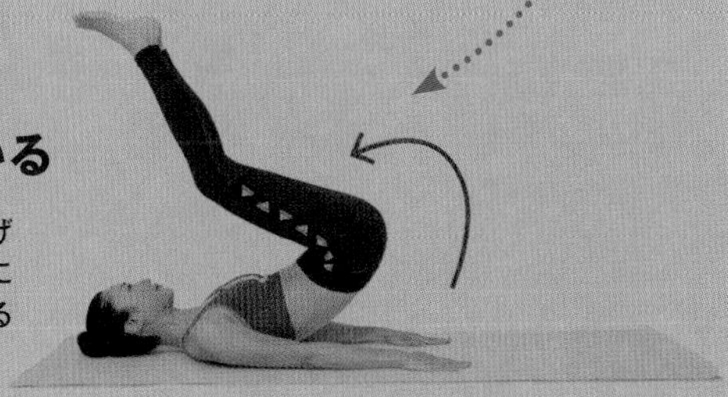

Level 2 ★★★

Rule
20回 × 3~5セット

Target
・腹直筋《ふくちょくきん》

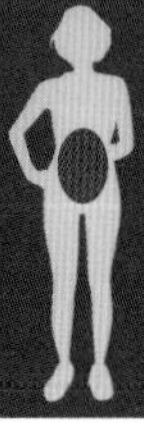

バランスをとりながら両腕を動かす

バランスVアップ

1

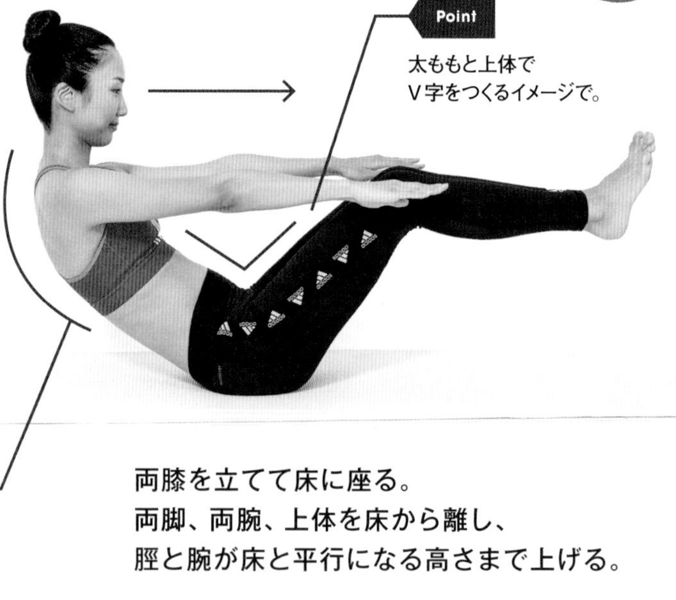

Point
太ももと上体で
V字をつくるイメージで。

Point
背中を少し丸めて、
視線は前方に。

両膝を立てて床に座る。
両脚、両腕、上体を床から離し、
脛と腕が床と平行になる高さまで上げる。

NG

背すじが伸びている

背すじを伸ばしすぎると
腰に負担がかかるので、
背中は少し丸めておく。

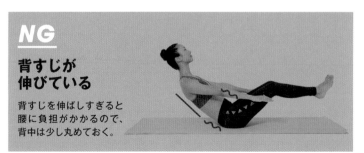

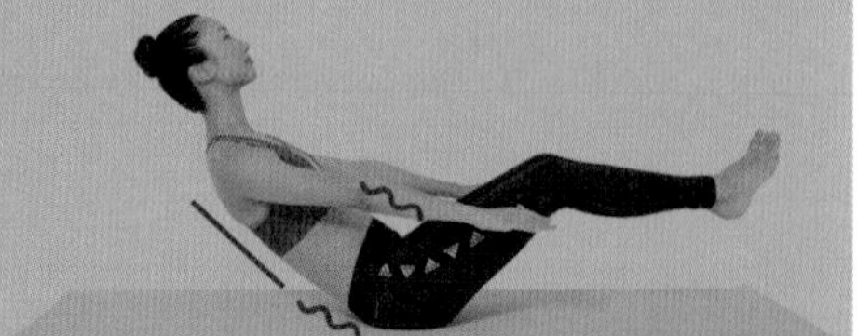

動画でチェック

Fukkin / バランスVアップ

2 両脚、上体の位置をキープしたまま、両手を床に近づける。元に戻る。リズミカルに①②を繰り返す。

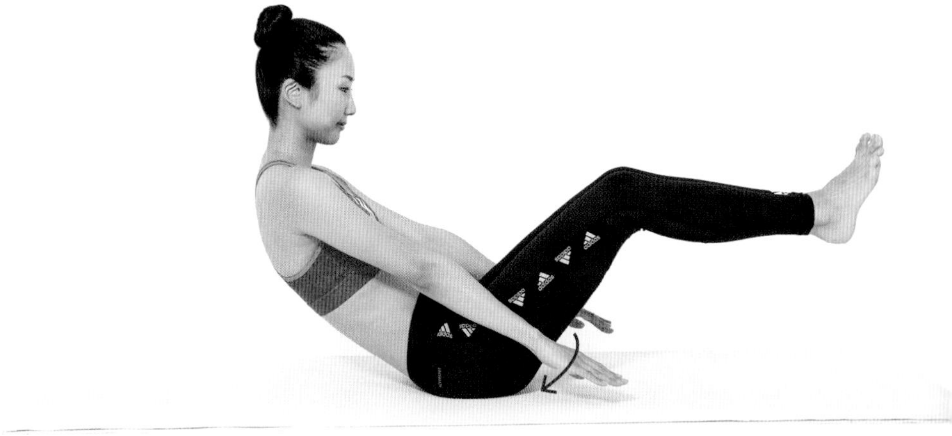

Arrange

負荷↑

両膝を伸ばして行うと強度が上がる。

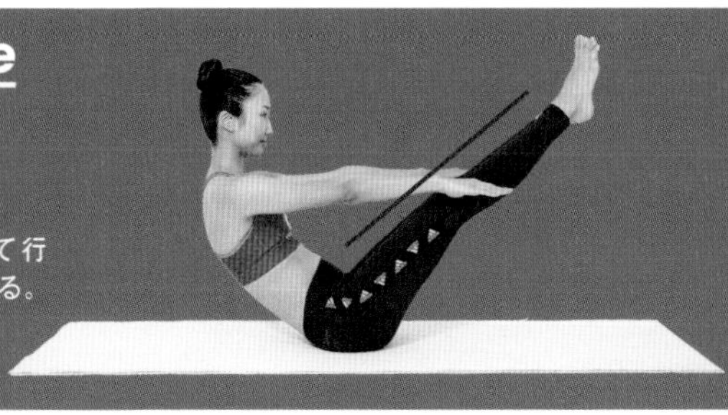

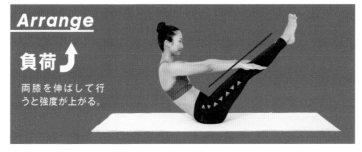

Level 2 ★★☆

Rule
20回 × 3~5セット

Target
・腹直筋《ふくちょくきん》

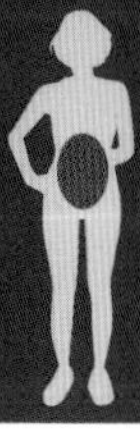

≫ おなかを丸めて、手で足をさわる

Vアップ&トゥタッチ

1

床に仰向けになる。両腕は頭の先に伸ばし、
両脚はそろえて、床から離す。

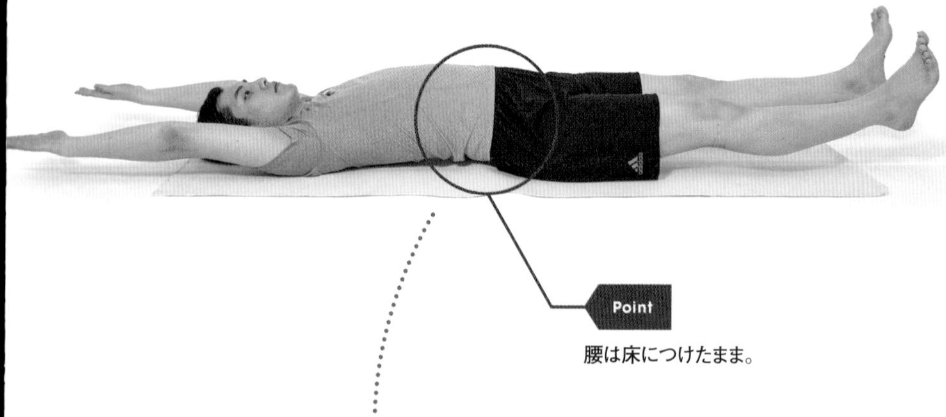

Point
腰は床につけたまま。

NG

腰が浮いている

①の姿勢のときに腰が浮いてしまうと、腰に負担がかかるので注意。

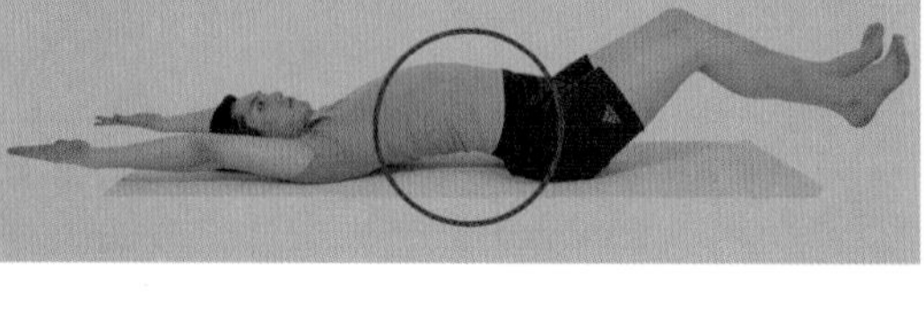

▶動画でチェック

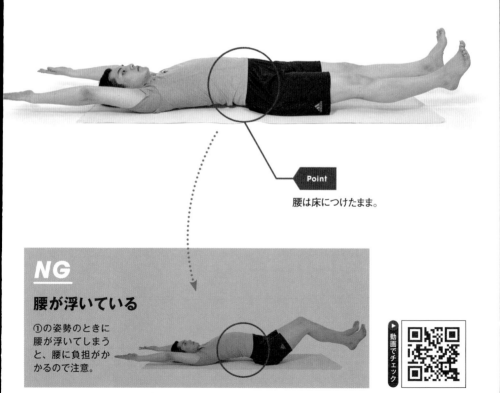

Fukkin / Vアップ&トゥタッチ

2

上体を少しずつ起こしながら、
両手両足を天井方向に上げる。
上体は肩甲骨が
床から離れるまで
起こす。

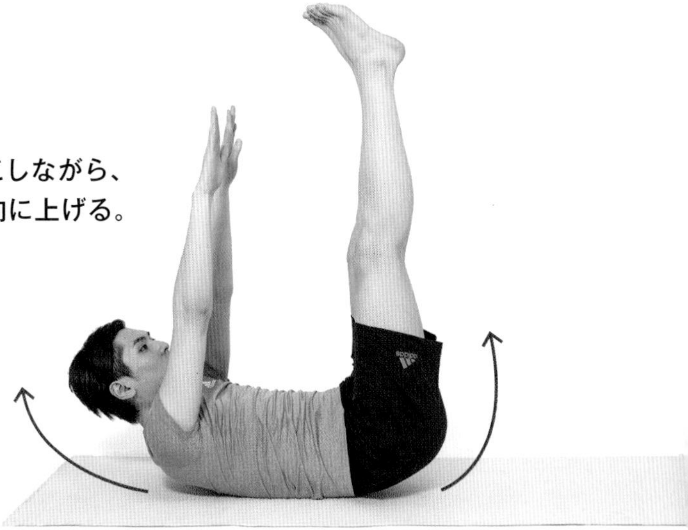

3

両手で両足をさわれるまで、
両足を頭の方向に
引き寄せる。
ゆっくり元に戻る。
①②③を繰り返す。

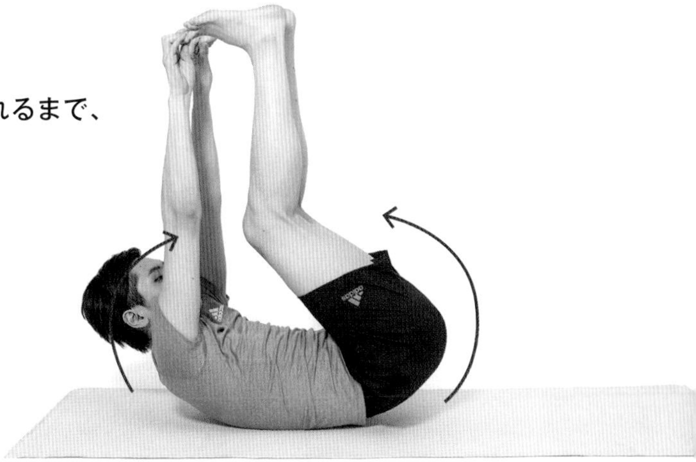

Level 1 ★★★

Rule
各20回×3~5セット

Target
・腹斜筋《ふくしゃきん》

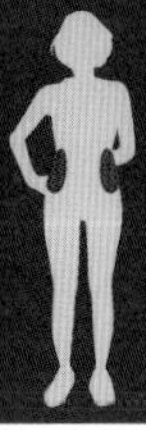

ツイスティングクランチ

1 床に仰向けになり、両腕は体側で
ハの字に開いて手のひらを下に置く。
片方の膝を立て、
反対側の足首を立てた膝にかける。

Point
立てた膝と
同じ側の手を
頭に添える。

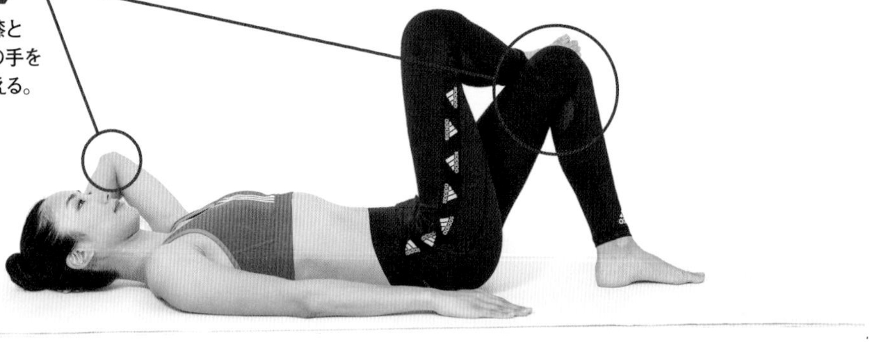

Arrange

負荷 ↓

首が痛くなってしまう場合は、タオルで頭を支えよう。首の筋肉の不必要な力みがなくなる。

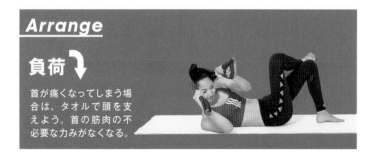

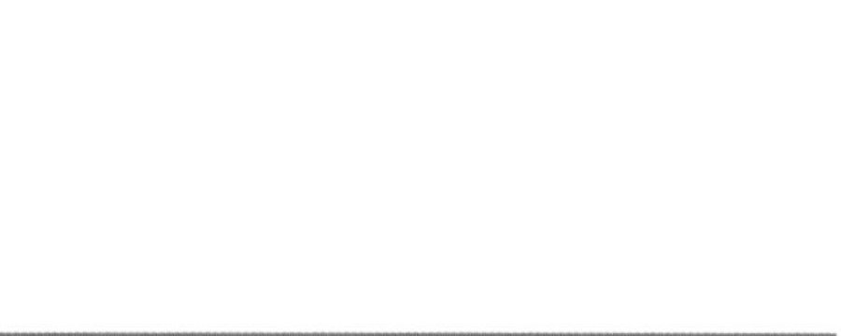

▶動画でチェック

Fukkin ／ ツイスティングクランチ

2

床についた手の方向に向かって上体を起こし、
頭に手を添えた側の肩甲骨を床から離す。
ゆっくり元に戻る。①②を繰り返す。

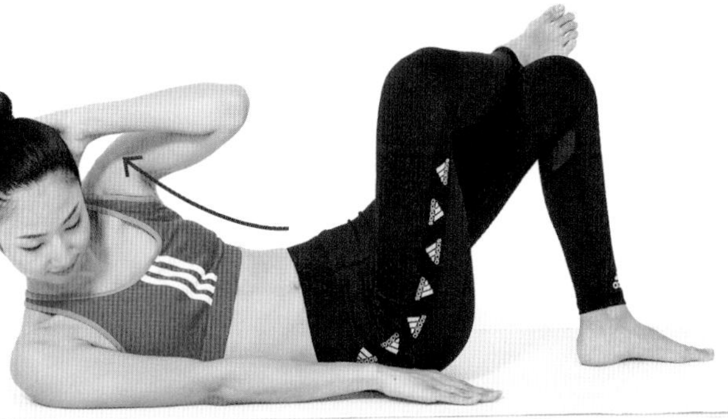

3

反対側も
同様に行う。

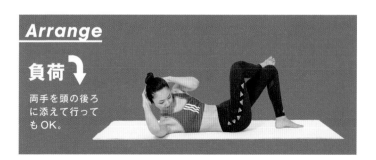

Arrange

負荷↓

両手を頭の後ろ
に添えて行って
もOK。

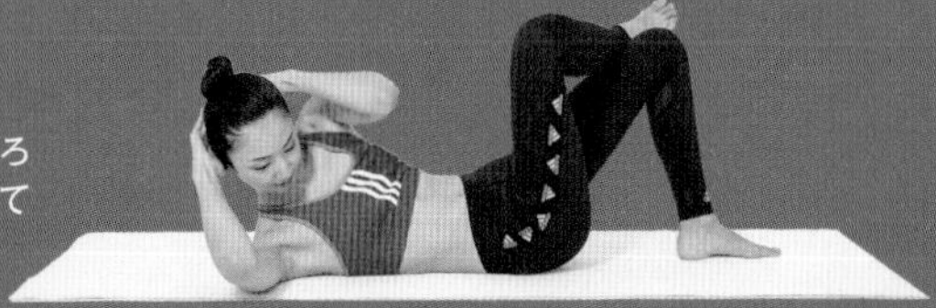

Level 1 ★☆☆

Rule
各20回 × 3~5セット

Target
・腹斜筋《ふくしゃきん》

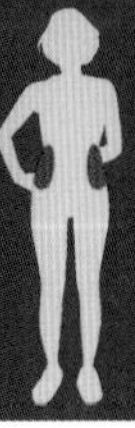

壁を頼りにして上半身をひねる

ツイスティングクランチ with ウォール

1

床に仰向けになり、
両腕は体側でハの字に開いて手のひらを下に置く。
太ももを床と垂直に、脛を床と平行にする。

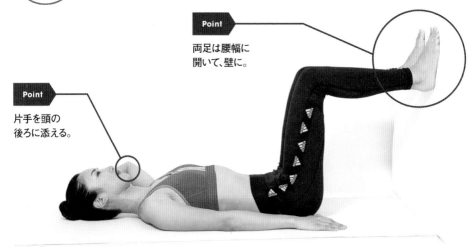

Point
両足は腰幅に
開いて、壁に。

Point
片手を頭の
後ろに添える。

NG

壁から足が離れている

壁から足が離れると負荷が逃げてしまう。

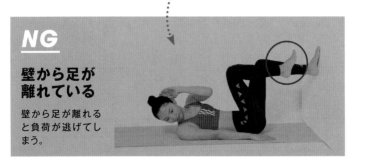

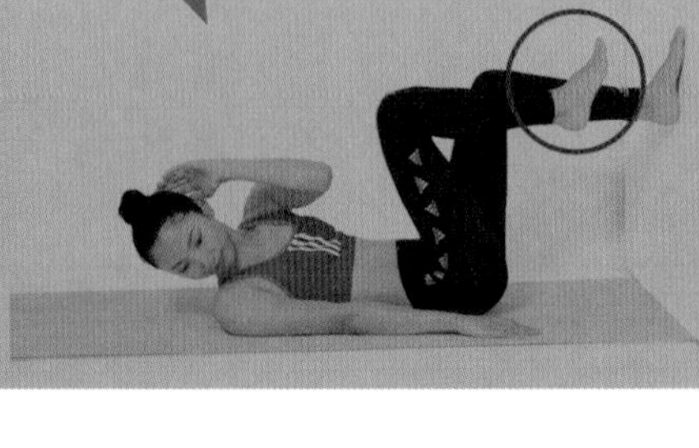

動画でチェック

ツイスティングクランチ with ウォール

2

床についた手の方向に向かって上体を起こし、
頭に手を添えた側の肩甲骨を床から離す。
ゆっくり元に戻る。①②を繰り返す。

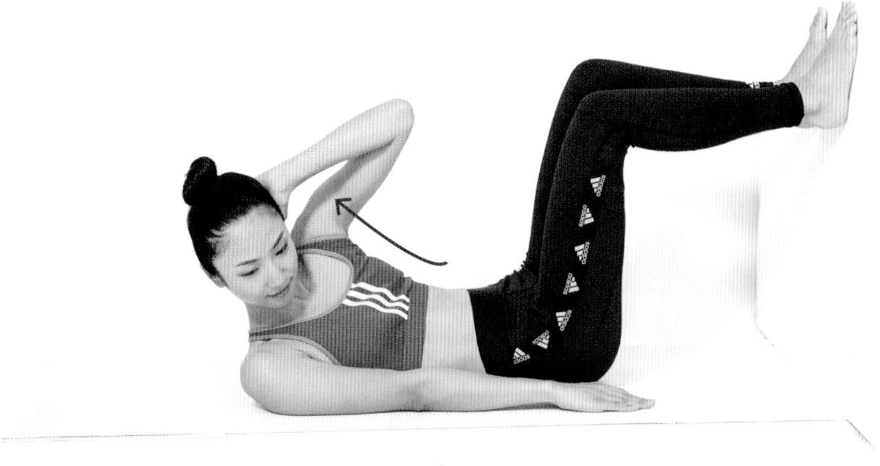

3

反対側も
同様に行う。

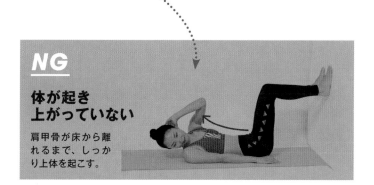

NG

体が起き上がっていない

肩甲骨が床から離れるまで、しっかり上体を起こす。

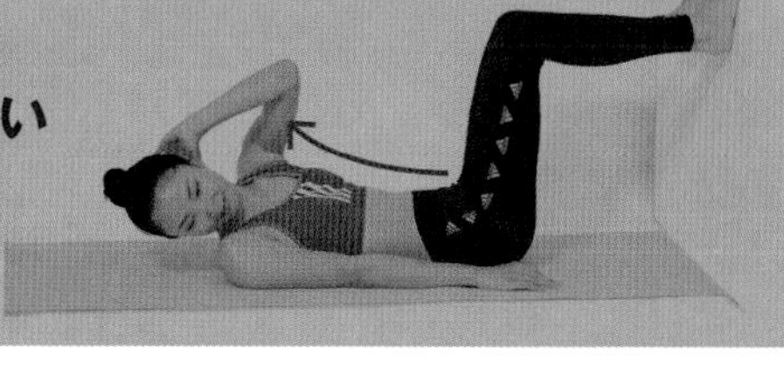

Level 2 ★★★

Rule
各20回×3~5セット

Target
・腹斜筋《ふくしゃきん》

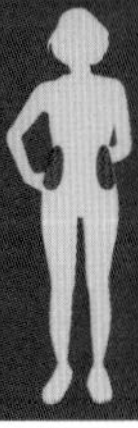

》肘を膝へのタッチで、負荷アップ

ツイスティングクランチ ニー to エルボー

1

床に仰向けになり、両腕は体側でハの字に開いて手のひらを下に置く。
片方の膝を立てて、膝を立てた側の手を頭の後ろに添える。

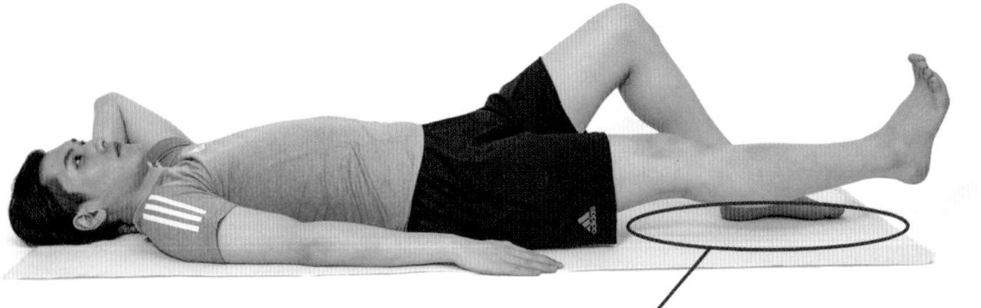

Point

膝を立てた側とは反対の脚を床から離す。

Arrange

負荷⤵

首に痛みが出る場合は、両手で頭を支えてよう。

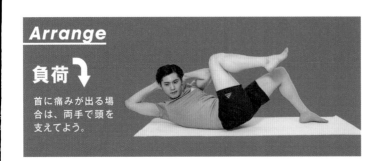

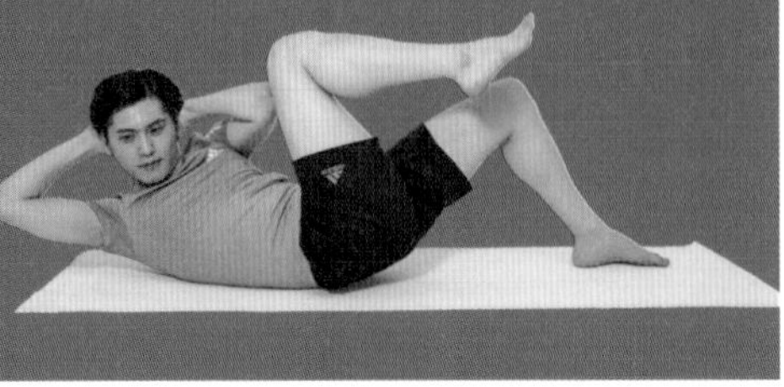

▶動画でチェック

2

床についた手の方向に向かって上体を起こし、
頭に手を添えた側の肩甲骨を床から離す。
同時に浮かせている脚の膝を曲げ、
頭に添えている手の側の肘に近づける。
ゆっくり元に戻る。
①②を繰り返す。

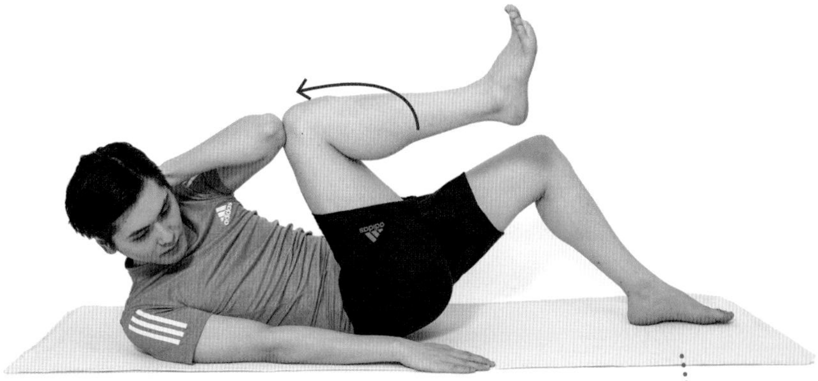

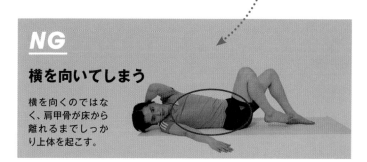

3

反対側も
同様に行う。

NG

横を向いてしまう

横を向くのではなく、肩甲骨が床から離れるまでしっかり上体を起こす。

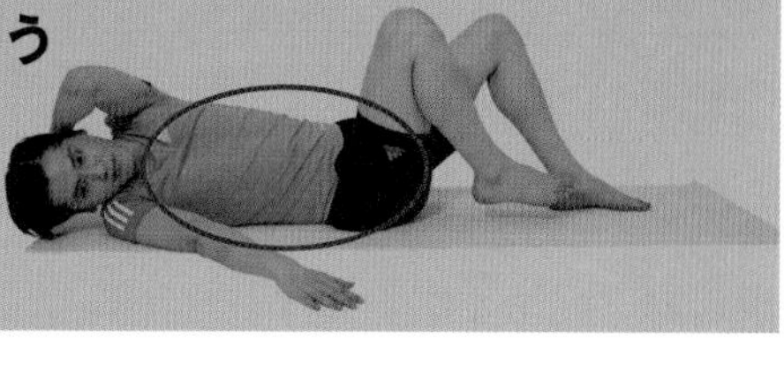

Level 3 ★★★

Rule
各20回×3~5セット

Target
・腹斜筋《ふくしゃきん》

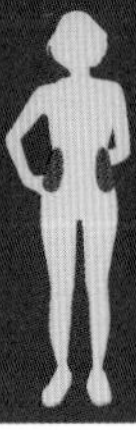

腹斜筋がターゲット。上半身のひねりを効かせる

ショートVサイドアップ

1

床に仰向けになり、両腕は体側でハの字に開いて
手のひらを下に置く。
両足をそろえて膝を立てて、両脚を同じ方向に倒す。

Point

脚を倒した側とは反対の
手を頭の後ろに添える。

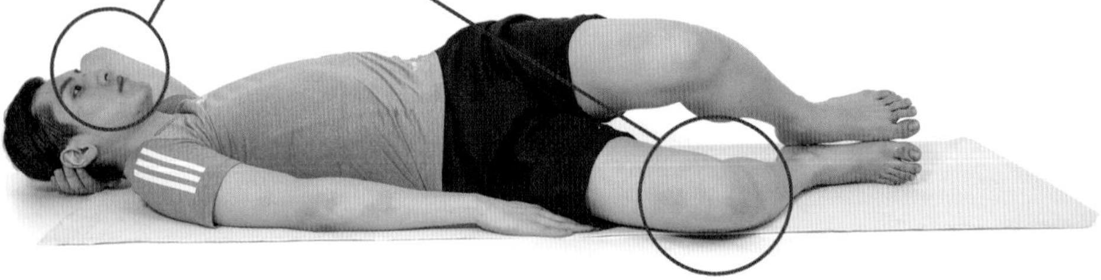

Arrange

負荷

小さなボール（バランスボールミニ）を膝に挟んで行うとひねりをキープしやすい。

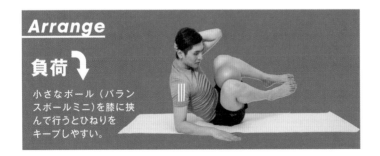

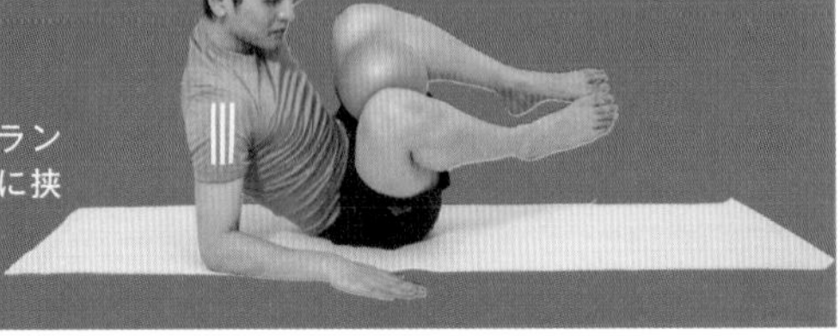

動画でチェック

Fukkin ／ ショートV サイドアップ

2

両膝を閉じながら両足を床から離し、体のひねりをキープしたまま、
膝を胸の方向に引き寄せる。
同時に、床についた前腕で体を支えながら上体を起こす。
ゆっくり元に戻る。
①②を繰り返す。

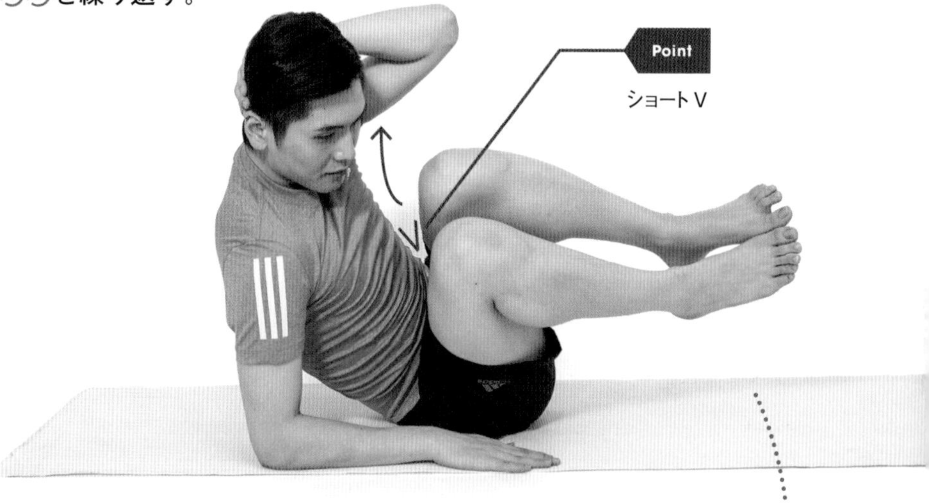

3

反対側も
同様に行う。

NG

膝が開いてしまう

膝が開くと体のひねりがなくなり、腹直筋がメインの動きになってしまう。ターゲットは腹斜筋。

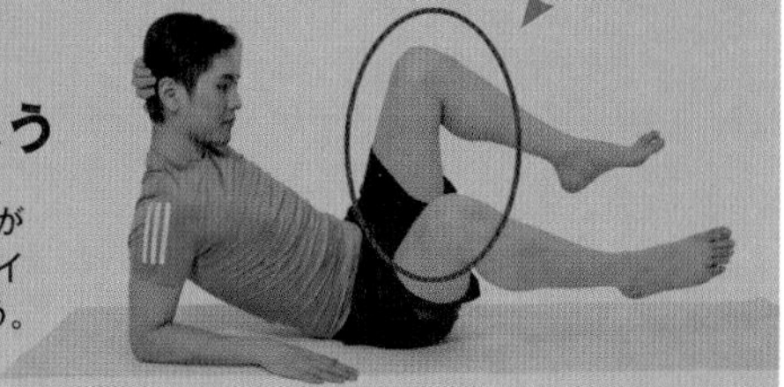

Level 2 ★★☆

Rule
20回 ×3~5セット

Target
・腹斜筋《ふくしゃきん》
・腹直筋《ふくちょくきん》

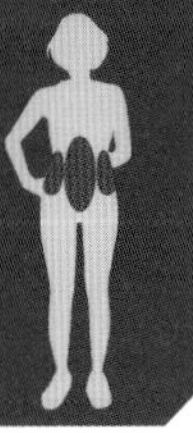

≫ 腹斜筋がターゲット。ツールでひねりを効かせる

ロシアンツイスト

1

床に座り、 両足は腰幅に開いて両膝を立てる。
両手は肩幅に開いてタオルを持つ。

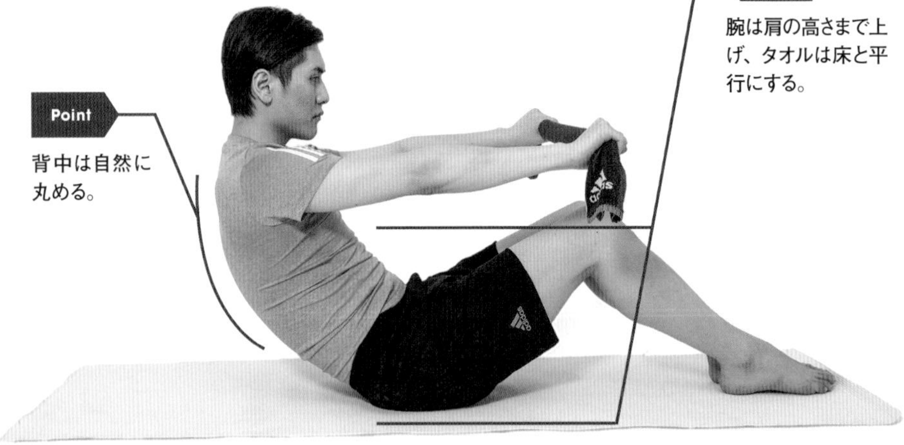

Point
背中は自然に丸める。

Point
腕は肩の高さまで上げ、タオルは床と平行にする。

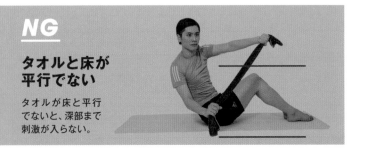

NG

タオルと床が平行でない

タオルが床と平行でないと、深部まで刺激が入らない。

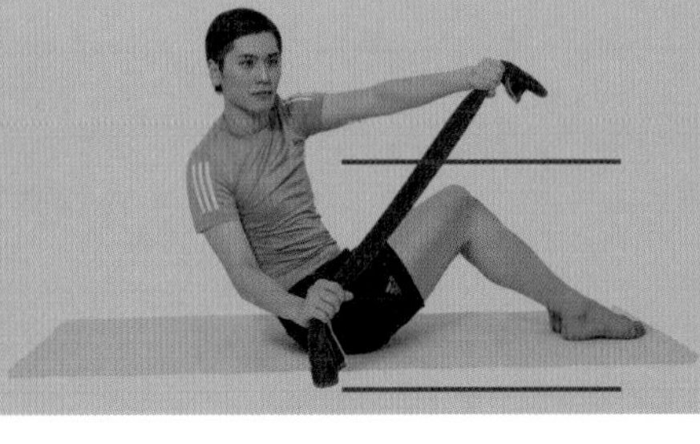

▶ 動画でチェック

Fukkin / ロシアンツイスト

2

タオルを床と平行にしたまま、上体をひねる。
十分に上体が横を向いたら、元に戻る。

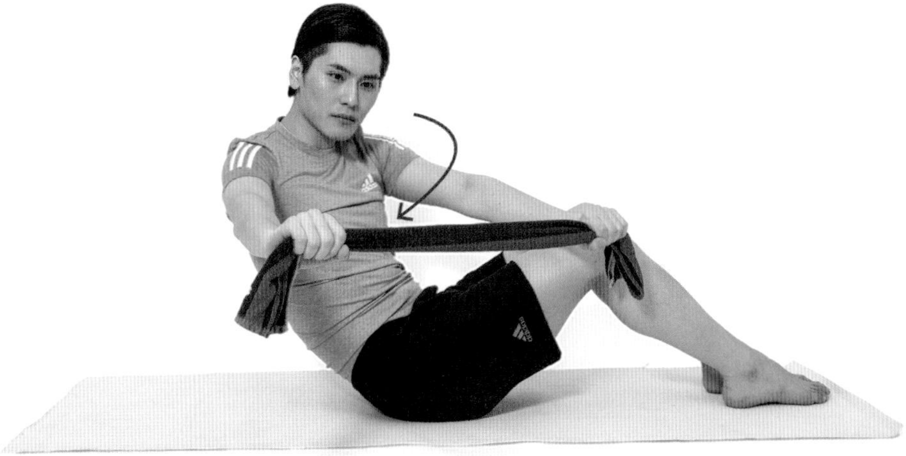

3

反対側にひねる。
①②③を繰り返す。

NG

背すじが伸びている

背すじを伸ばして行うと腰を痛めてしまうので、背中は自然に丸めておく。

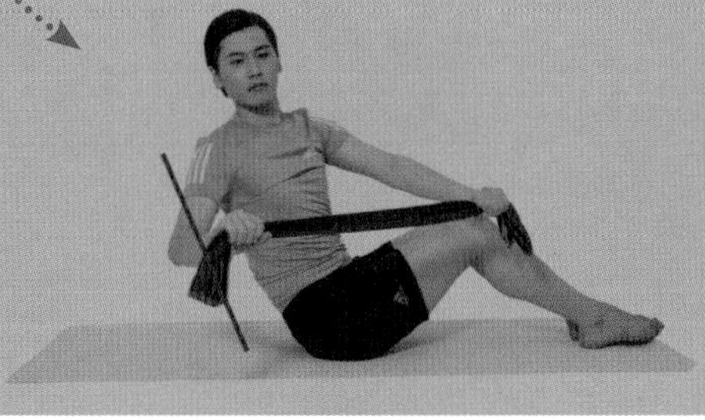

Level 3 ★★★

Rule
30回 × 3~5セット

Target
・腹斜筋《ふくしゃきん》
・腹直筋《ふくちょくきん》

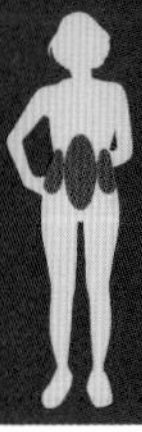

≫ リズミカルに大きくひねる

バイシクル（高回数）

1

仰向けになり、 両手を頭の後ろに添える。
上体を右側にひねりながら起こし左の肩甲骨を床から離す。
同時に右膝を曲げ、左肘に向かって引き寄せる。

Point
両脚を床から離す。

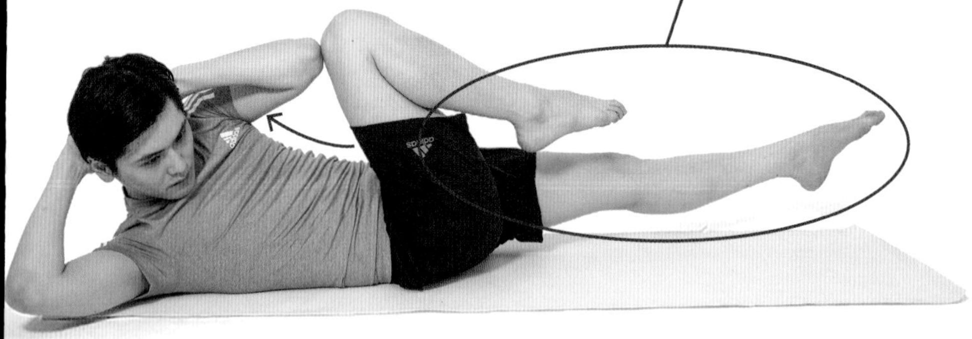

NG

脚が上がりすぎ

脚を上げすぎると強度が下がってしまう。

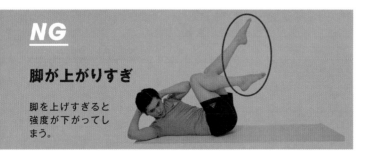

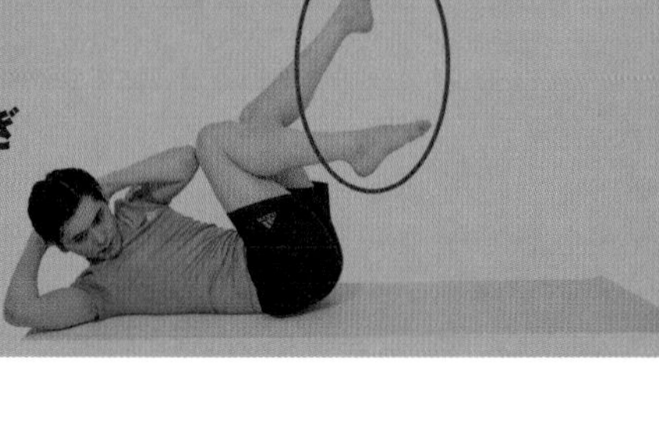

▶動画でチェック

Fukkin / バイシクル（高回数）

2

上体を左側にひねりながら、右の肩甲骨を床から離し、
同時に左膝を曲げて右肘に向かって引き寄せる。
①②をリズミカルに繰り返す。

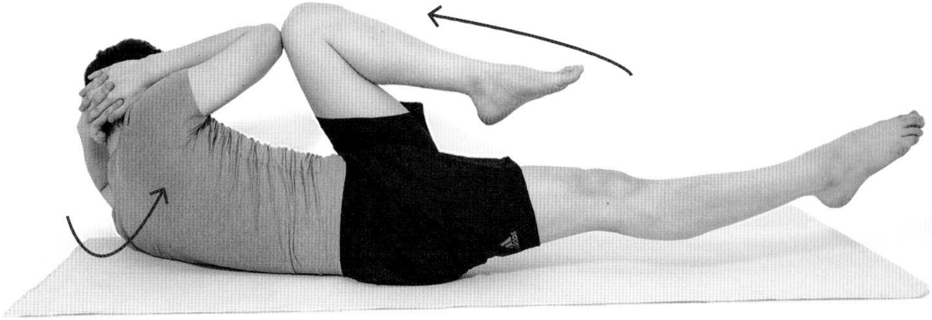

NG

上体を起こさない

上体を起こさないと脚だけの運動になってしまう。

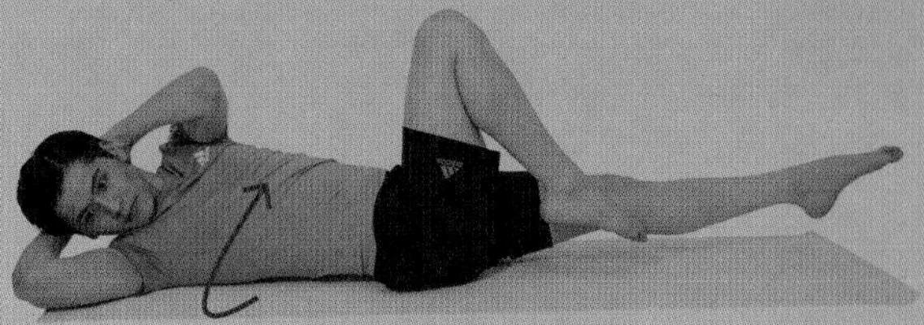

Level 3 ★★★

Rule

30回 × 3~5セット

Target

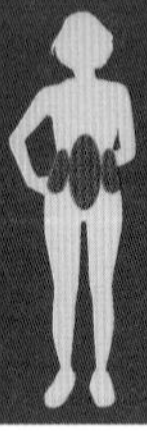

・腹斜筋《ふくしゃきん》

・腹直筋《ふくちょくきん》

≫ 上半身をリズミカルにひねる

ニーアップツイスト（高回数）

1

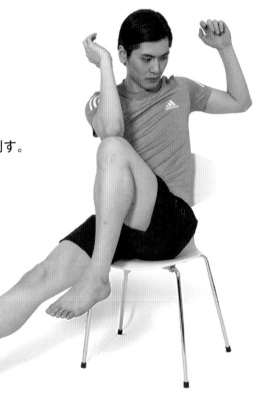

椅子を用意する。
椅子に浅く座り、上体を後ろに倒す。
両足は腰幅に開いて、
両膝を伸ばして足を床から離す。
上体をひねって左に向けながら、
左膝を曲げて
右肘に向かって引き寄せる。

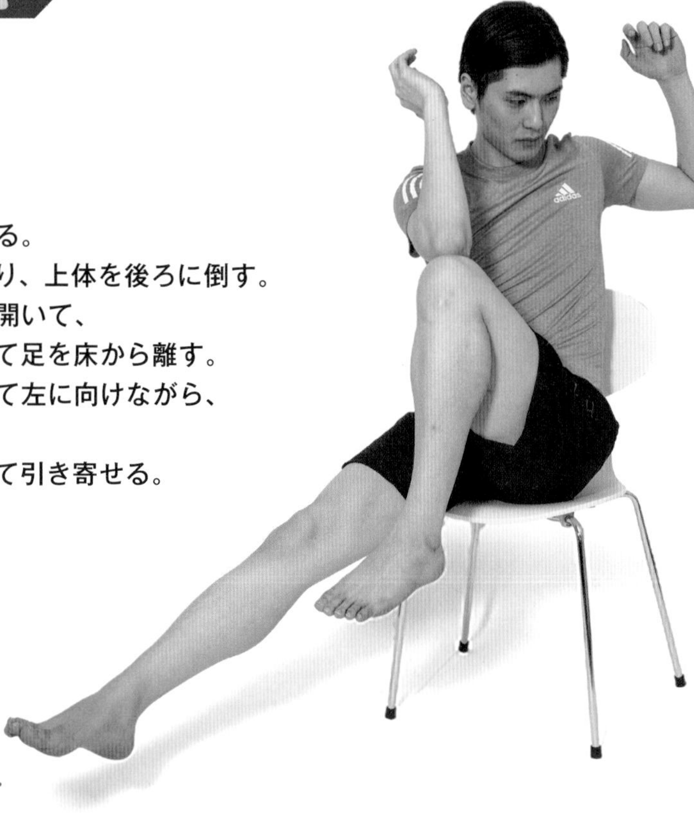

NG

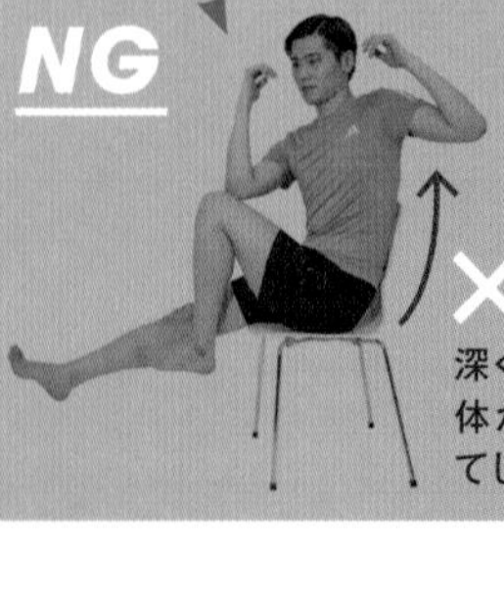

×

深く座ると、上体が起きすぎてしまう。

○

椅子に浅く座ると、体を斜めにしやすくなる。

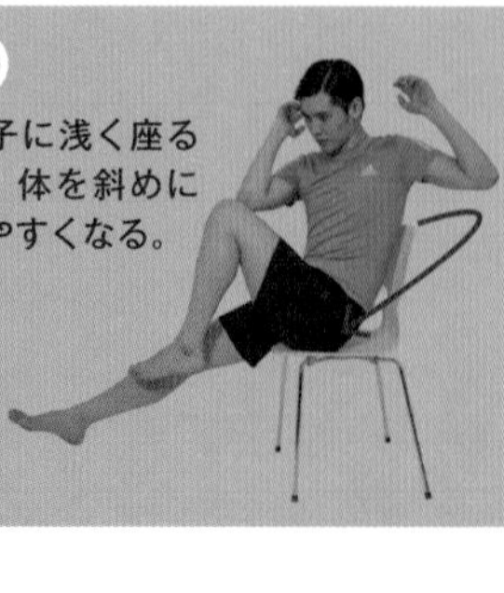

▶動画でチェック

Fukkin ／ ニーアップツイスト（高回数）

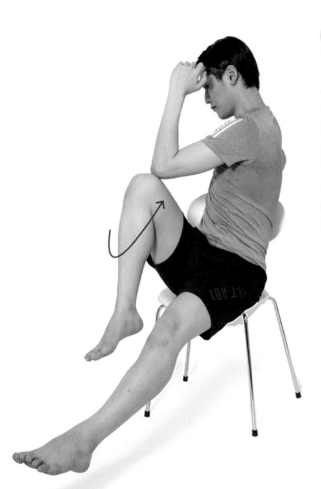

2

上体をひねって
右に向けながら
右膝を曲げ、
左肘に向かって
引き寄せる。
同時に左膝を伸ばす。
①②をリズミカルに
繰り返す。

Arrange

負荷↓

強度が高いと感じたら、膝を伸ばさずに足を床につけて行ってもよい。

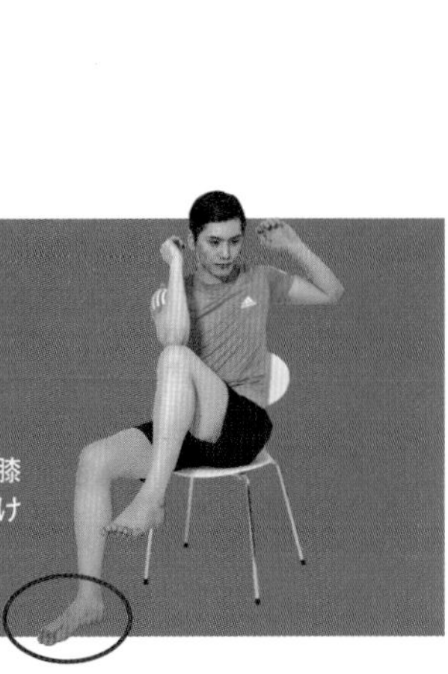

Level 1 ★★★

Rule
20秒 × 3~5セット

Target
・腹直筋《ふくちょくきん》

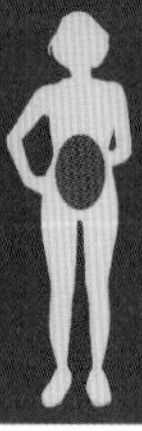

頭から膝まで一直線をキープ

プランク

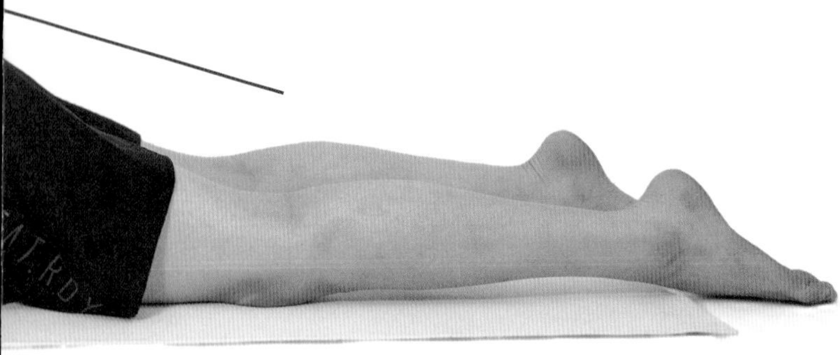

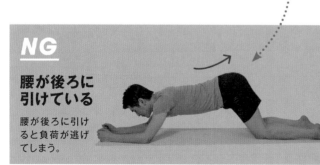

NG

腰が後ろに引けている

腰が後ろに引けると負荷が逃げてしまう。

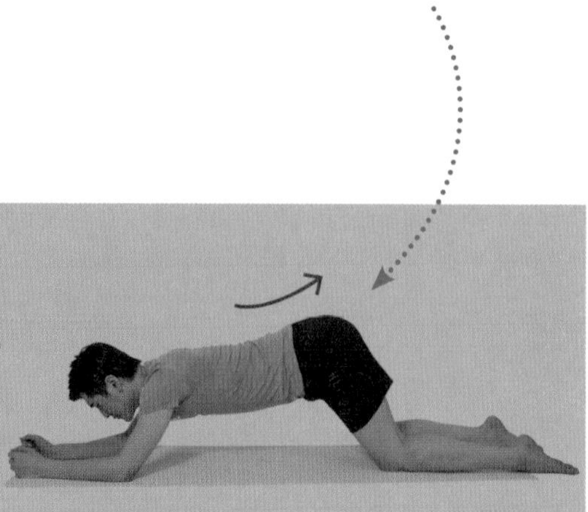

▶動画でチェック

Fukkin / プランク

1

床にうつ伏せになる。前腕を床について体を床から離す。頭から膝までが一直線になるイメージで腰を持ち上げて、キープする。

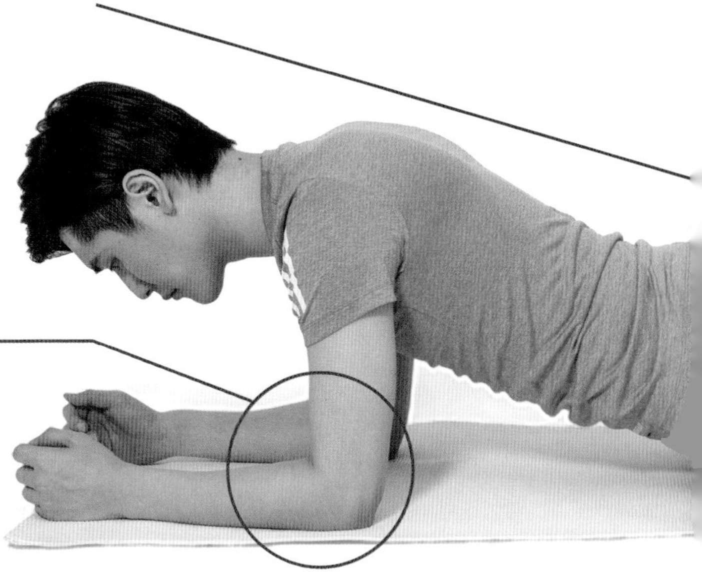

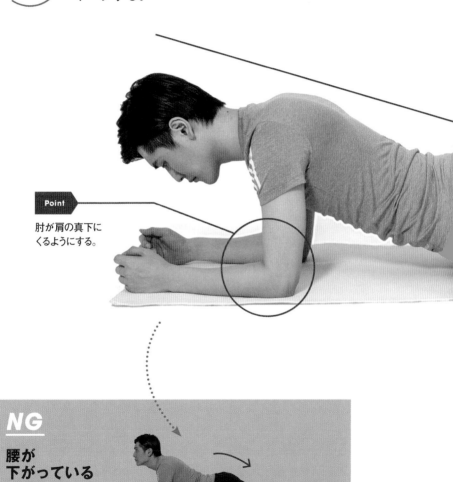

Point

肘が肩の真下にくるようにする。

NG

腰が下がっている

腰が下がると負荷が逃げてしまう。

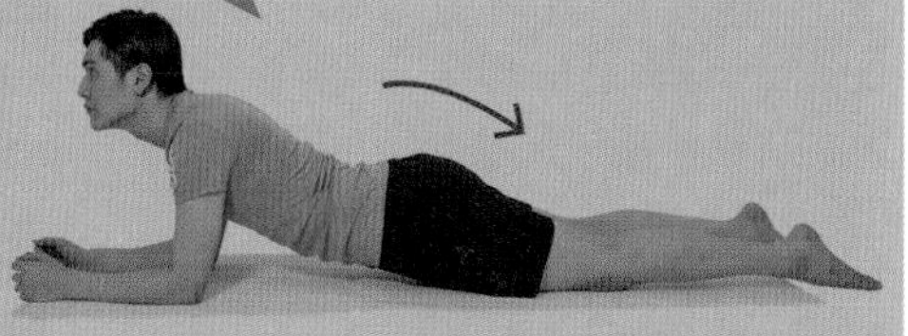

Level 2 ★★★

Rule
20回 ×3~5セット

Target
・腹直筋《ふくちょくきん》

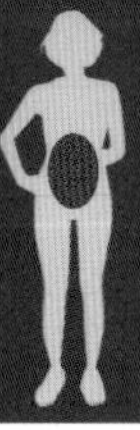

両膝を立てて、腹部の曲げ伸ばし

バキューム(膝つき)

1

床にうつ伏せになる。
前腕を床について体を床から離す。
両膝は 90 度程度曲げる。

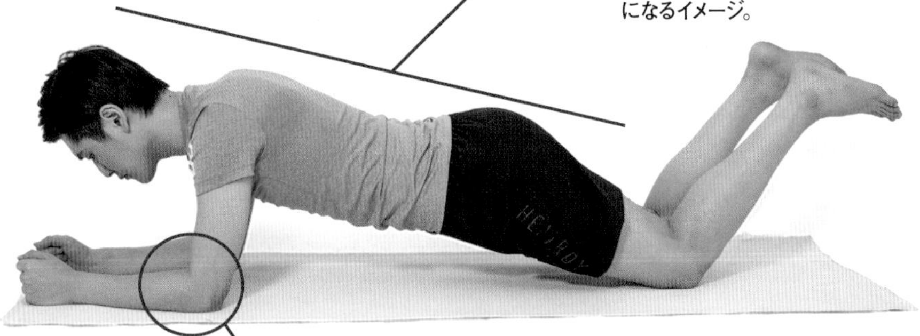

Point
頭から膝までが一直線になるイメージ。

Point
肘が肩の真下にくるように。

NG

腰が下がっている

腰が下がると負荷が逃げてしまう。

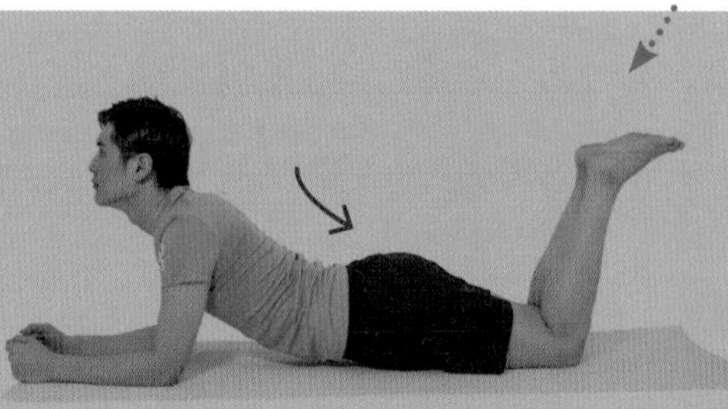

▶動画でチェック

Fukkin ／ バキューム（膝つき）

2

おへそを見るように背中を丸めながら、
おへそを天井方向に引き上げる。
ゆっくり元に戻る
①②を繰り返す。

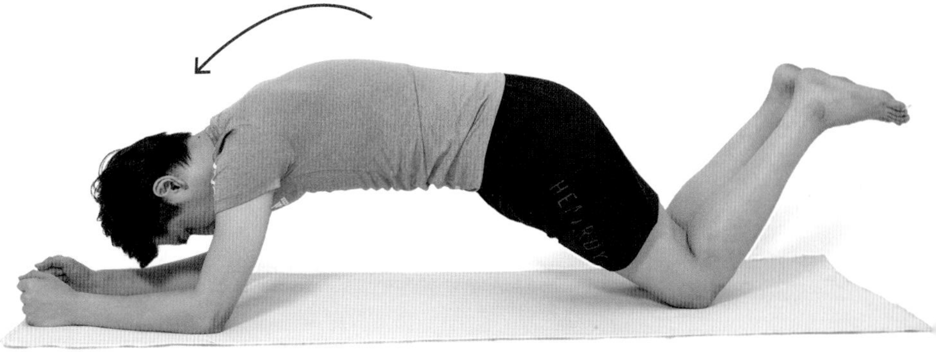

NG

腰が後ろに引けている

腰が後ろに引けると負荷が逃げてしまう。

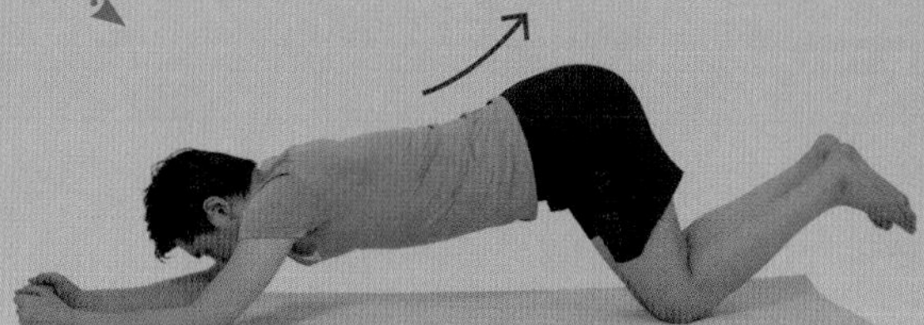

Level 3 ★★★

Rule
20回 ×3~5セット

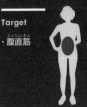

Target
・腹直筋《ふくちょくきん》

∨ ナイフを折りたたむようにV字をつくる

ジャックナイフ

1 床にうつ伏せになる。
両手は肩幅に開き、両腕を伸ばして体を床から離す。

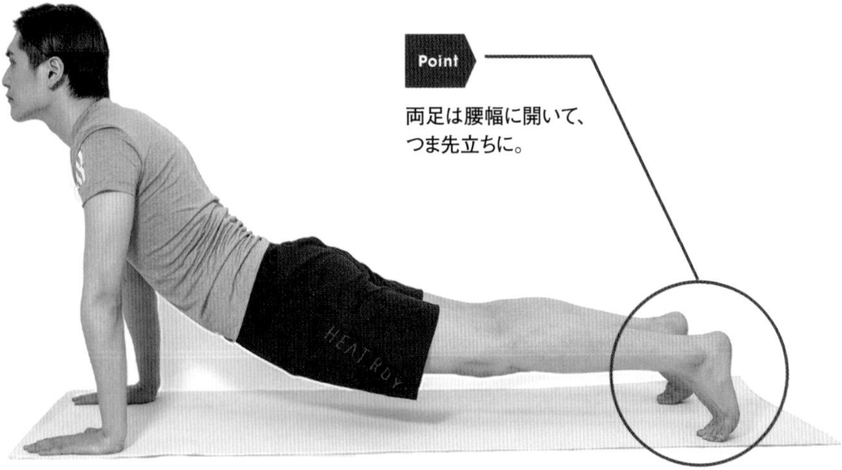

Point
両足は腰幅に開いて、
つま先立ちに。

Arrange

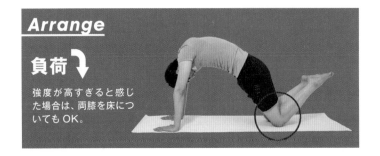

負荷 ↓

強度が高すぎると感じた場合は、両膝を床についてもOK。

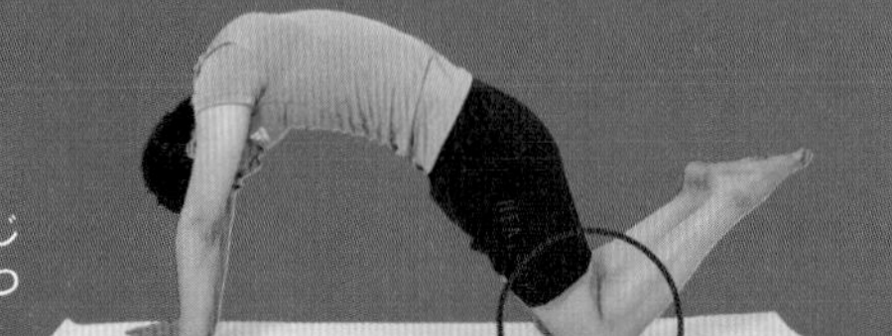

▶動画でチェック

Fukkin ／ ジャックナイフ

2

おへそを見るように背中を丸めながら、
おへそを天井方向に引き上げる。
ゆっくり元に戻る。
①②を繰り返す。

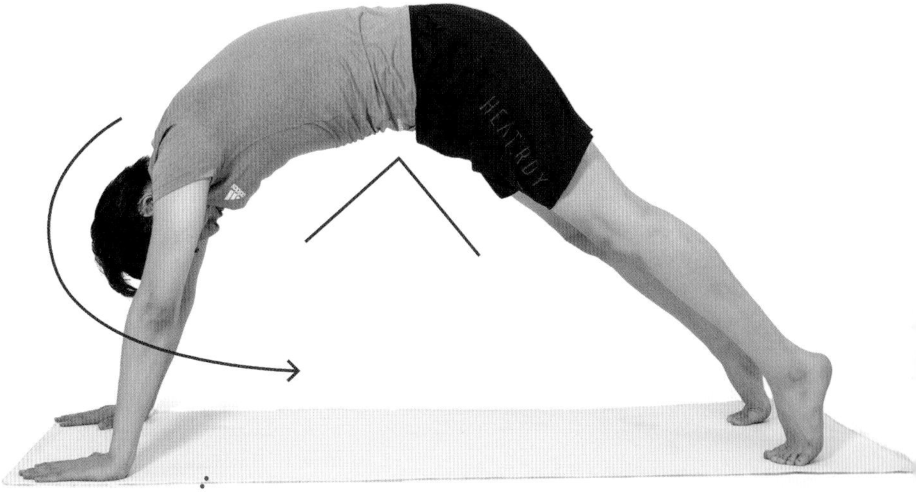

NG

腰が後ろに引けている

腰が後ろに引けると負荷が逃げてしまう。腰ではなくおへそを天井に近づけるイメージで。

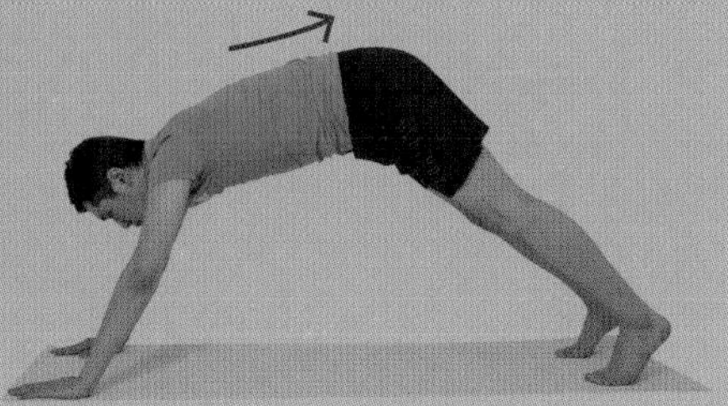

Level 3 ★★★

Rule
各20回 × 3~5セット

Target
・腹斜筋《ふくしゃきん》

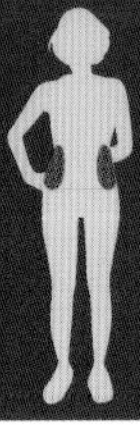

サイドバキューム

1 床にうつ伏せになる。両手は肩幅に開き、
両腕を伸ばして体を床から離す。
体を右側に向けながら、右手は右肩の真下に移動する。

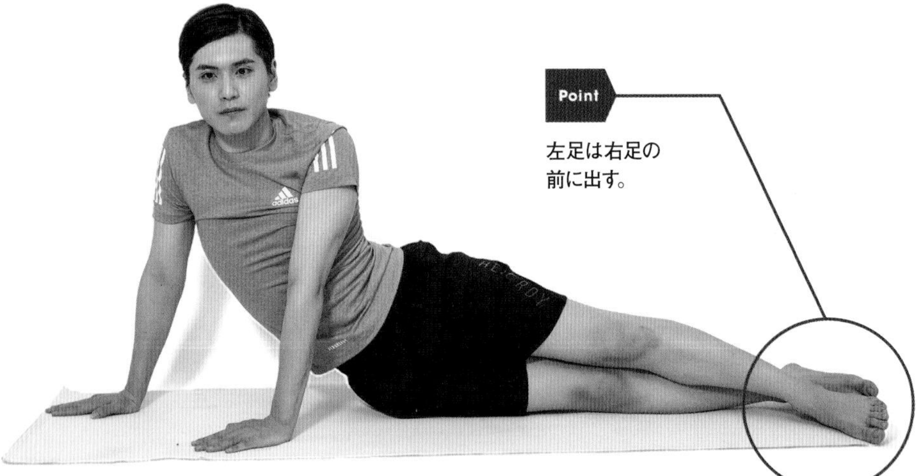

Point
左足は右足の
前に出す。

Arrange

負荷⤴

体を引き上げたときに、体が向いている側の手を床から離すと強度が上がる。

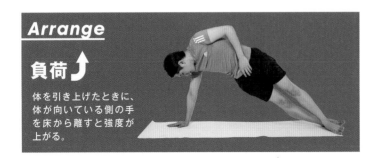

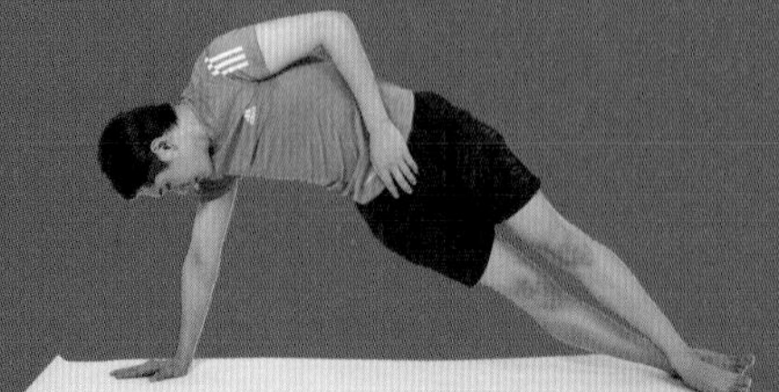

▶動画でチェック

2

下半身の向きはキープしたまま、
おへそを天井方向に引き上げる。
ゆっくり元に戻る。
①②を繰り返す。

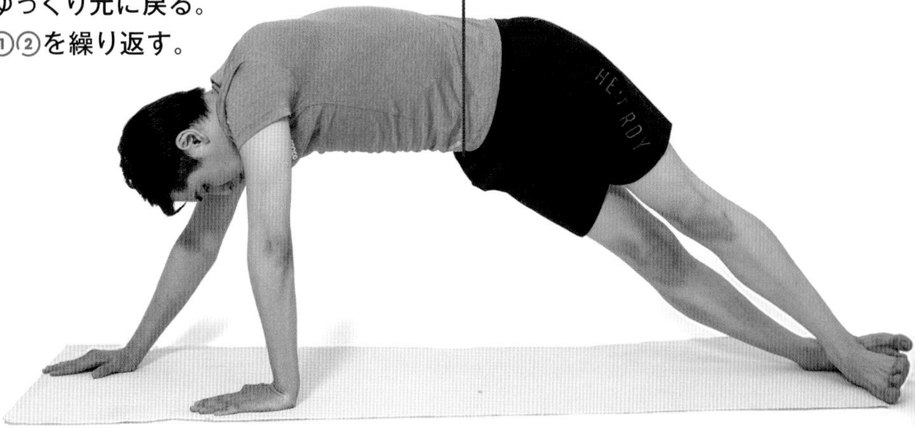

3

反対側も同様に行う。

NG

**おなか、膝を
下に向けない**

腹部、膝が真下を向いてしまうと腹直筋に効いてしまう。ターゲットは腹斜筋。下半身の向きをキープしたまま行おう。

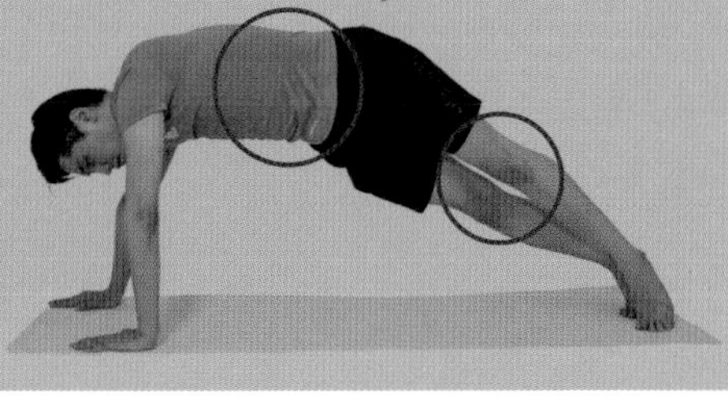

Level 2 ★★★

Rule
各20回×3~5セット

Target
・腹斜筋《ふくしゃきん》

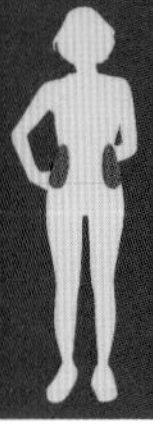

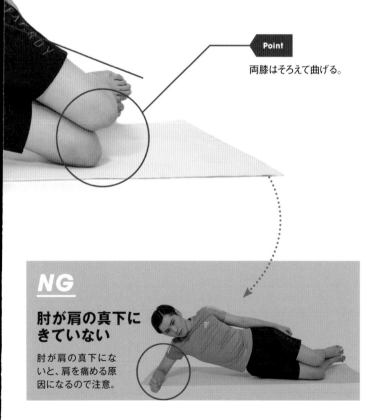

≫ 頭から膝まで一直線に。わき腹に効かせる

サイドプランク

1

床に横になる。前腕を床について体を起こす。
頭から膝までが一直線になるイメージで
腰を引き上げてキープする。

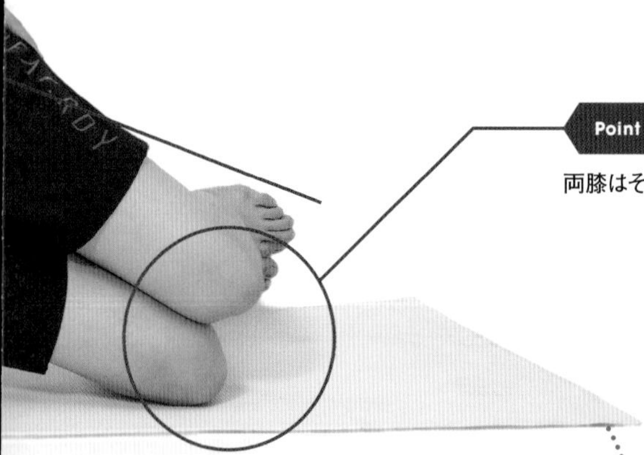

Point
両膝はそろえて曲げる。

NG

肘が肩の真下にきていない

肘が肩の真下にないと、肩を痛める原因になるので注意。

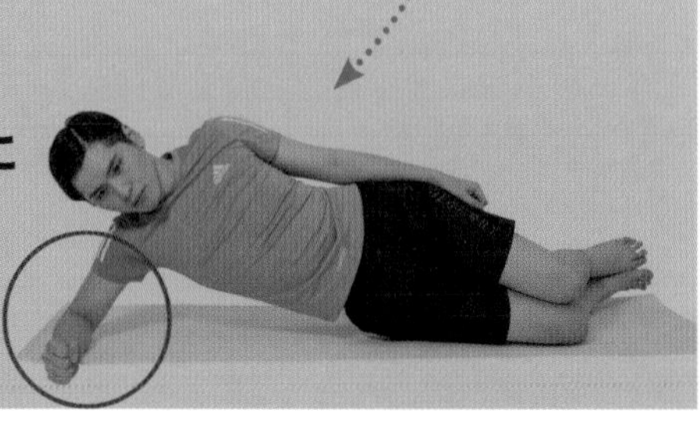

▶動画でチェック

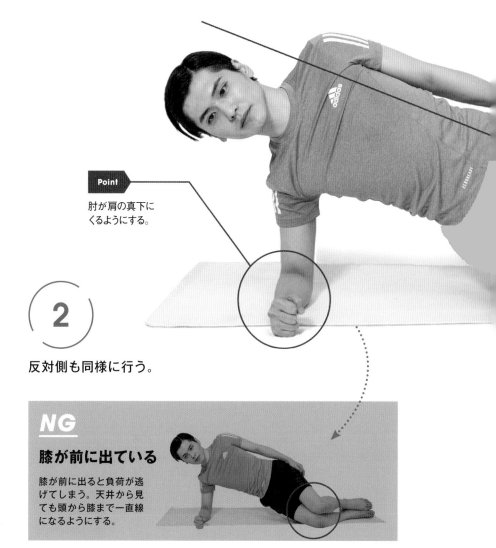

Fukkin / サイドプランク

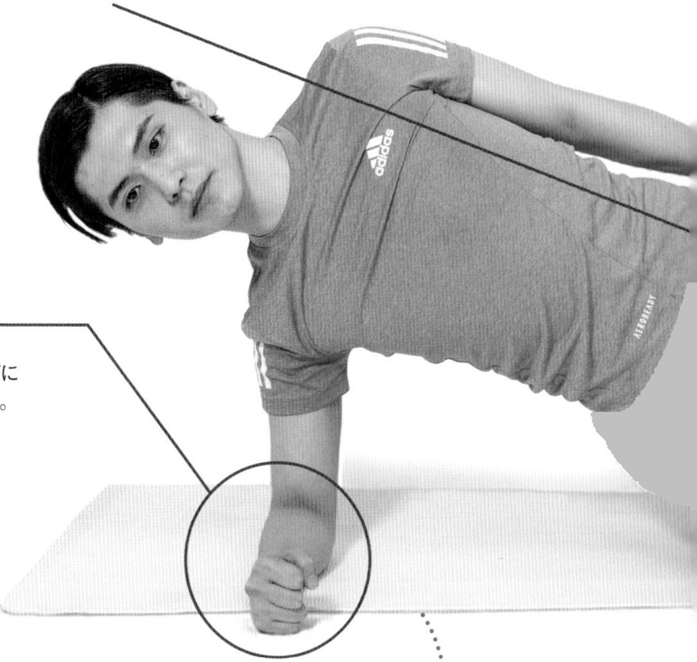

Point

肘が肩の真下にくるようにする。

2

反対側も同様に行う。

NG

膝が前に出ている

膝が前に出ると負荷が逃げてしまう。天井から見ても頭から膝まで一直線になるようにする。

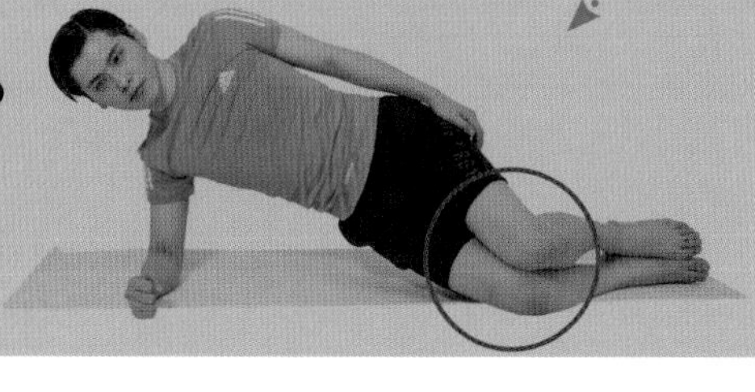

Level 1 ★★★

Rule
各3秒×3~5セット

Target
・腹斜筋《ふくしゃきん》

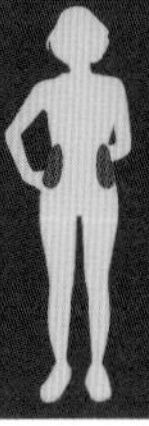

≫ 腕を伸ばしてバランスをとる

サイドアップバランス

1 床に横になる。
右の前腕を床について体を起こす。

Point
左手は
おなかの前に。

Point
右膝は90度程度
曲げて、腰の前に。

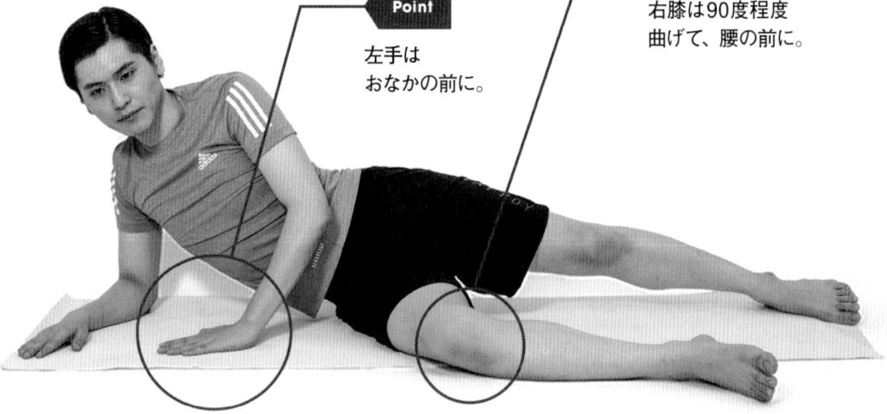

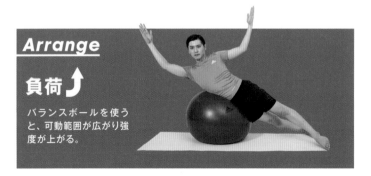

Arrange

負荷⤴

バランスボールを使うと、可動範囲が広がり強度が上がる。

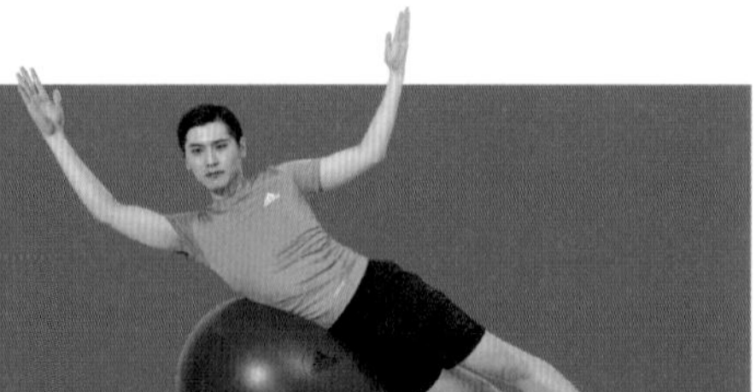

▶動画でチェック

Fukkin / サイドアップバランス

2

左手で床を押して体を持ち上げ、
右手と左足を床から離す。
右腕は真横に伸ばして、床と平行にしてキープする。

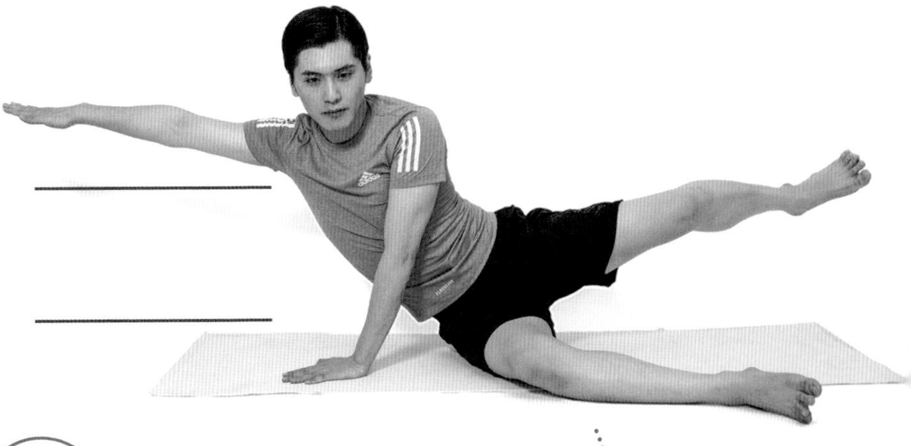

3

反対側も同様に行う。

NG

骨盤が後ろに倒れる

手が体の前にくると骨盤が後ろに倒れてしまい、腹斜筋ではなく腹直筋がメインの動きになってしまう。

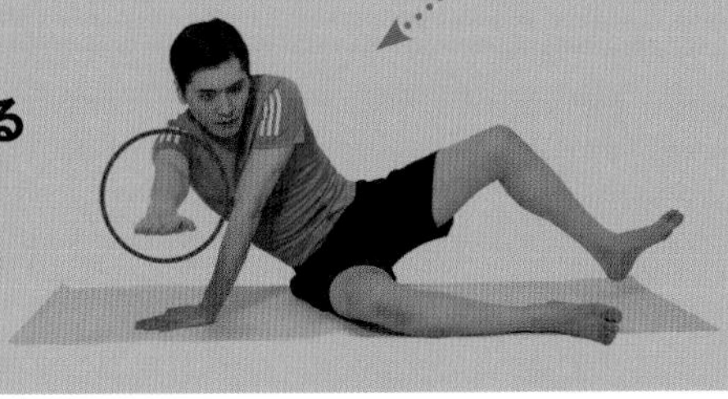

column

motivation 2

「三日坊主」でもいいです

「三日坊主を卒業したいのですが、どうしたらいいですか？」

これはフィジカルトレーナーの仕事をしていて、一般の方々からよく相談されることの一つです。多くの人が、何かを始めて2、3日でやめてしまった経験があるのでしょう。

これまで運動をしていなかった人が、運動を始めるということは、新しい習慣を生活の中に取り入れるということです。年齢を重ねているほど、生活習慣は固定されているものです。朝の過ごし方、仕事を終えて家に帰ってからの過ごし方、そして週末の過ごし方。少々のイレギュラーはあったとしても、皆さんも大まかな枠は決まっているのではないでしょうか。

固定化しつつある生活の中に、トレーニングの時間を新しく設けるというのは、なかなか大変です。トレーニングは少なからず体にストレスをかける行為でもあるので、サボるのは仕方がないことなのです。

そう、三日坊主は仕方がないと割りきることが大切です。むしろトレーニングを始めたこと、三日続けられた自分を褒めてあげましょう。

三日坊主になる、もう一度トライする、また三日坊主になる、再挑戦する。この繰り返しでかまいません。罪悪感を持つ必要はありません。たとえ三日坊主でも繰り返していれば、かなりの運動量を確保できますし、続けていればいつか習慣になる日が来ます。

三日坊主の経験がたくさんあるということは、何度もチャレンジした経験があるということ。そのチャレンジ精神に自信を持って、トレーニングに挑んでください。

PART 4

プッシュアップ
【上半身を鍛える】

プッシュアップ

パフォーマンスだけでなく、見た目の変化がわかりやすい

上半身を鍛える自体重トレーニングの王道であるプッシュアップ。胸、腕、肩を中心に鍛えるため、継続的にトレーニングをしていると、パフォーマンスだけでなく、見た目の変化がわかりやすいのも嬉しいポイントです。

主なターゲット

プッシュアップのターゲットとなるのは、
胸まわり、肩、腕が中心になります。

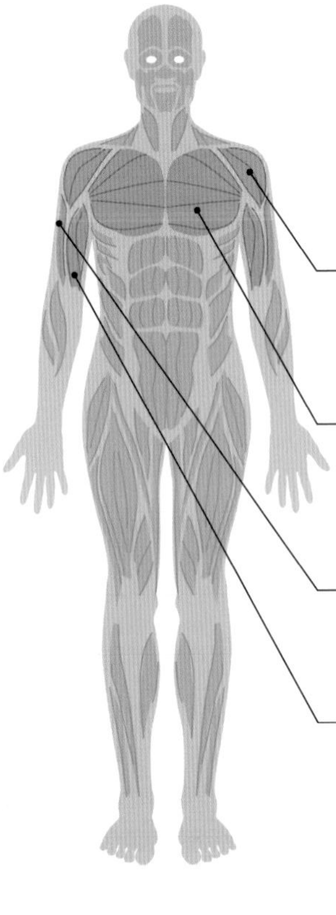

三角筋《さんかくきん》

腕を動かすときに働く。

大胸筋《だいきょうきん》

腕を前に持ってくる動作や、
上から下に下ろす動作に関係する。

上腕三頭筋《じょうわんさんとうきん》

肘を伸ばす動作の際に働く。

上腕二頭筋《じょうわんにとうきん》

力こぶをつくる、
肘を曲げる動作に関係する。

Point

トレーニングのポイント

プッシュアップは膝立ちで行ってもそれなりに強度が高く、苦手な女性が多いのですが、本書では誰もが無理なくできるよう、壁を使ったウォールプッシュアップをスタートラインとしています。そこから徐々に手をつく位置が床に近づき、最終的には足のほうが手よりも高い位置にくる高強度のものまで紹介しています。後半のメニューは、普段からトレーニングに励んでいる方でも、十分に筋肉量を増やすことができ、満足できるはずです。
男性の場合はつい強度が高いものを選びがちですが、正しいフォームで行えなければ効果は下がってしまうので、自分に適したものを選びましょう。

頭からかかと、頭から膝までのラインを一直線にキープ

プッシュアップの注意点は、腰が落ちたり、お尻を引きすぎたりしないこと。基本的には、頭からかかと、**頭から膝までのラインを一直線に保ちます。**一直線のラインが保てず、体がくの字になってしまう場合は、強度が合っていない可能性が高いので、少し前の強度の低い種目に戻り、正しいフォームで行ってください。

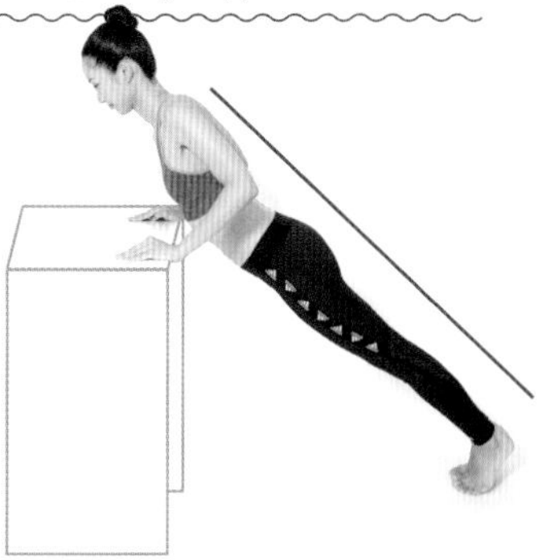

手は肩の真下に置く

特別な指示がない場合、**手をつく位置は肩の真下になります。**手をつく位置が前すぎると、ターゲットとしている筋肉にうまく効かせられないだけでなく、肩を痛めてしまう可能性があるので注意してください。

○

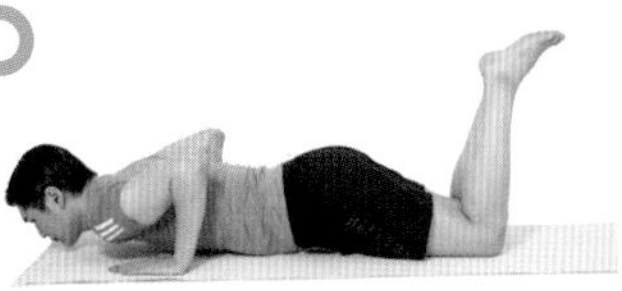

×

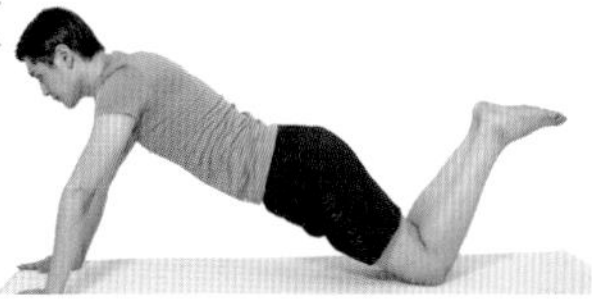

Level 1 ★★★

Rule

20回 × 3~5セット

Target

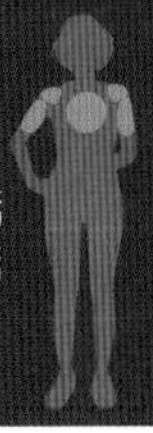

- 大胸筋《だいきょうきん》
- 上腕三頭筋《じょうわんさんとうきん》
- 上腕二頭筋《じょうわんにとうきん》
- 三角筋《さんかくきん》

壁に頼るプッシュアップ

ウォールプッシュアップ

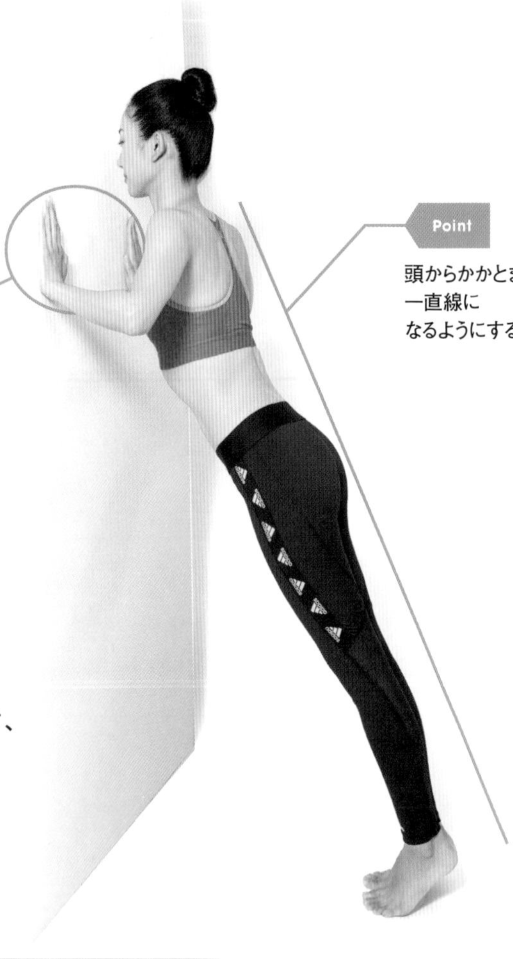

Point

手は胸の高さに。

Point

頭からかかとまでが
一直線に
なるようにする。

1

壁から1歩分離れて、
両足を腰幅に開いて立つ。
両手を肩幅に開いて壁につけ、
肘を曲げて体を前傾させる。

Arrange

負荷↑

足の位置を遠くにすることで強度が上げられる。壁に近づけば強度が下がる。

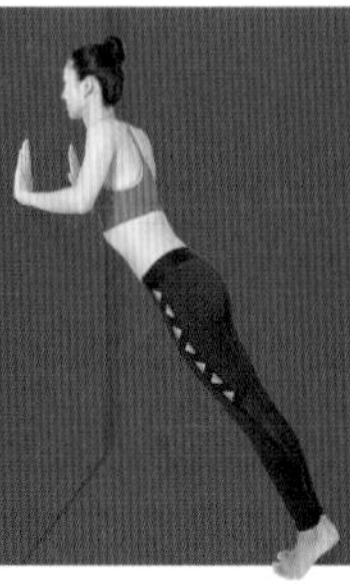

動画でチェック

Push Up / ウォールプッシュアップ

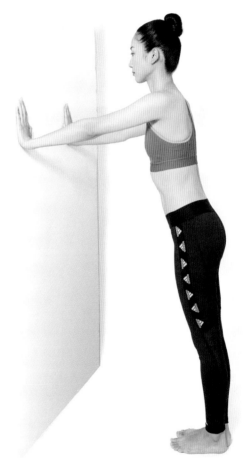

2

背すじは伸ばしたまま、
腕を伸ばして
体を壁から離す。
ゆっくり元に戻る。
①②を繰り返す。

NG

お尻が突き出ている

お尻が突き出していると負荷が逃げてしまう。頭からかかとまでを一直線にしよう。

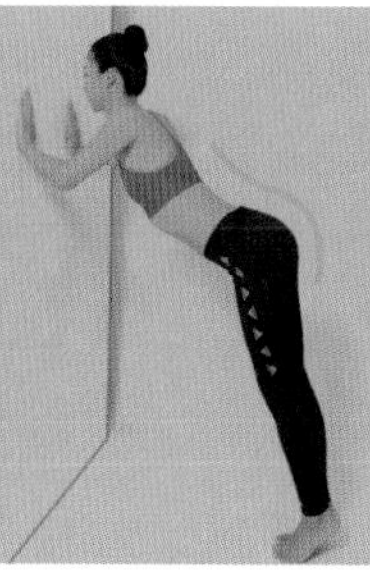

Level 1 ★★★

Rule

20回 ×3~5セット

Target

・大胸筋《だいきょうきん》
・上腕三頭筋《じょうわんさんとうきん》
・上腕《じょうわん》二《に》頭筋《とうきん》
・三角筋《さんかくきん》

≫ 片手ずつ交互に、反動を使って

オルタネイトウォール プッシュアップ

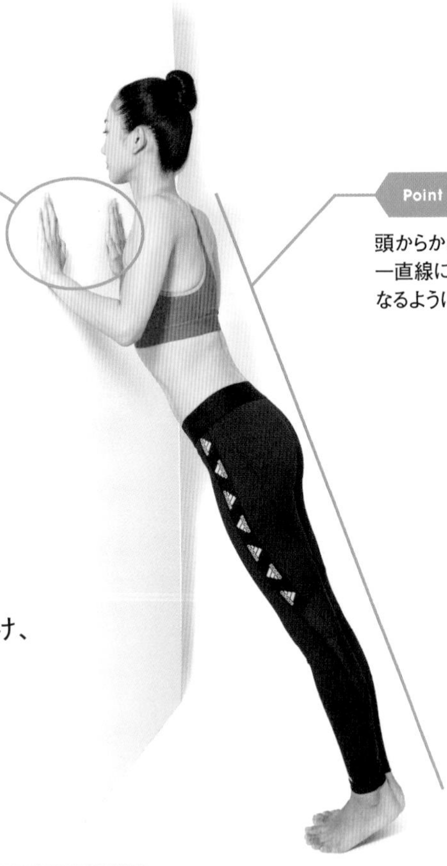

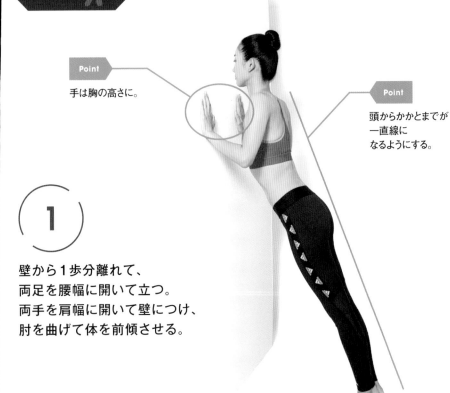

Point
手は胸の高さに。

Point
頭からかかとまでが
一直線に
なるようにする。

1

壁から1歩分離れて、
両足を腰幅に開いて立つ。
両手を肩幅に開いて壁につけ、
肘を曲げて体を前傾させる。

!!

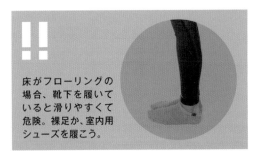

床がフローリングの
場合、靴下を履いて
いると滑りやすくて
危険。裸足か、室内用
シューズを履こう。

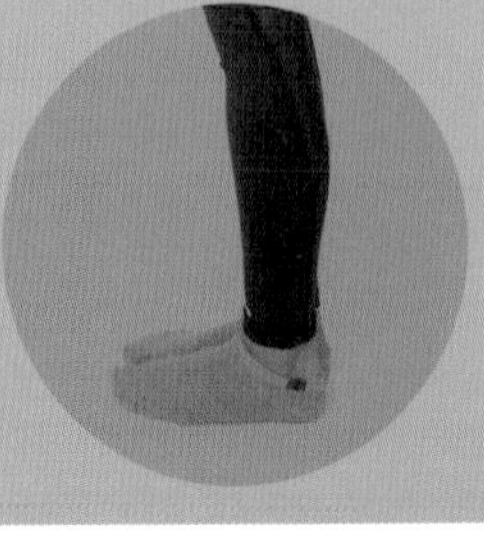

動画でチェック

Push Up / オルタネイトウォールプッシュアップ

2

背すじは伸ばしたまま、
腕を伸ばして体を壁から離す。
同時に片方の手を壁から離し、
頭上に上げる。元に戻り、
今度は腕を伸ばした後に、
反対側の手を壁から
離して上げる。

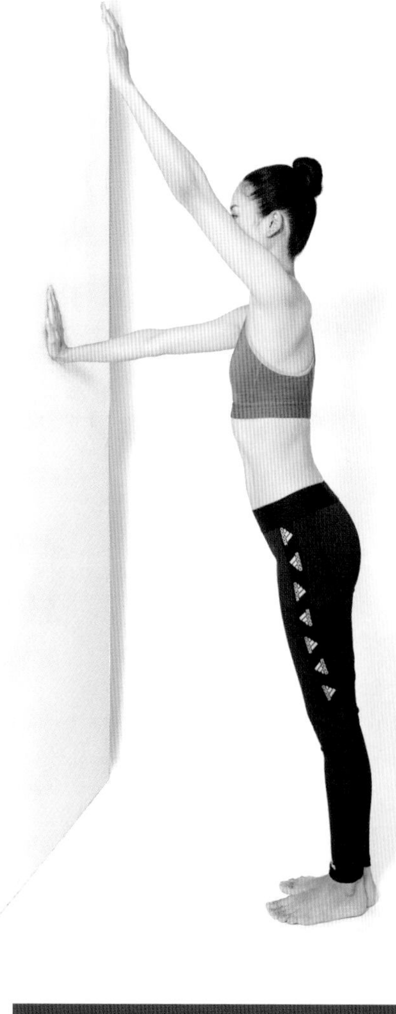

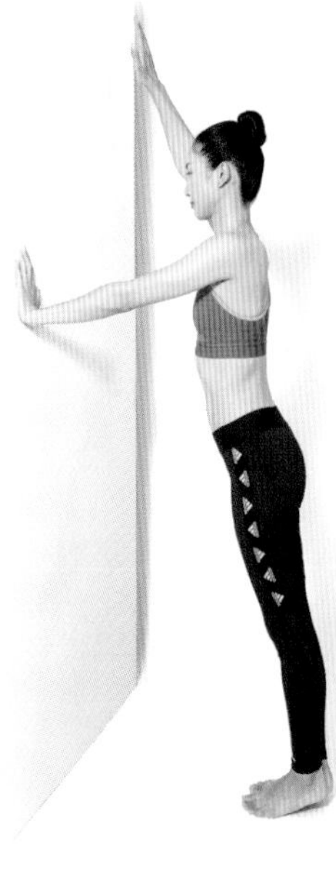

3

反動を使って
左右繰り返す。

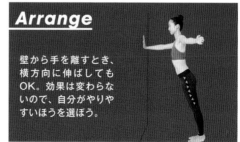

Arrange

壁から手を離すとき、
横方向に伸ばしても
OK。効果は変わらな
いので、自分がやりや
すいほうを選ぼう。

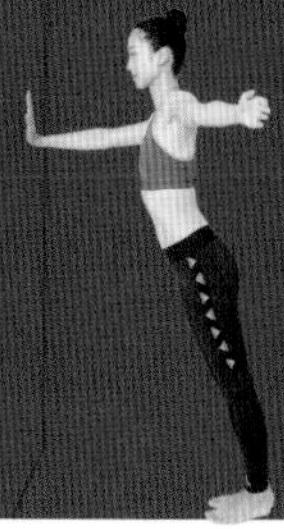

Level 1 ★★★

Rule
20回 ×3~5セット

Target
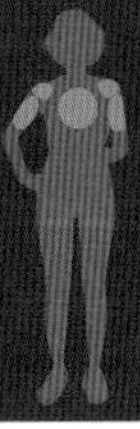
・大胸筋《だいきょうきん》
・上腕三頭筋《じょうわんさんとうきん》
・上腕二頭筋《じょうわんにとうきん》
・三角筋《さんかくきん》

四つん這いできれいな四角形をつくる

四角形プッシュアップ

1 四つん這いになり、両手は肩幅、両足は腰幅に開く。
肘を曲げて頭を床に近づける。

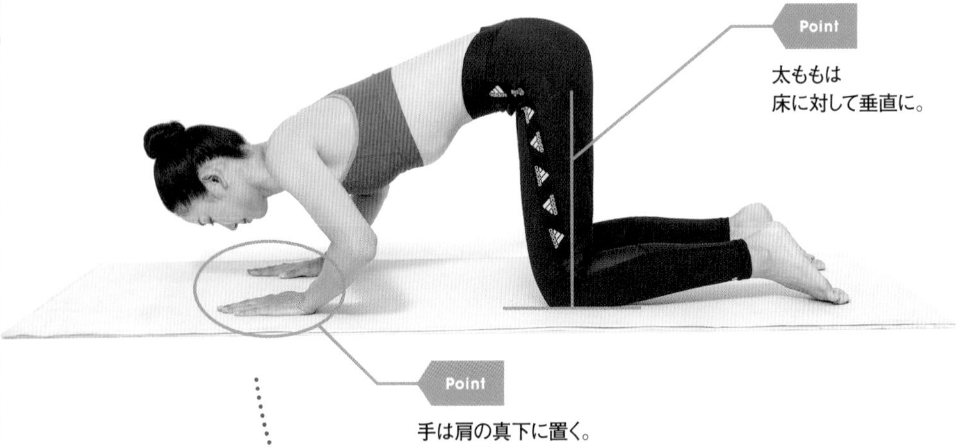
Point
太ももは
床に対して垂直に。
Point
手は肩の真下に置く。

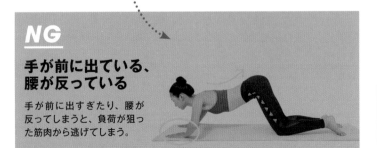

NG

手が前に出ている、腰が反っている

手が前に出すぎたり、腰が反ってしまうと、負荷が狙った筋肉から逃げてしまう。

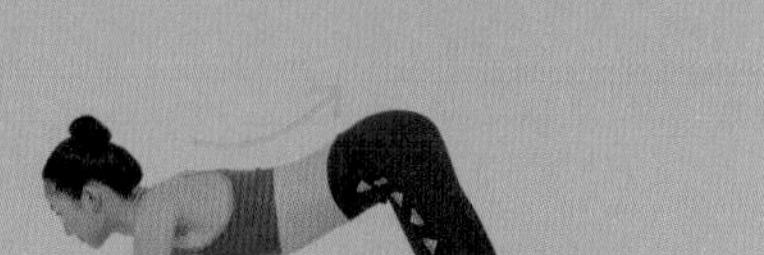

動画でチェック

Push Up ／ 四角形プッシュアップ

2

手で床を押して腕を伸ばす。腕、上体、太もも、
床の４つの辺で、四角形をつくる。
ゆっくり元に戻る。①②を繰り返す。

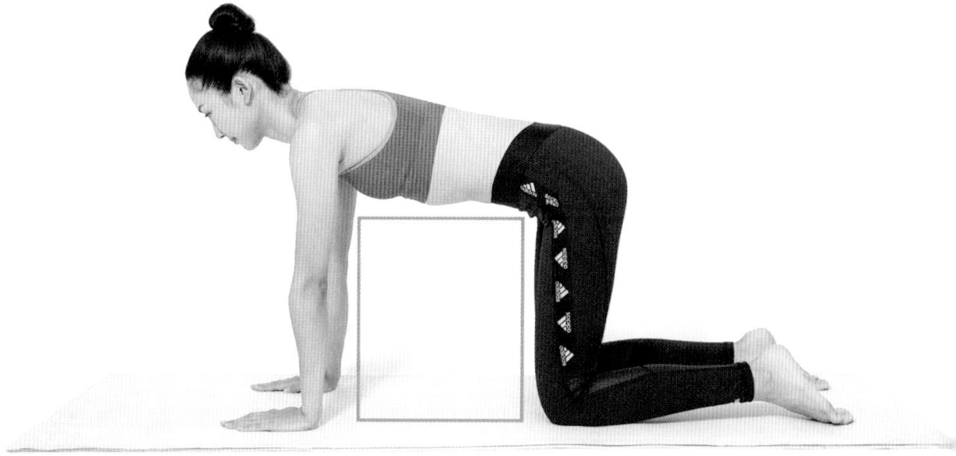

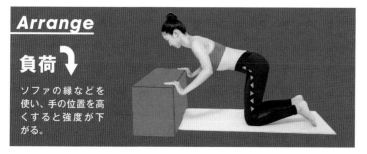

Arrange

負荷↓

ソファの縁などを使い、手の位置を高くすると強度が下がる。

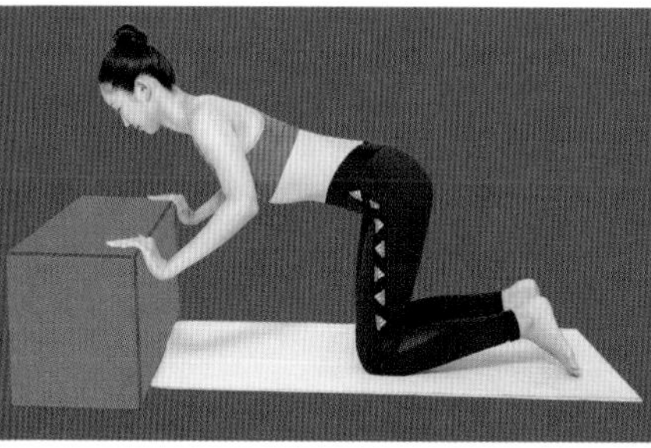

Level 1 ★★★

Rule

20回 ×3~5セット

Target

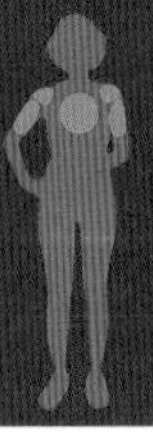

・大胸筋《だいきょうきん》
・上腕三頭筋《じょうわんさんとうきん》
・上腕二頭筋《じょうわんにとうきん》
・三角筋《さんかくきん》

キッチンプッシュアップ

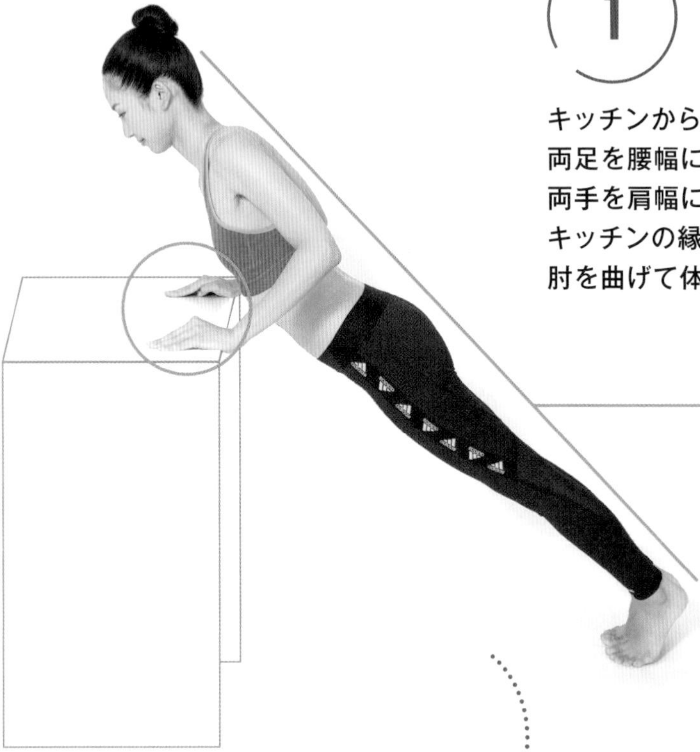

1

キッチンから1歩分離れて、
両足を腰幅に開いて立つ。
両手を肩幅に開いて
キッチンの縁に置く。
肘を曲げて体を前傾させる。

Point

頭からかかとまで
一直線に
なるようにする。

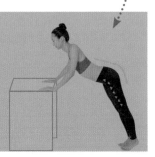

NG

お尻が突き出ている

お尻が突き出していると負荷が逃げてしまう。頭からかかとまでを一直線にする。

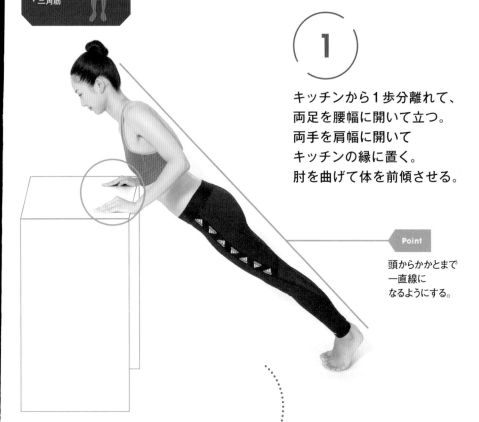

動画でチェック

Push Up / キッチンプッシュアップ

2

背すじは伸ばしたまま、
腕を伸ばして
体をキッチンから離す。
ゆっくり元に戻る。
①②を繰り返す。

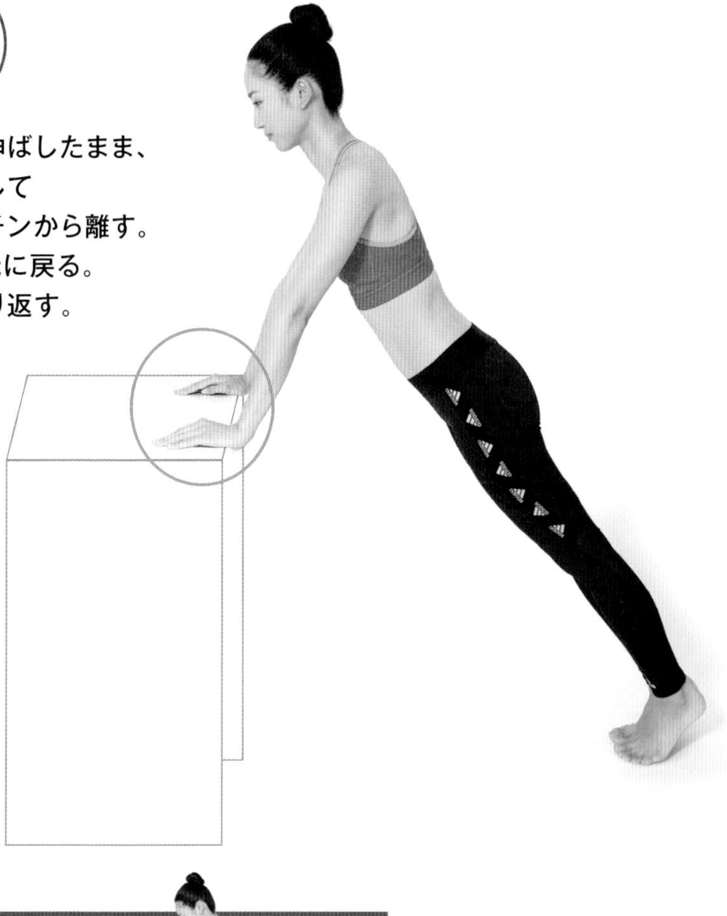

Arrange

負荷 ↓

足の位置を近くにすると強度を下げることができる。遠ざかれば強度が上がる。

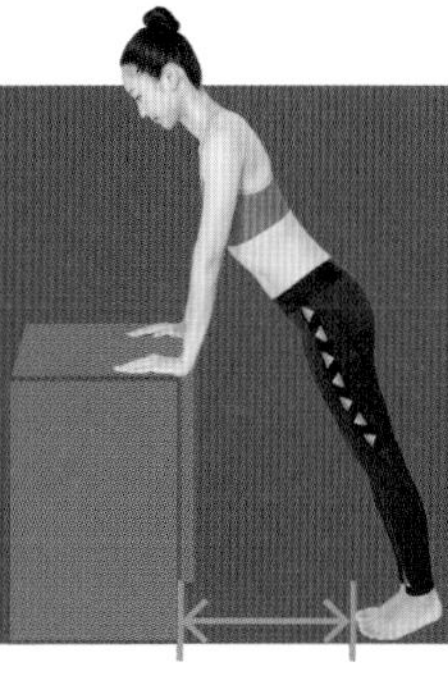

Level 2 ★★★

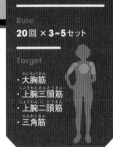

Rule

20回 × 3~5セット

Target

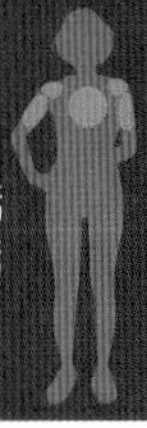

・大胸筋《だいきょうきん》
・上腕三頭筋《じょうわんさんとうきん》
・上腕二頭筋《じょうわんにとうきん》
・三角筋《さんかくきん》

膝を曲げてきれいな三角形をつくる

三角形プッシュアップ

1

床にうつ伏せになり、両手を肩幅に開いて手を床に置く。
両足は腰幅に開いて、膝は90度程度曲げる。
手で床を少し押し、体を床から離す。

Point

頭から膝までが
一直線になるように。

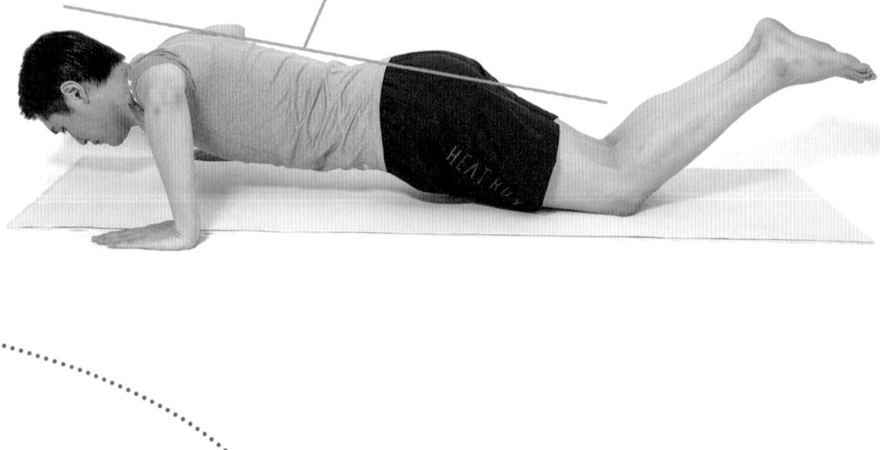

NG

手が前に出る
あごが上がる

手が前に出てあごが上がり、腰が反ると、負荷が逃げてしまう。頭から膝までが一直線になるように。

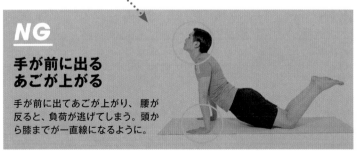

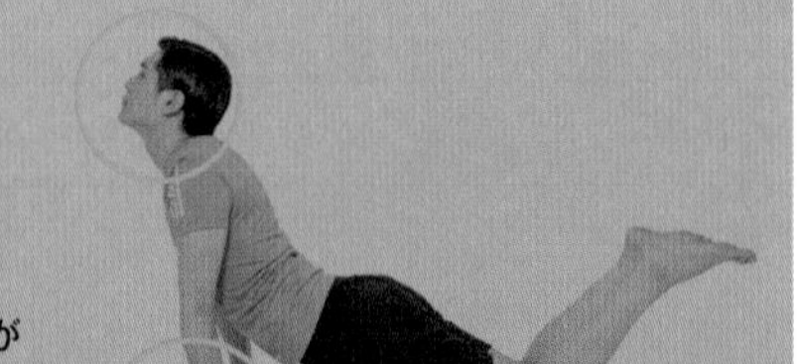

動画でチェック

Push Up ／ 三角形プッシュアップ

2 頭から膝までを一直線にキープしたまま、
腕を伸ばし、体を持ち上げる。
ゆっくり元に戻る。①②を繰り返す。

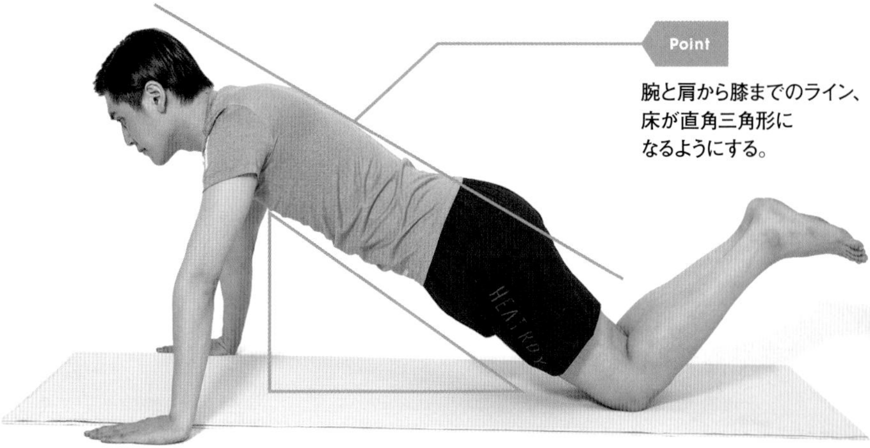

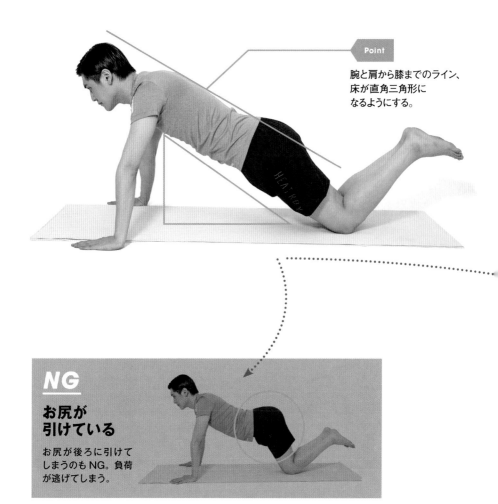

Point

腕と肩から膝までのライン、
床が直角三角形に
なるようにする。

NG

お尻が引けている

お尻が後ろに引けてしまうのもNG。負荷が逃げてしまう。

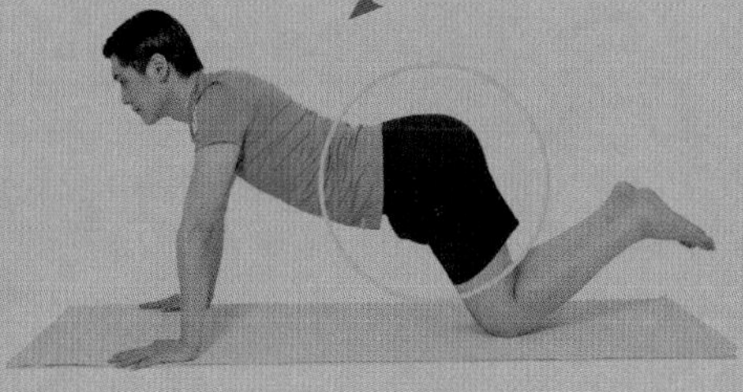

Level 2 ★★★

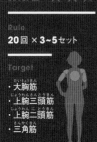

Rule
20回 × 3~5セット

Target
・大胸筋《だいきょうきん》
・上腕三頭筋《じょうわんさんとうきん》
・上腕二頭筋《じょうわんにとうきん》
・三角筋《さんかくきん》

≫ 椅子を使って手の位置を高くする

チェアプッシュアップ

1

椅子を用意する。
椅子の座面の浅い部分の両脇を
手で握る。肘は90度程度曲げる。
両足を椅子から離し、
体を前傾させる。

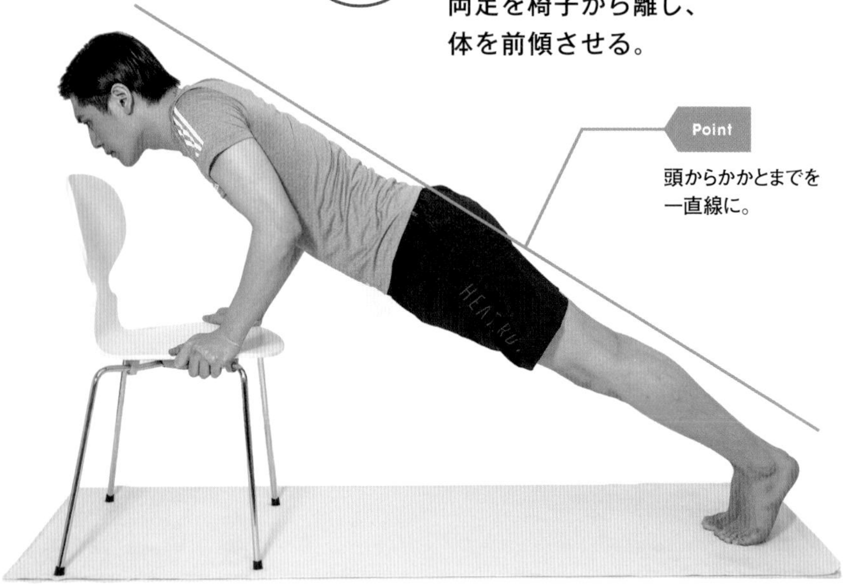

Point

頭からかかとまでを
一直線に。

!!

床が滑りやすい場合は、椅子を壁につけよう。

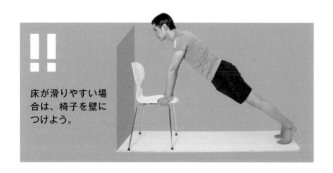

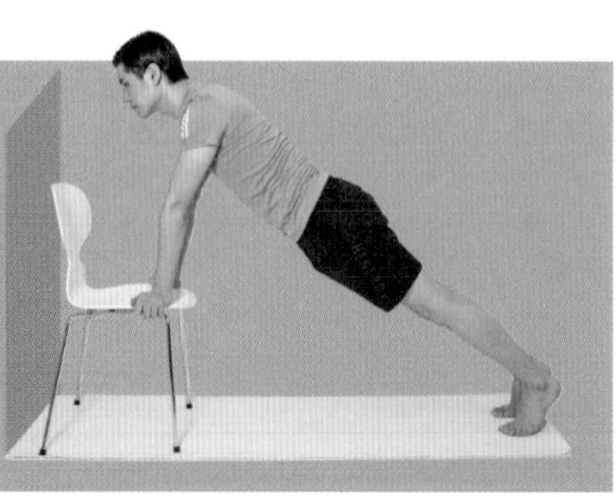

動画でチェック

Push Up／チェアプッシュアップ

2

頭からかかとまでを一直線に
キープしたまま、腕を伸ばして
体を持ち上げる。
ゆっくり元に戻る。①②を繰り返す。

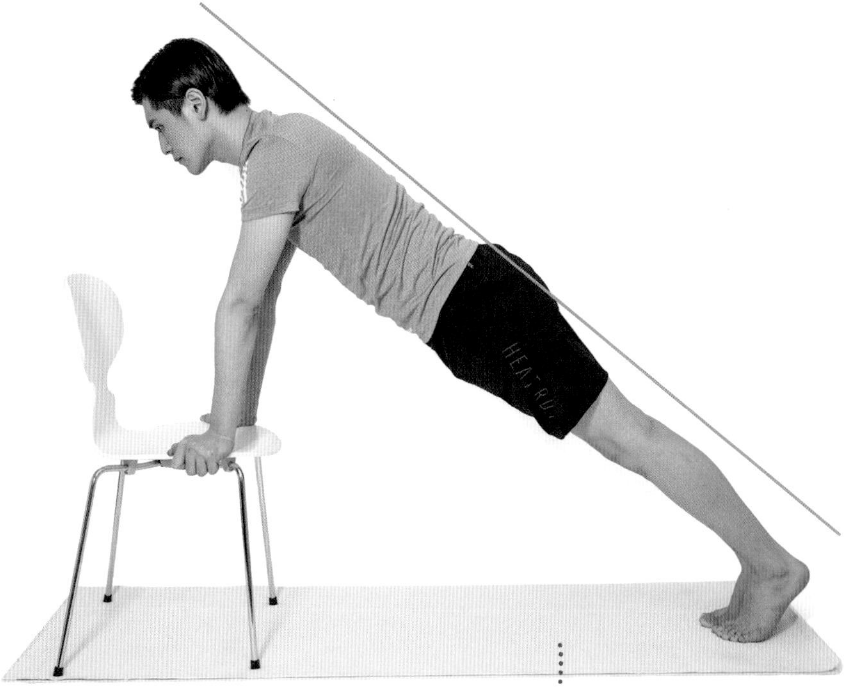

NG

お尻が突き出ている

お尻を突き出していると負荷が逃げてしまう。頭からかかとまでを一直線に。

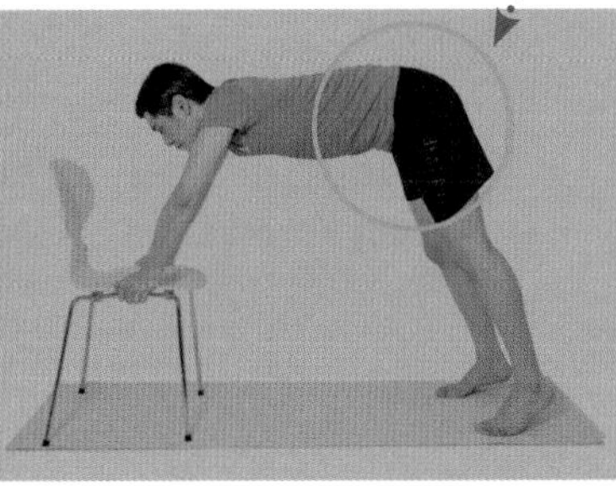

Level 2 ★★★

Rule
20回 ×3~5セット

Target
・大胸筋《だいきょうきん》
・上腕三頭筋《じょうわんさんとうきん》
・上腕二頭筋《じょうわんにとうきん》
・三角筋《さんかくきん》

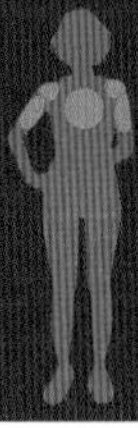

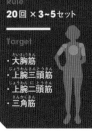

床を押すイメージで、胸を意識して

プッシュアップ

1 うつ伏せになり、
両手は肩幅より少し広く開いて胸の横に置く。
両脚はそろえてまっすぐ伸ばし、つま先立ちになる。
両手で床を押し、体を床から離す。

Point
頭からかかとまでは
一直線に。

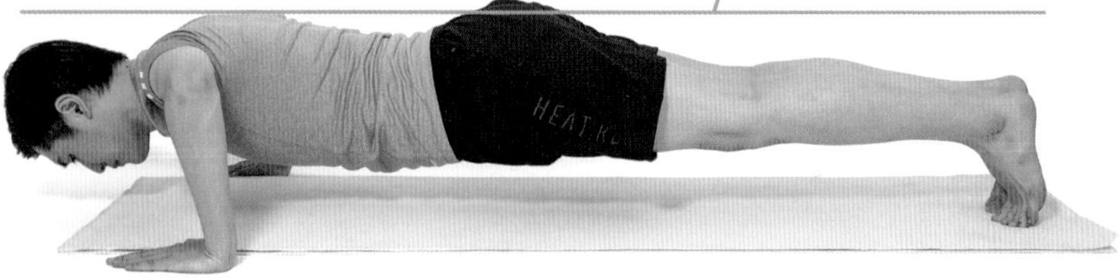

NG

**手を前につく、
あごが上がる、腰が反る**

手を前について、あごが上がり、腰を反ると負荷が逃げてしまう。頭からかかとまでは一直線に。

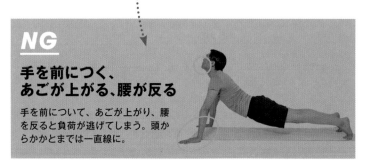

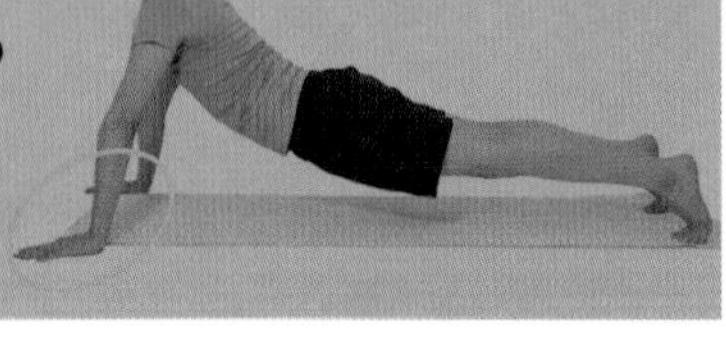

動画でチェック

Push Up／プッシュアップ

2

両手で床を押し、腕を伸ばして、体を持ち上げる。
ゆっくり元に戻る。①②を繰り返す。

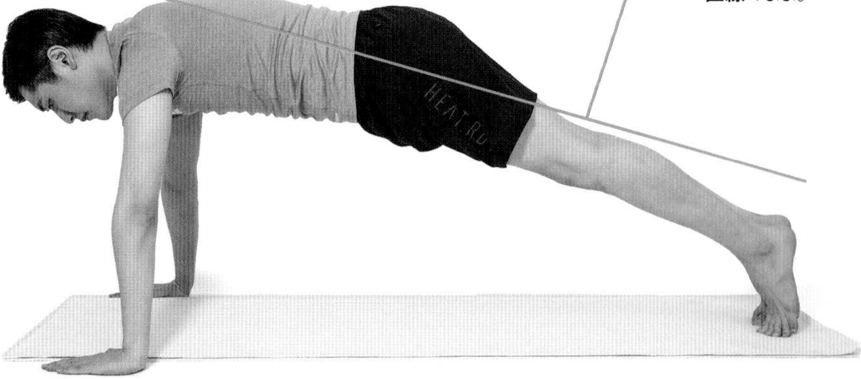

Point

頭からかかとまでは
一直線のまま。

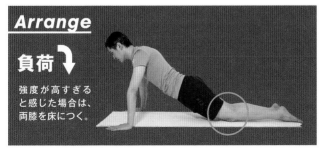

Arrange

負荷↓

強度が高すぎる
と感じた場合は、
両膝を床につく。

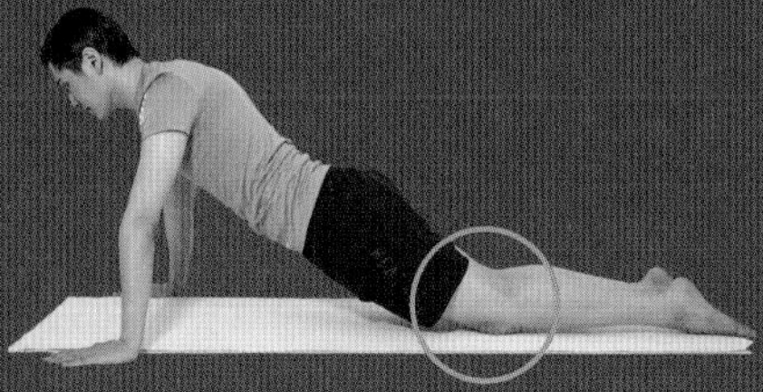

Level 2 ★★★

≫ 腕、脚を広げて負荷アップ

Rule
20回 × 3~5セット

Target
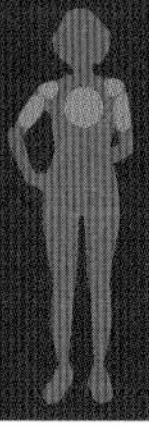

- 大胸筋《だいきょうきん》
- 上腕三頭筋《じょうわんさんとうきん》
- 上腕二頭筋《じょうわんにとうきん》
- 三角筋《さんかくきん》

ワイドスタンス プッシュアップ

1

うつ伏せになり、
両手は肩幅より少し広く開いて胸の横に置く。
両脚は1歩分開いてまっすぐ伸ばし、つま先立ちになる。
両手で床を押し、体を床から離す。

Point
頭からかかとまでは一直線に。

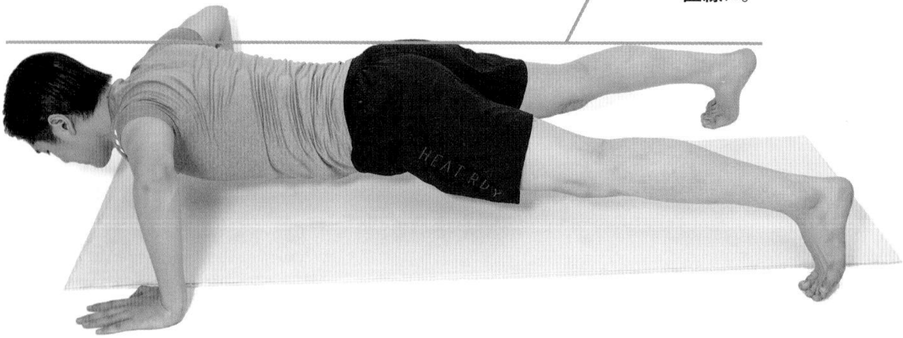

NG

手を前につく、あごが上がる、腰が反る

手を前について、あごが上がり、腰を反ると負荷が逃げてしまう。頭からかかとまでは一直線に。

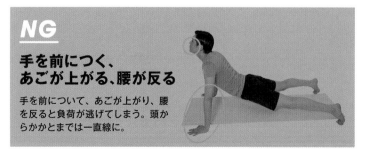

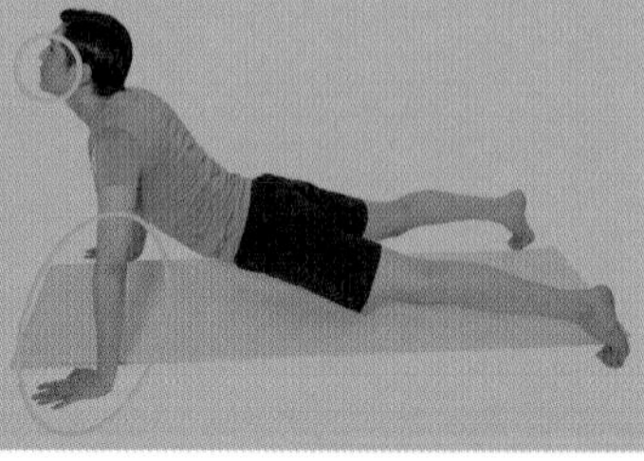

動画でチェック

Push Up ／ ワイドスタンスプッシュアップ

2

両手で床を押し、腕を伸ばして、体を持ち上げる。
ゆっくり元に戻る。①②を繰り返す。

Point

頭からかかとまでは
一直線のまま。

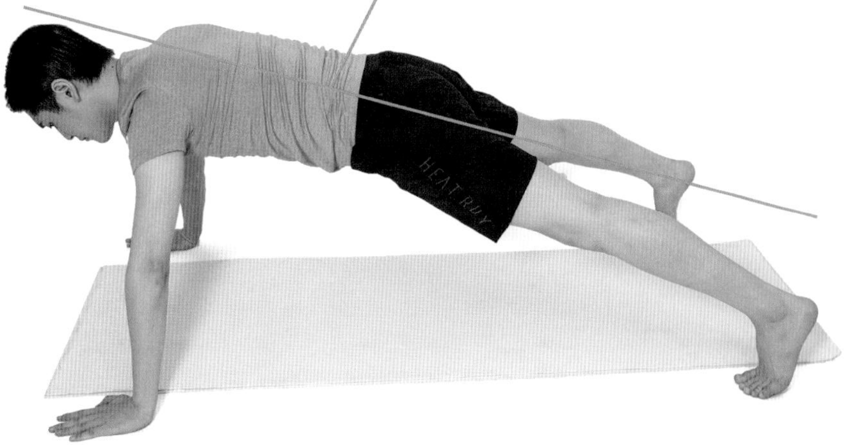

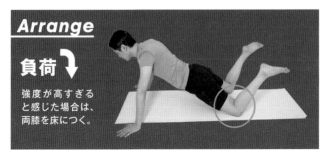

Arrange

負荷↓

強度が高すぎる
と感じた場合は、
両膝を床につく。

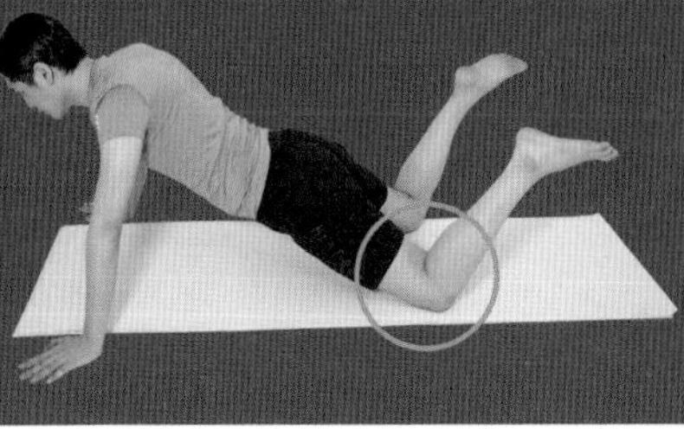

Level 2 ★★★

Rule
20回 × 3~5セット

Target
・上腕三頭筋《じょうわんさんとうきん》

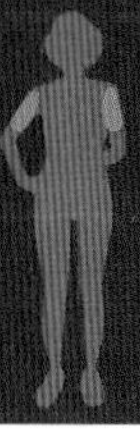

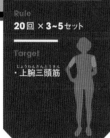

わきを締めて二の腕に効かせる

ナロウプッシュアップ

1

うつ伏せになり、
両手は肩幅に開いてわきを締め、胸の横に置く。
両足は腰幅に開いて、膝を90度程度に曲げる。

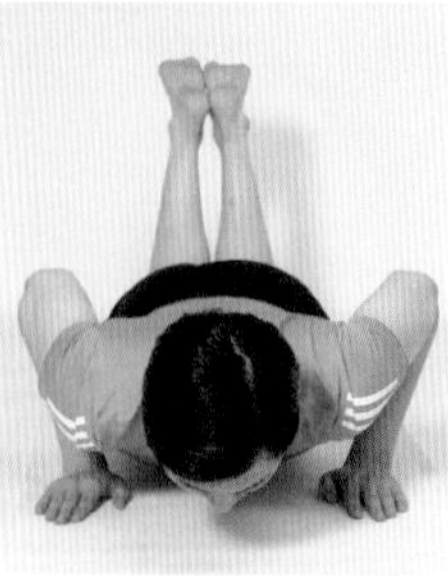

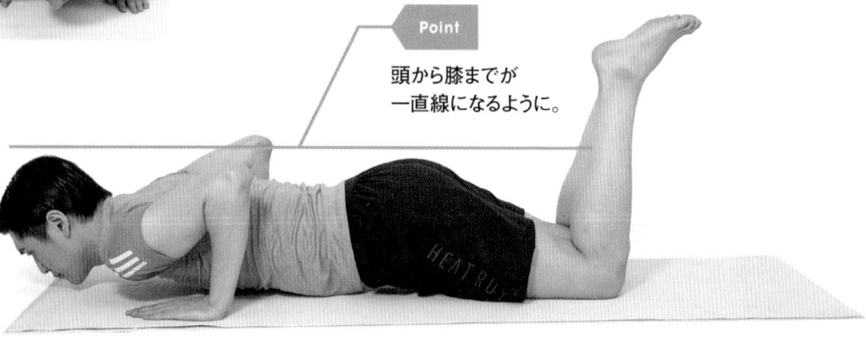
Point
頭から膝までが
一直線になるように。

NG

手の位置が前すぎる

手の位置が前にありすぎると、
肩に負担がかかってしまう。
体を持ち上げたときに肩の真
下に手がくるように置く。

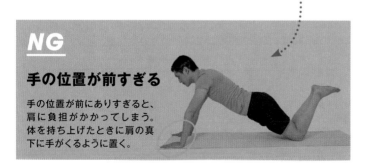

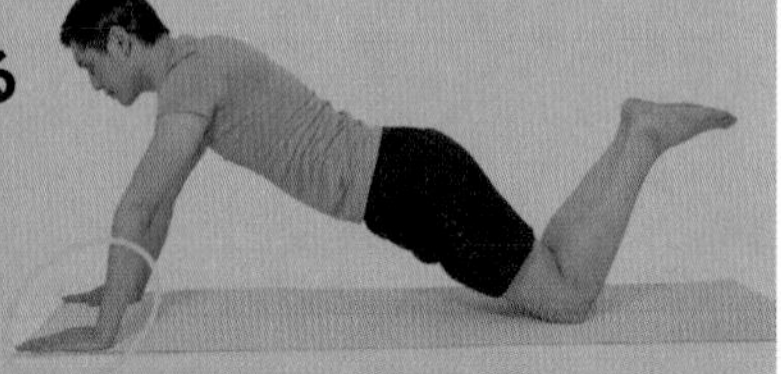

動画でチェック

Push Up ／ ナロウプッシュアップ

2

両手で床を押し、腕を伸ばして、体を持ち上げる。
ゆっくり元に戻る。①②を繰り返す。

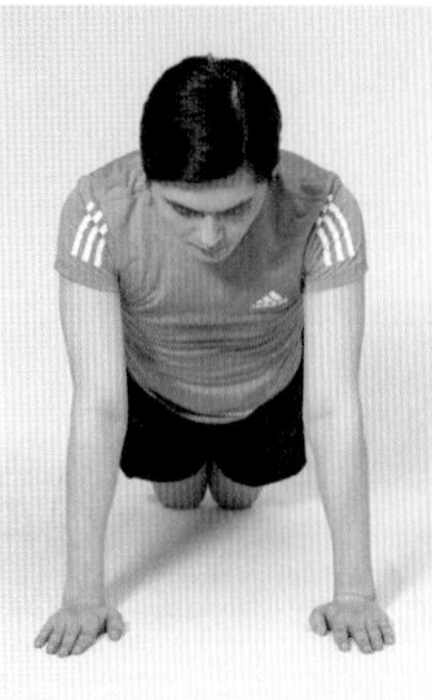

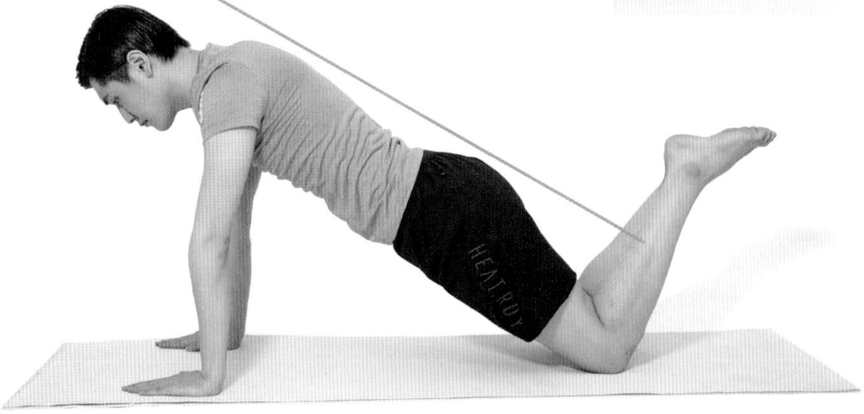

Point

頭から膝までは
一直線のまま。

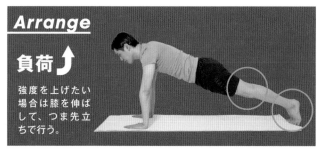

Arrange

負荷⤴

強度を上げたい
場合は膝を伸ば
して、つま先立
ちで行う。

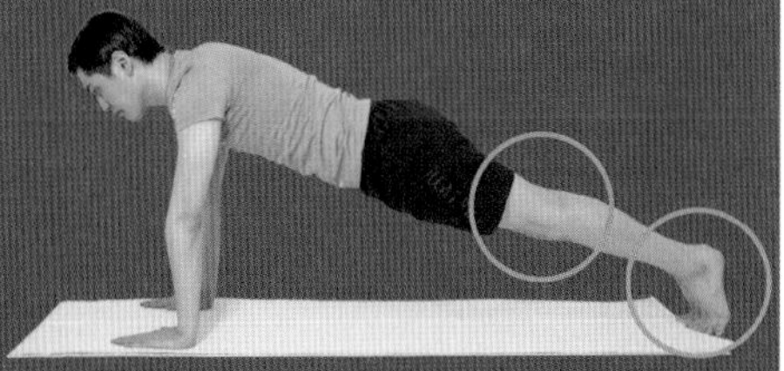

Level 2 ★★★

Rule
20回 ×3~5セット

Target
・上腕三頭筋《じょうわんさんとうきん》

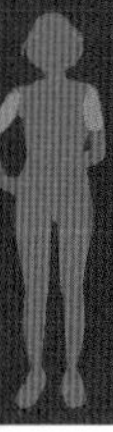

手でダイヤモンドをつくる

ダイヤモンド プッシュアップ

1 床にうつ伏せになる。両手を胸の前で近づけ、指先を内側に向ける。
両足は腰幅に開いて、膝は90度程度曲げる。
手で床を少し押し、体を床から離す。

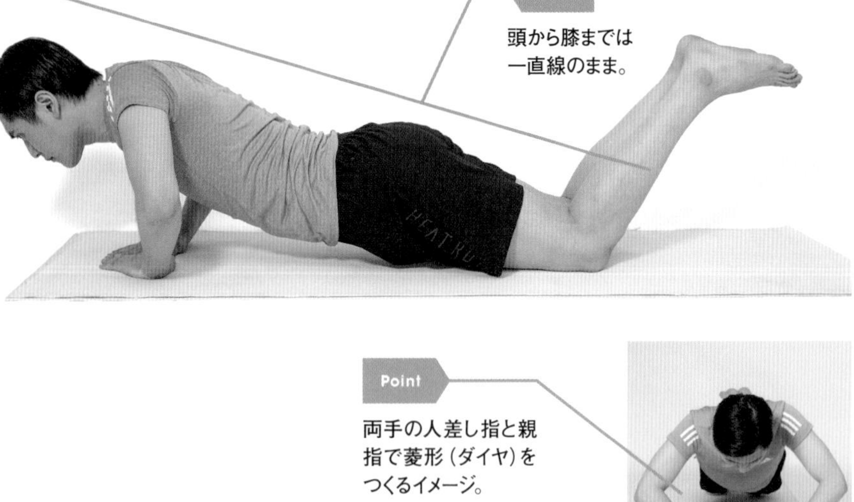

Point
頭から膝までは一直線のまま。

Point
両手の人差し指と親指で菱形（ダイヤ）をつくるイメージ。

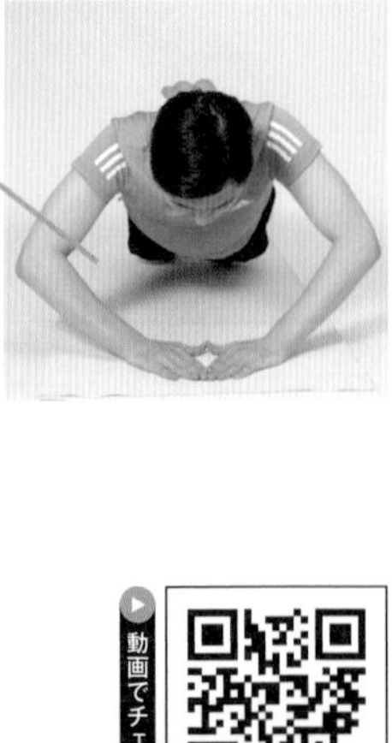

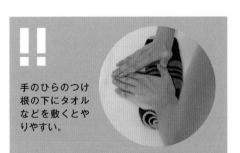

!!
手のひらのつけ根の下にタオルなどを敷くとやりやすい。

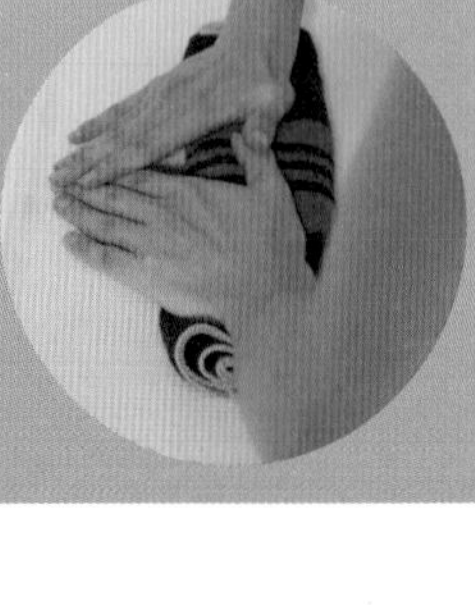

動画でチェック

Push Up / ダイヤモンドプッシュアップ

2

両手で床を押し、腕を伸ばして、体を持ち上げる。ゆっくり元に戻る。①②を繰り返す。

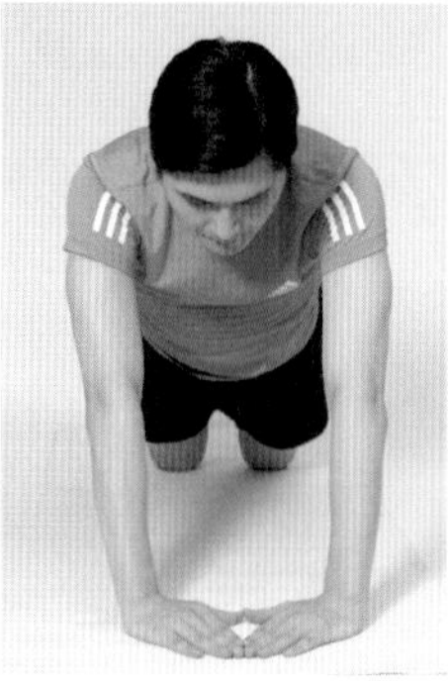

Point

頭から膝までは
一直線のまま。

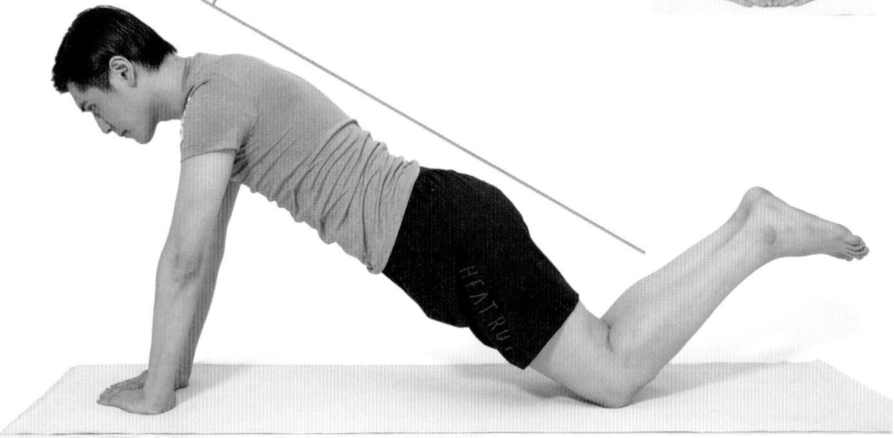

Arrange

負荷↑

強度を上げたい場合は膝を伸ばして、つま先立ちで行う。

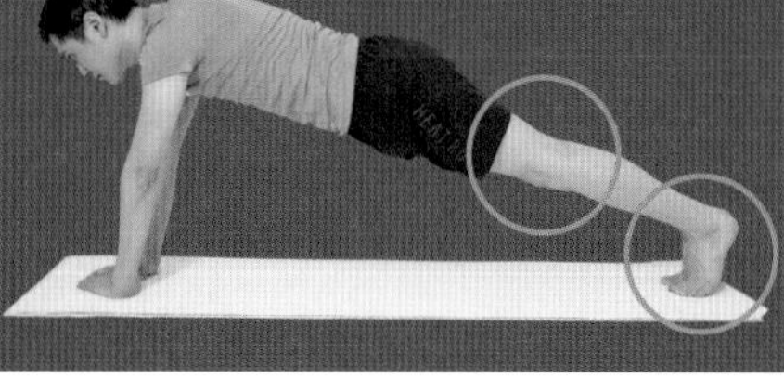

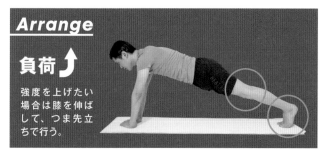

Level 2 ★★★

Rule
20回 ×3~5セット

Target
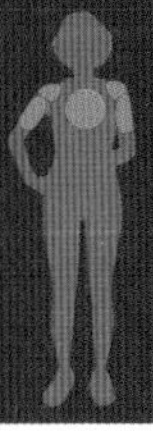

・大胸筋《だいきょうきん》
・上腕三頭筋《じょうわんさんとうきん》
・上腕二頭筋《じょうわんにとうきん》
・三角筋《さんかくきん》

体を深く沈めて、負荷アップ

ブロックプッシュアップ

1 ヨガブロックを用意する。床にうつ伏せになる。
両手を肩幅より少し広く開いて、
手は胸の横に置いたブロックの上に置く。
両足は腰幅に開いて、膝は90度程度曲げる。

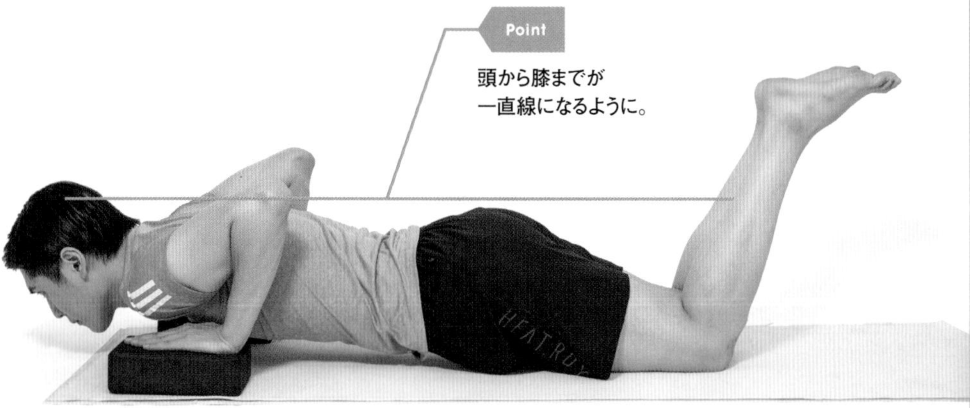

Point
頭から膝までが
一直線になるように。

Arrange

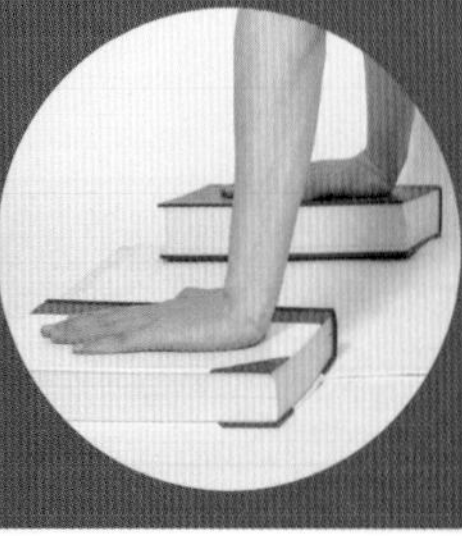

ブロックは厚い
本などでもOK。

動画でチェック

Push Up / ブロックプッシュアップ

2

手でブロックを押し、腕を伸ばして体を持ち上げる。
ゆっくり元に戻る。
①②を繰り返す。

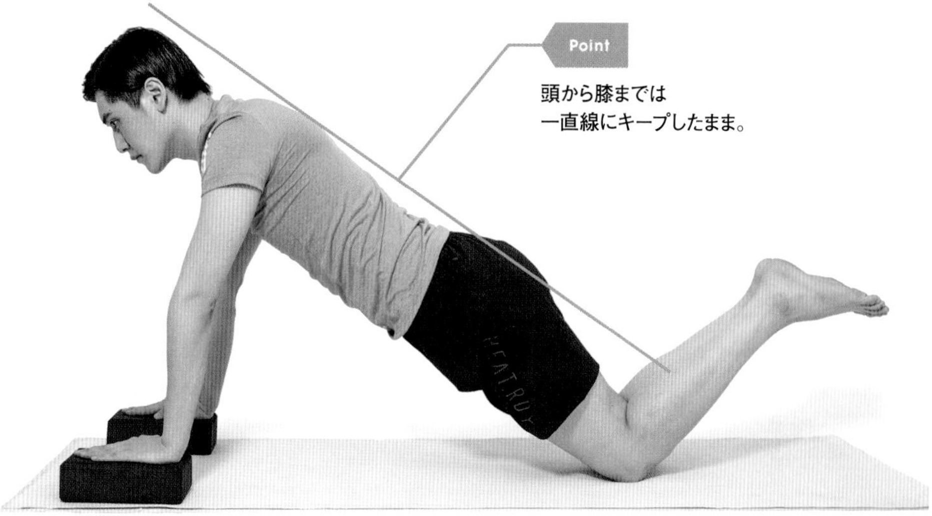

Point

頭から膝までは
一直線にキープしたまま。

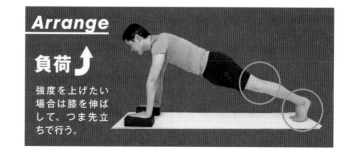

Arrange

負荷↑

強度を上げたい場合は膝を伸ばして、つま先立ちで行う。

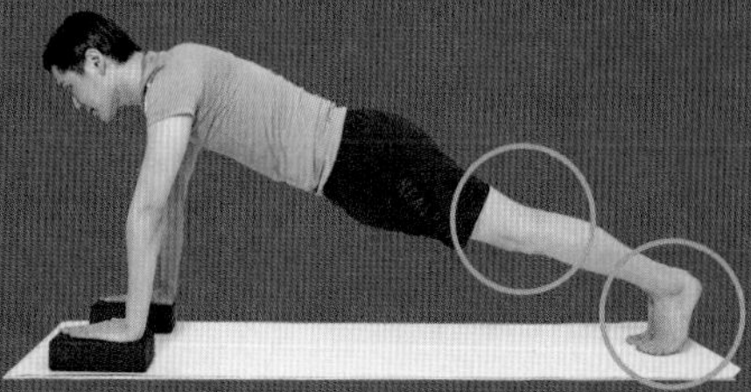

Level 2 ★★★

Rule
各20回×3~5セット

Target
・大胸筋《だいきょうきん》
・上腕三頭筋《じょうわんさんとうきん》
・上腕二頭筋《じょうわんにとうきん》
・三角筋《さんかくきん》

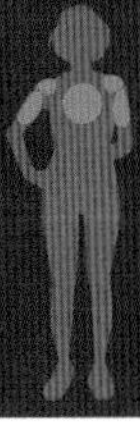

シングルブロック プッシュアップ

1

ヨガブロックを用意する。
床にうつ伏せになる。
両手を肩幅より少し広く開いて、
片手は胸の横に置いたブロックの上に、反対側の手は床に置く。
両足は腰幅に開いて、膝は90度程度曲げる。

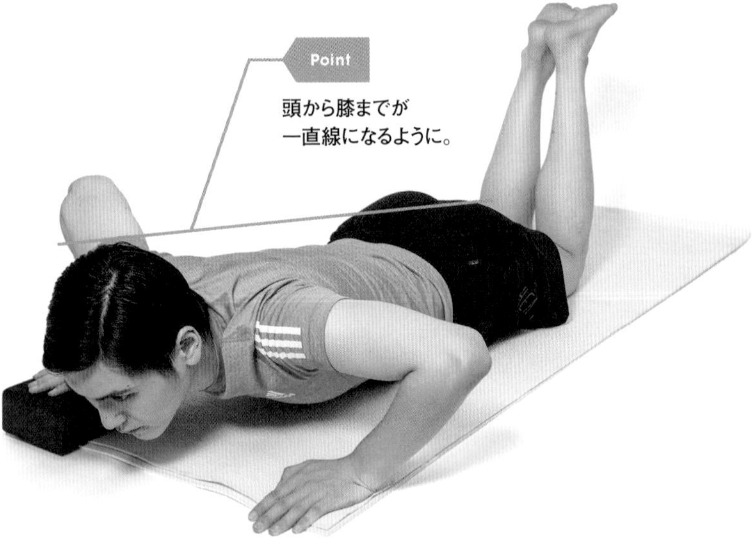
Point
頭から膝までが
一直線になるように。

Arrange

床にある手を離した際、胸に移動させず、上に上げてもよい。強度は変わらない。

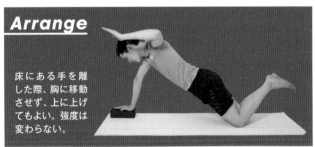

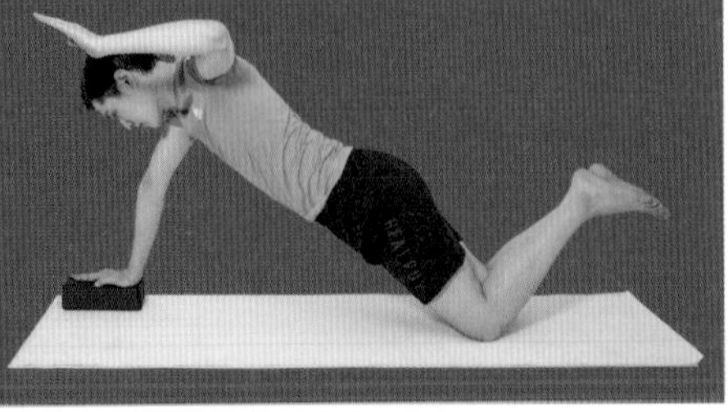

動画でチェック

Push Up ／ シングルブロックプッシュアップ

2 頭から膝までを一直線にキープしたまま、
腕を伸ばして体を持ち上げる。
途中で床にある手を胸に移動。ゆっくり元に戻る。
①②を繰り返す。

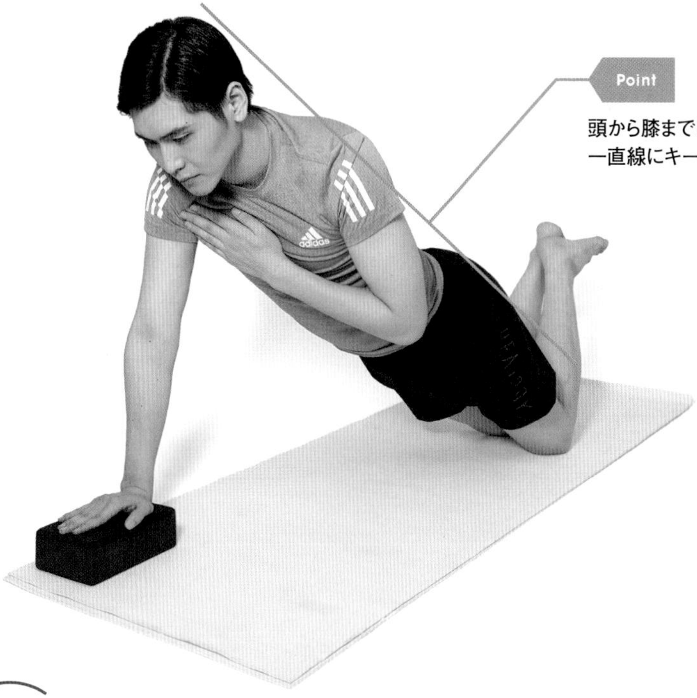
Point
頭から膝までは
一直線にキープしたまま。

3 反対側も
同様に行う。

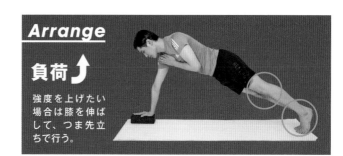

Arrange

負荷↑

強度を上げたい場合は膝を伸ばして、つま先立ちで行う。

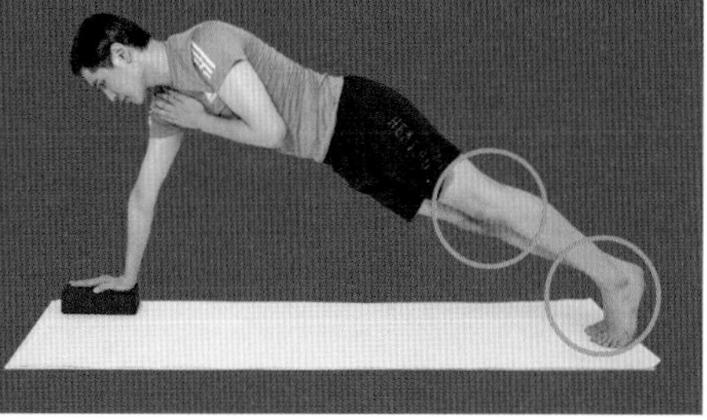

Level 2 ★★★

厚い胸板をつくる

Rule
20回 × 3~5セット

Target
・大胸筋《だいきょうきん》
・上腕三頭筋《じょうわんさんとうきん》
・上腕二頭筋《じょうわんにとうきん》
・三角筋《さんかくきん》

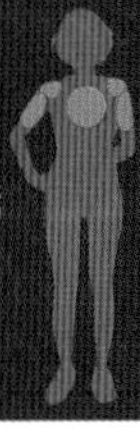

オルタネイト プッシュアップ

1

うつ伏せになり、
両手は肩幅より少し広く
開いて胸の横に置く。
両足は腰幅に開いて、
膝を90度程度に曲げる。

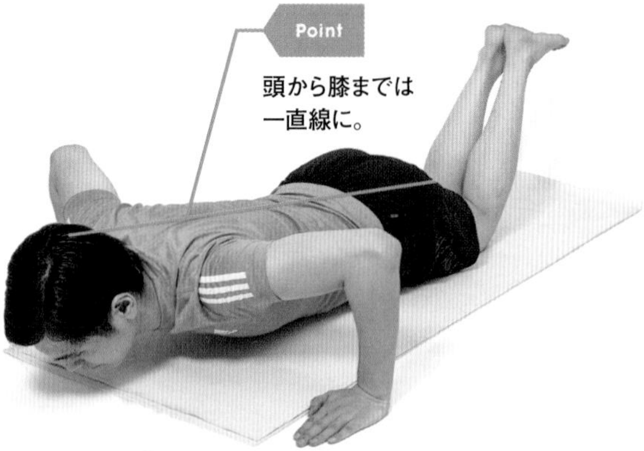

2

頭から膝までを
一直線にキープしたまま、
腕を伸ばして体を持ち上げる。
途中で片方の手を胸に移動。

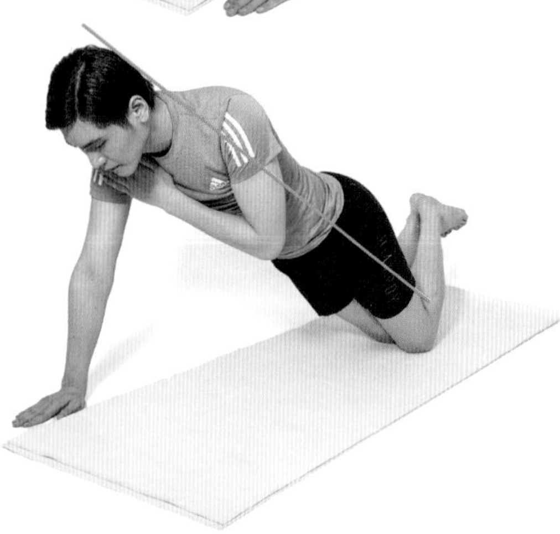

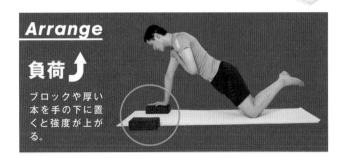

Arrange

負荷↑

ブロックや厚い本を手の下に置くと強度が上がる。

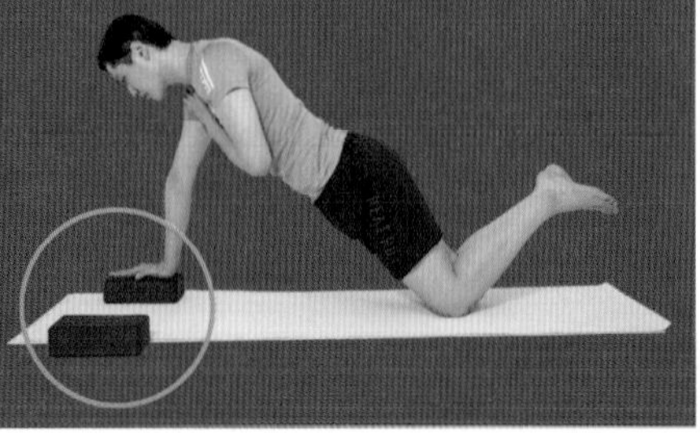

動画でチェック

Push Up ／ オルタネイトプッシュアップ

3

ゆっくり①に戻る。

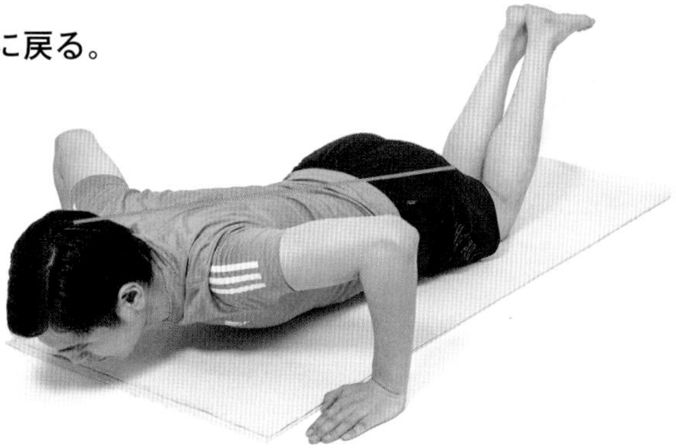

4

腕を伸ばして体を持ち上げる。
途中で反対側の手を胸に移動。
ゆっくり元に戻る。
①②③④を繰り返す。

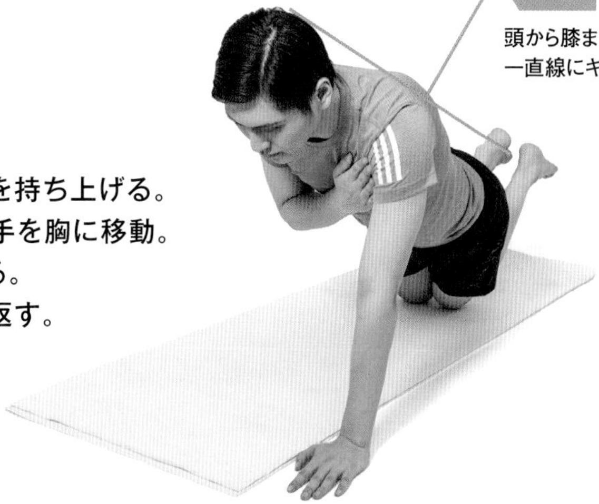

Point

頭から膝までは
一直線にキープしたまま。

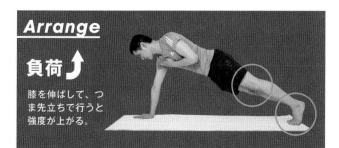

Arrange

負荷↑

膝を伸ばして、つま先立ちで行うと強度が上がる。

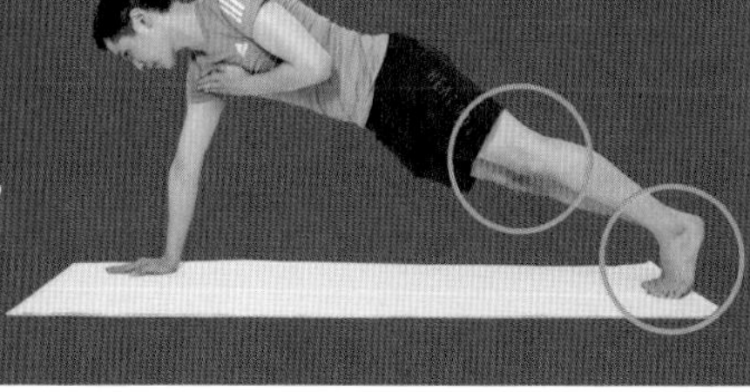

Level 2 ★★☆

Rule
20回 × 3~5セット

Target
・大胸筋《だいきょうきん》
・上腕三頭筋《じょうわんさんとうきん》
・上腕二頭筋《じょうわんにとうきん》
・三角筋《さんかくきん》

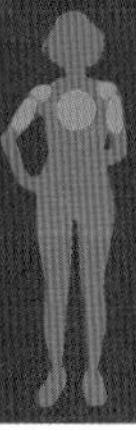

ナックルプッシュアップ

1 タオルを用意する。
うつ伏せになり、両手は親指を外に出してこぶしを握り肩幅に開いて胸の横に置く。
両足は腰幅に開いて、膝を90度程度に曲げる。

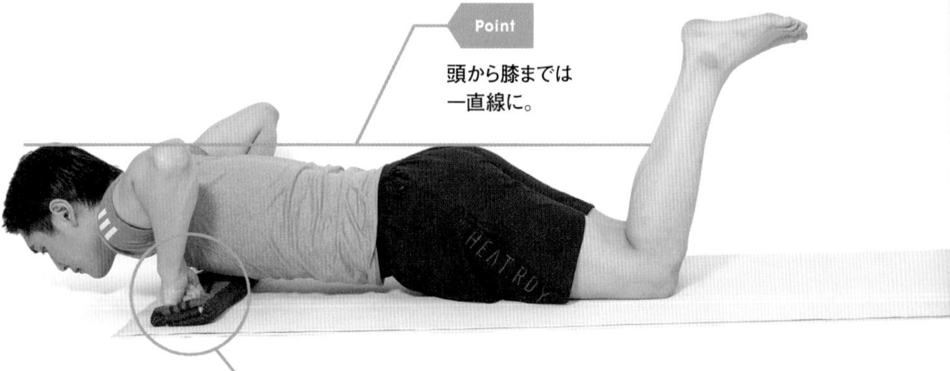

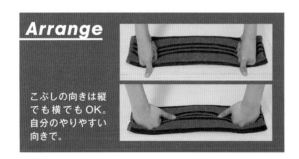

Arrange

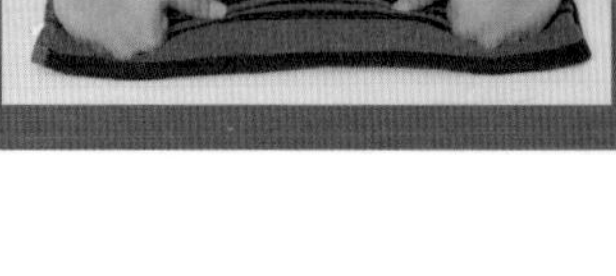

こぶしの向きは縦でも横でもOK。自分のやりやすい向きで。

▶動画でチェック

Push Up／ナックルプッシュアップ

2

腕を伸ばして体を持ち上げる。
ゆっくり元に戻る。
①②を繰り返す。

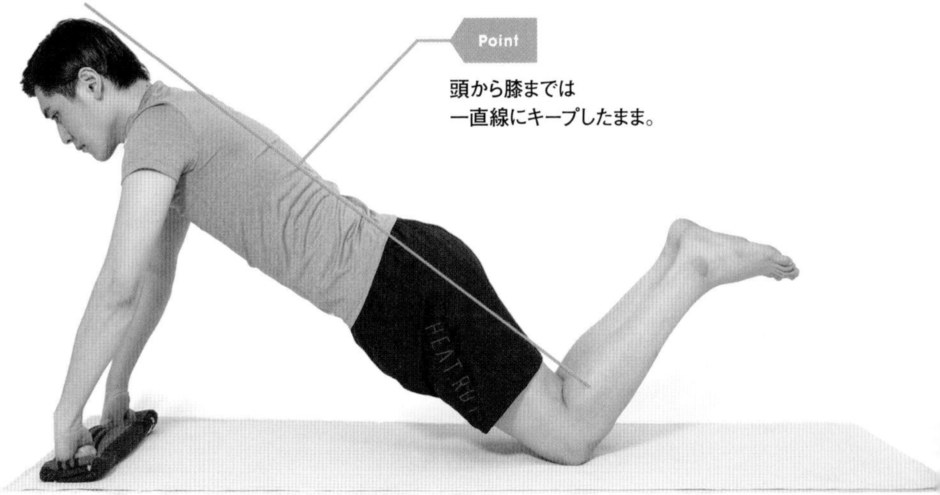
Point
頭から膝までは
一直線にキープしたまま。

Arrange

負荷⤴

強度を上げたい場合は膝を伸ばして、つま先立ちで行う。

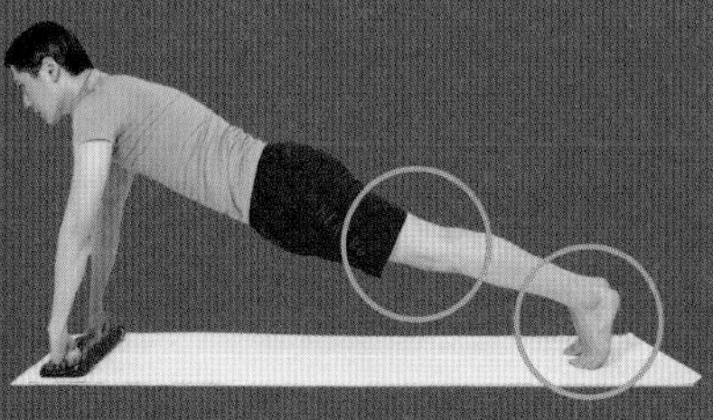

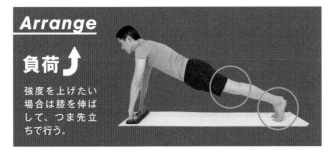

Level 2 ★★☆

Rule
20回 × 3~5セット

Target
・大胸筋《たいきょうきん》
・上腕三頭筋《じょうわんさんとうきん》
・上腕二頭筋《じょうわんにとうきん》
・三角筋《さんかくきん》

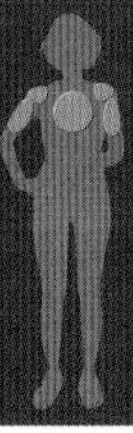

「指先」だけでプッシュアップ

フィンガーティップ プッシュアップ

1 うつ伏せになり、両手は肩幅に開いて胸の横に置く。指を開いて立てて、手のひらは床から離す。両足は腰幅に開いて、膝を90度程度に曲げる。

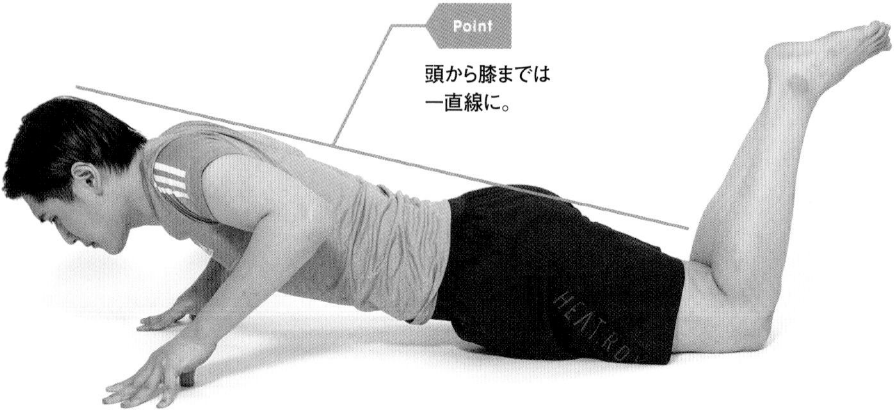

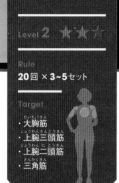

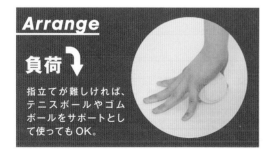

Arrange

負荷

指立てが難しければ、テニスボールやゴムボールをサポートとして使っても OK。

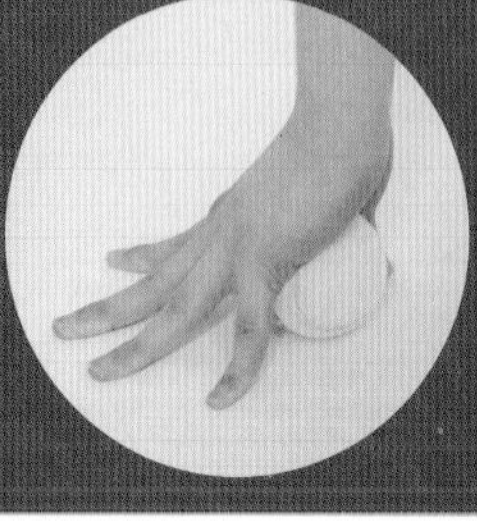

動画でチェック

Push Up / フィンガーティッププッシュアップ

2 腕を伸ばして体を持ち上げる。ゆっくり元に戻る。①②を繰り返す。

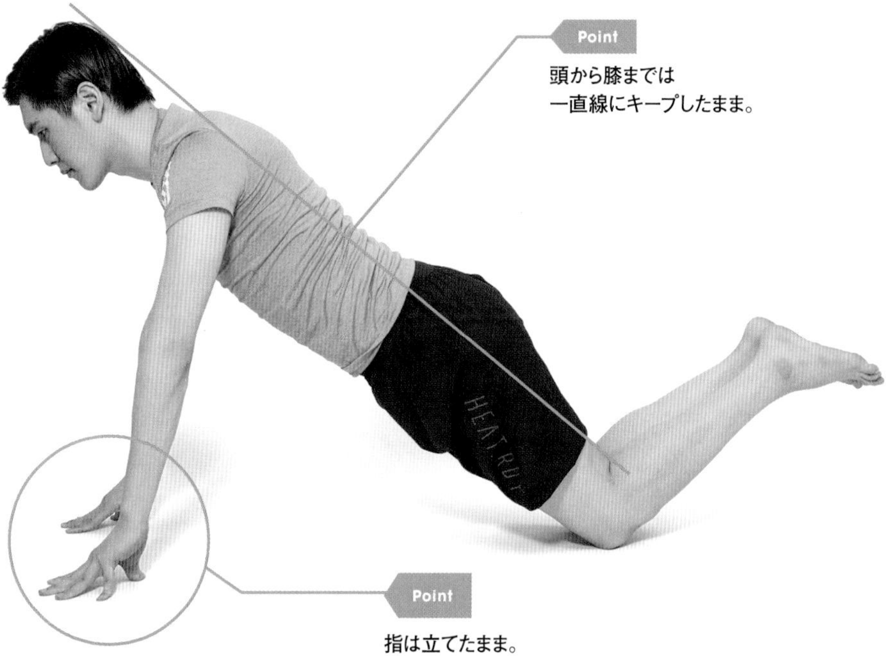

Point
頭から膝までは
一直線にキープしたまま。

Point
指は立てたまま。

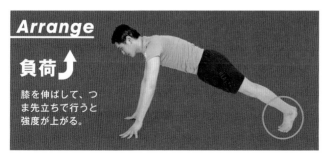

Arrange

負荷↑

膝を伸ばして、つま先立ちで行うと強度が上がる。

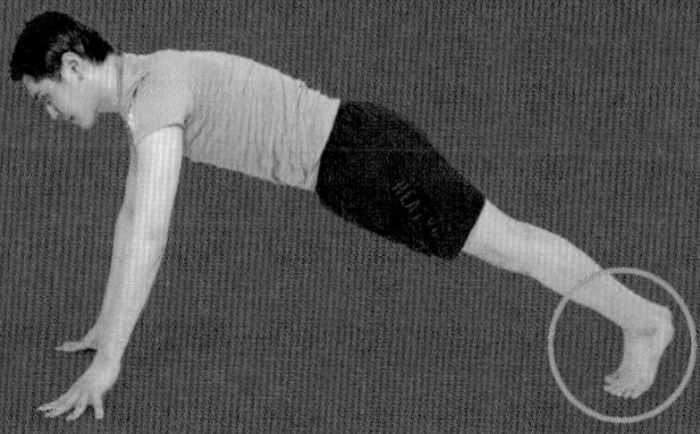

Level 2 ★★☆

Rule
20回 × 3~5セット

Target
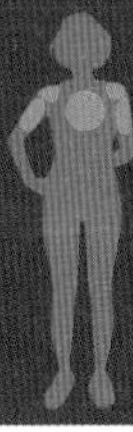
・大胸筋《だいきょうきん》
・上腕三頭筋《じょうわんさんとうきん》
・上腕二頭筋《じょうわんにとうきん》
・三角筋《さんかくきん》

腕を使って前へ移動

ハンドウォーク＆フロント

1

両足を腰幅に開いて立つ。
両手を床につける。

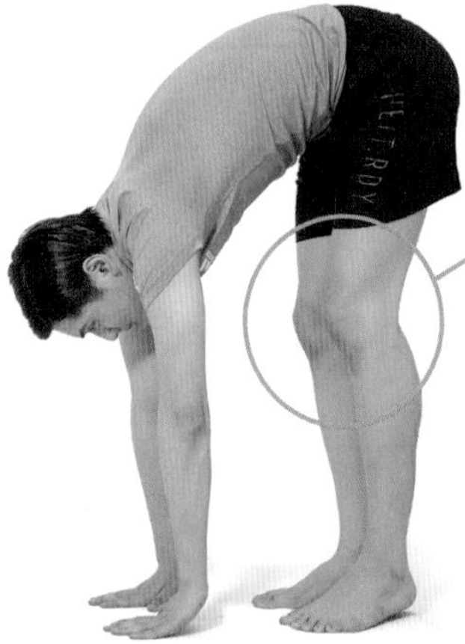

Point
できるだけ
膝を伸ばす。

2

手を交互に
前方に出していく。

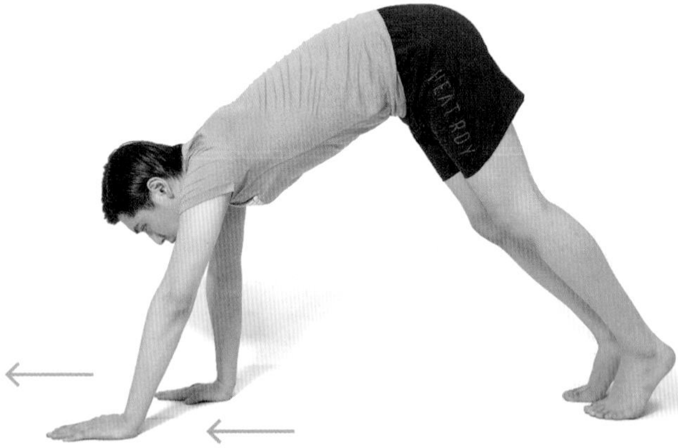

Arrange

負荷↑

③のとき、肘を曲げて胸を床に近づけてプッシュアップを行うと強度が高まる。

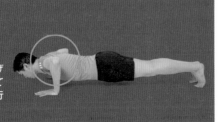

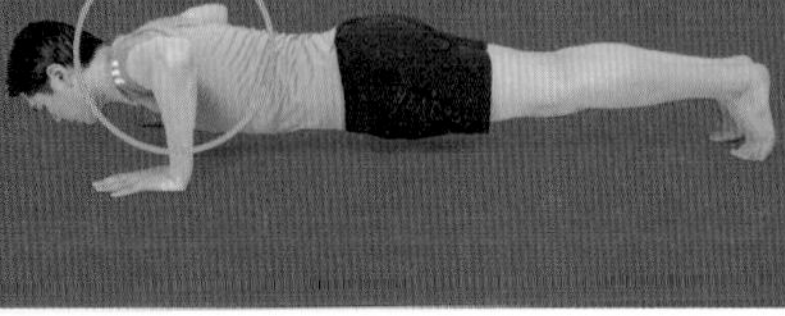

動画でチェック

Push Up / ハンドウォーク&フロント

3

頭からかかとまでが一直線になるところで、
両腕を平行にしてプッシュアップの姿勢に。
手を交互に足のほうに近づけ、元に戻る。
①②③を繰り返す。

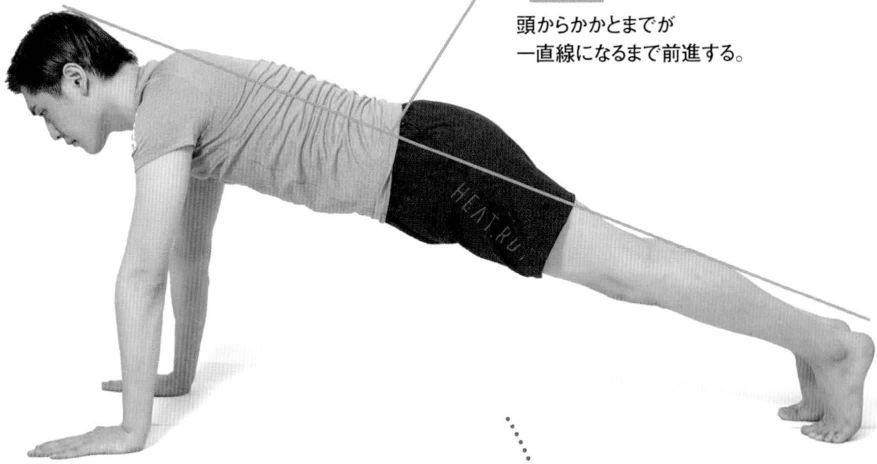

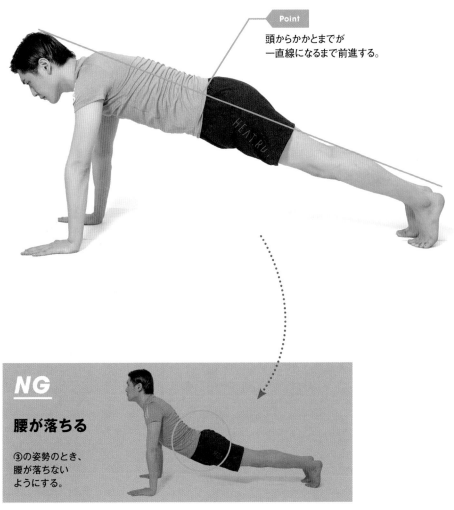

Point

頭からかかとまでが
一直線になるまで前進する。

NG

腰が落ちる

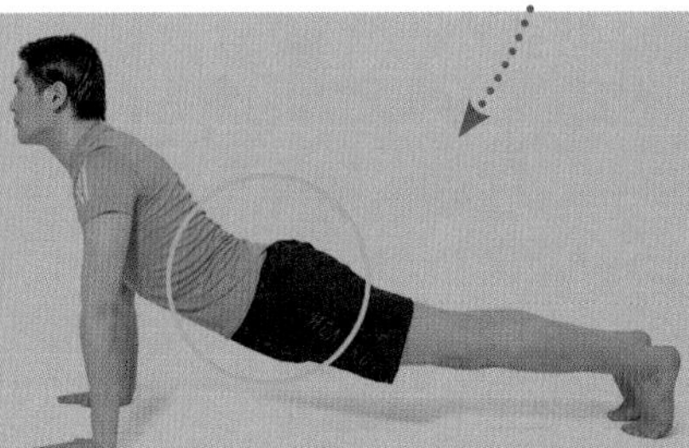

③の姿勢のとき、
腰が落ちない
ようにする。

Level 2 ★★★

Rule
20回 × 3~5セット

Target
・大胸筋《だいきょうきん》
・上腕三頭筋《じょうわんさんとうきん》
・上腕二頭筋《じょうわんにとうきん》
・三角筋《さんかくきん》

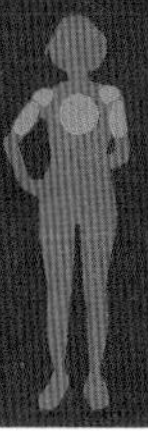

腕を使って左右に移動

サイドハンドウォーク

1

うつ伏せになる。
両手は肩幅より少し開いて
胸の横に置く。
両足は腰幅に開いて
つま先立ちになる。
両手で床を押し、
腕を伸ばして、体を持ち上げる。

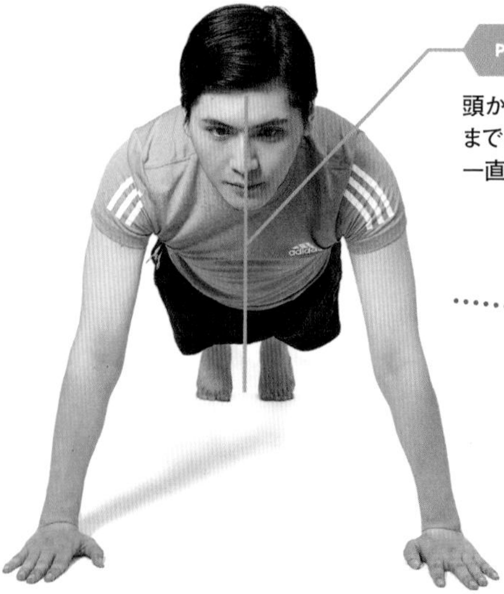

Point
頭からかかとまでは一直線に。

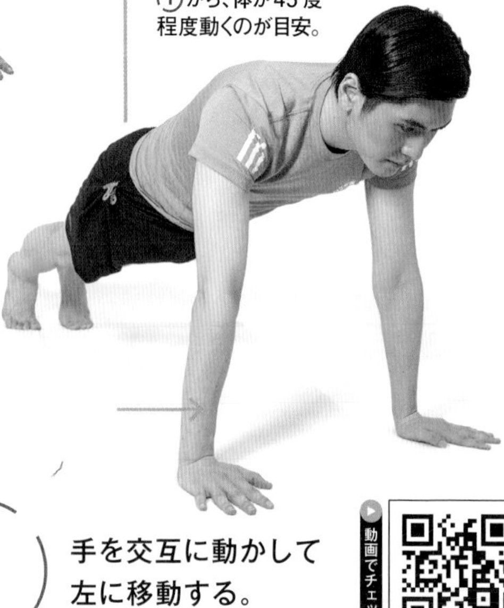

Point
①から、体が45度程度動くのが目安。

2

手を交互に動かして
左に移動する。

3

手を交互に動かして
①に戻る。

動画でチェック

4

手を交互に動かして右に移動。
①に戻る。
①②③④を繰り返す。

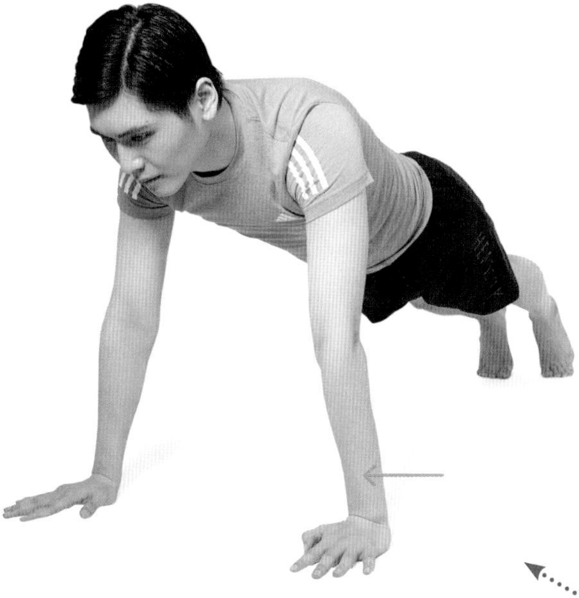

NG

腰が落ちる

腰が落ちると負荷が逃げてしまう。頭からかかとまでは一直線に。

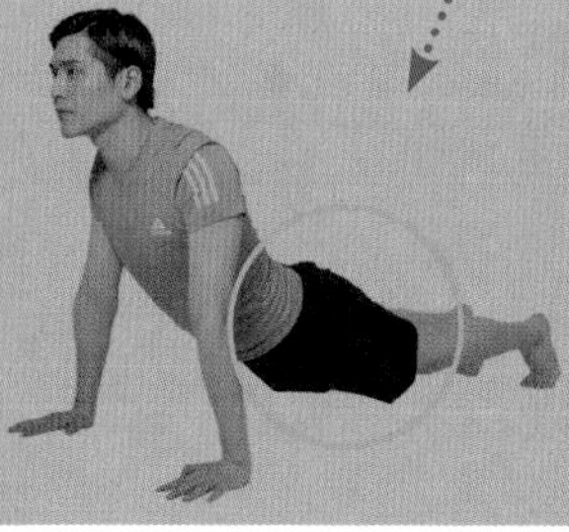

Level 3 ★★★

Rule

20回 ×3~5セット

Target

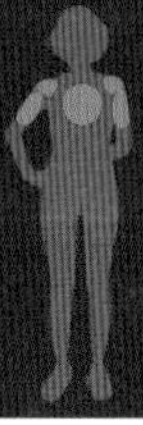

・大胸筋《だいきょうきん》
・上腕三頭筋《じょうわんさんとうきん》
・上腕二頭筋《じょうわんにとうきん》
・三角筋《さんかくきん》

≫ 頭より足の位置を高くして負荷アップ

デクライン プッシュアップ

1

椅子を用意する。うつ伏せになり、
両手は肩幅より少し広く開いて胸の横に置く。
両脚はそろえてまっすぐ伸ばし、椅子の座面に置く。

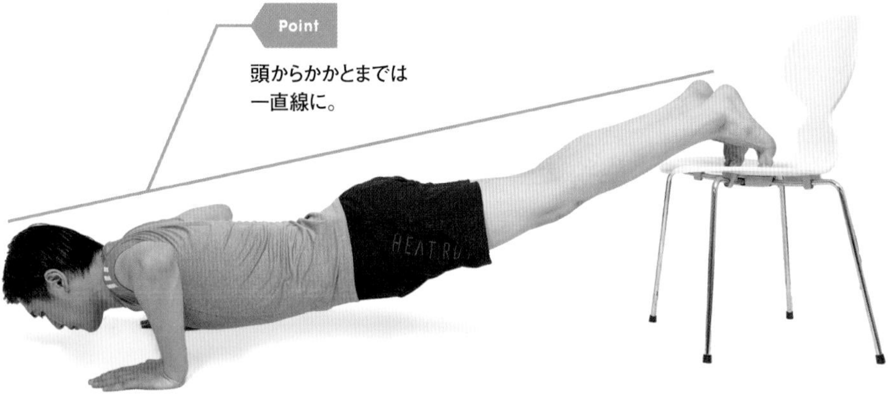

Point

頭からかかとまでは
一直線に。

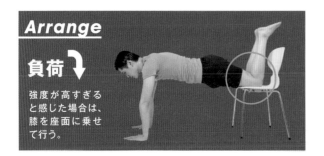

Arrange

負荷↓

強度が高すぎる
と感じた場合は、
膝を座面に乗せ
て行う。

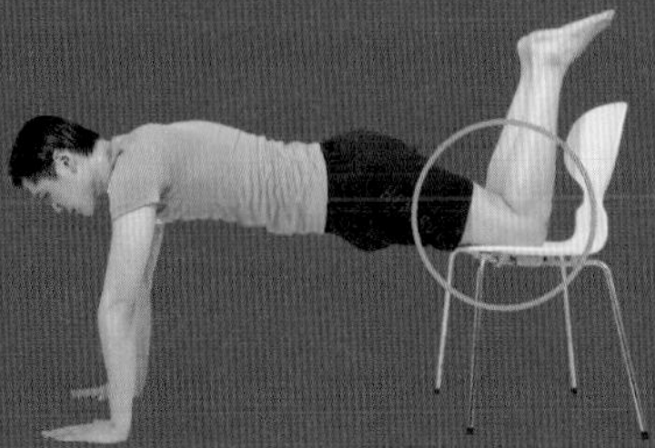

▶動画でチェック

Push Up / デクラインプッシュアップ

2

両手で床を押し、腕を伸ばして、体を持ち上げる。
ゆっくり元に戻る。①②を繰り返す。

Point

頭からかかとまでは
一直線のまま。

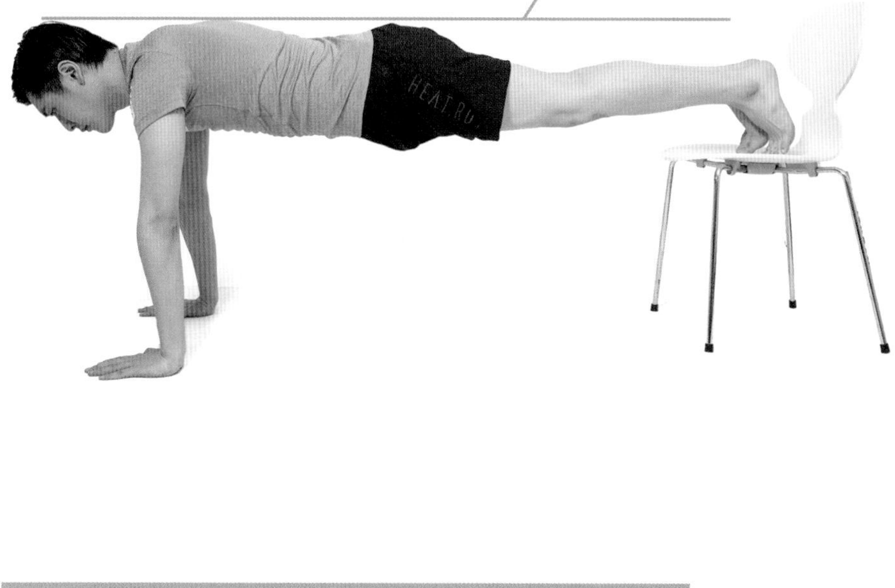

NG

腰が落ちる、あごが上がる

腰が落ちて、
首が反らないように注意。

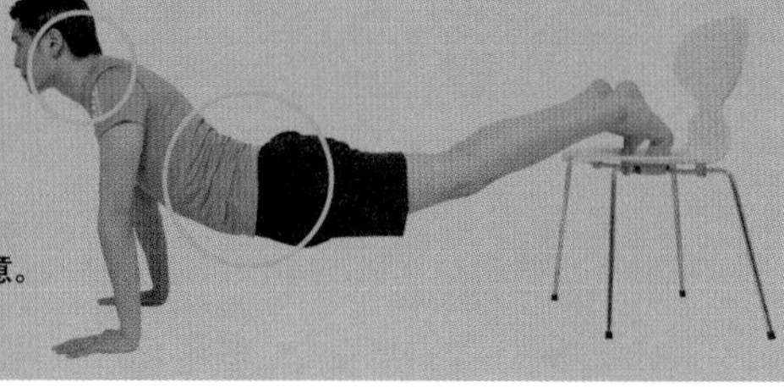

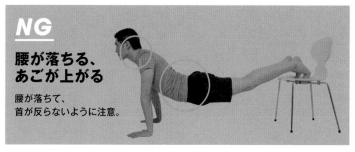

Level 3 ★★★

Rule
20回 ×3~5セット

Target
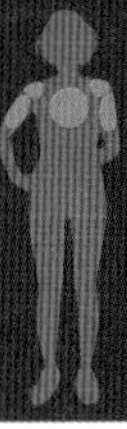

・大胸筋《だいきょうきん》
・上腕三頭筋《じょうわんさんとうきん》
・上腕《じょうわん》二《に》頭筋《とうきん》
・三角筋《さんかくきん》

一本の槍を床に突き刺すイメージで

パイクプッシュアップ

1

椅子を用意する。
四つん這いになり、両膝を椅子の座面に乗せる。
両手は肩幅より少し広く開く。

Point

頭から腰までを一直線にしながら、お尻を突き出すような姿勢に。

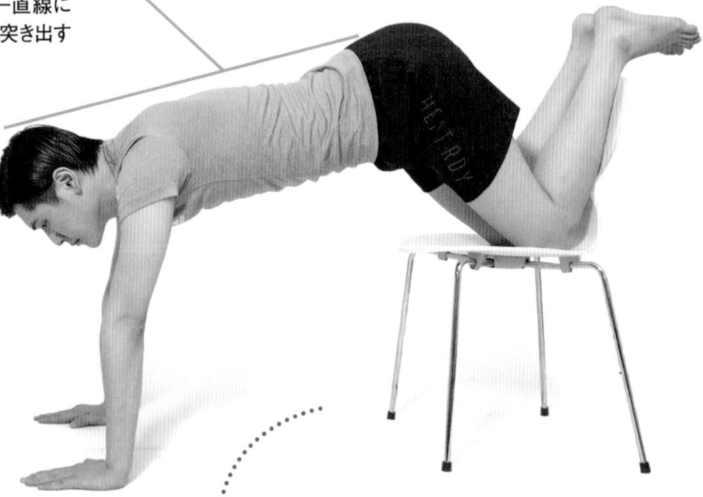

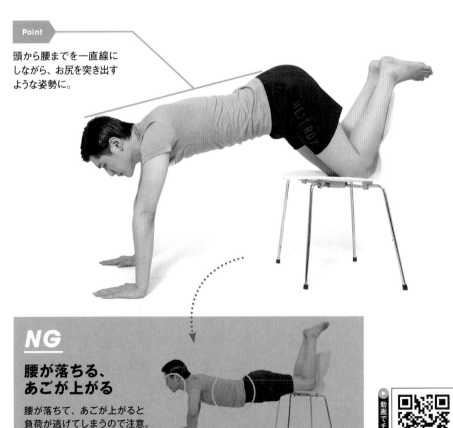

NG

腰が落ちる、あごが上がる

腰が落ちて、あごが上がると負荷が逃げてしまうので注意。

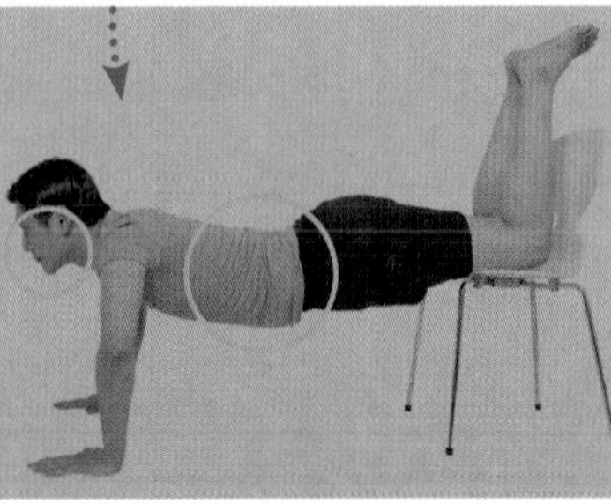

動画でチェック

Push Up / パイクプッシュアップ

2 体を床に斜めに突き刺すイメージで、腕を曲げて頭を床に近づける。ゆっくり元に戻る。①②を繰り返す。

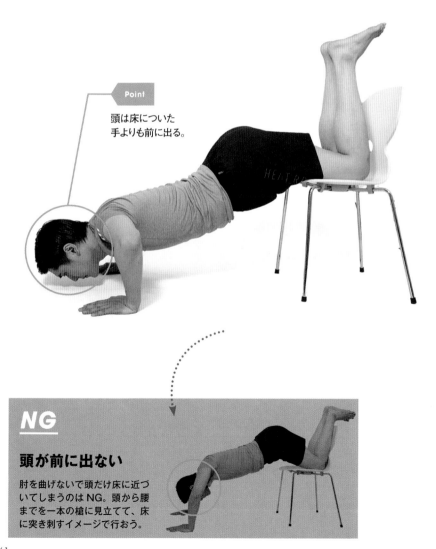

Point

頭は床についた
手よりも前に出る。

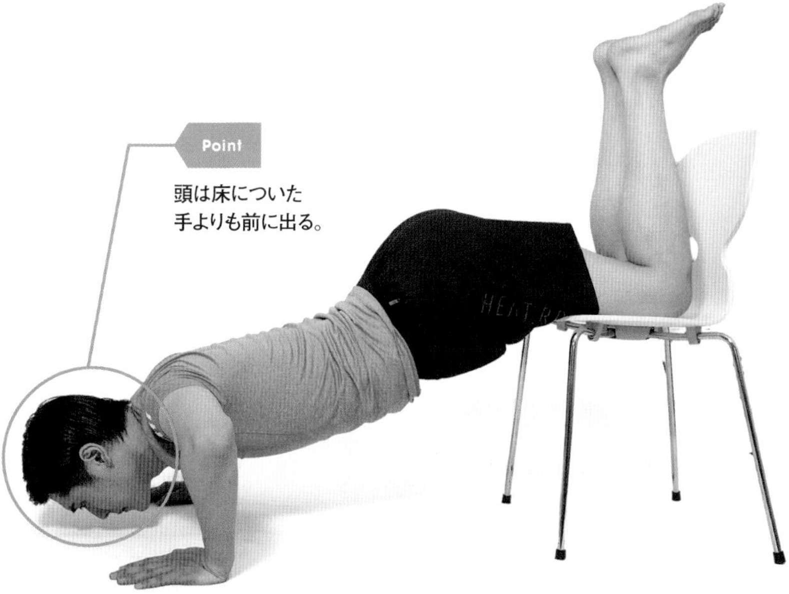

NG

頭が前に出ない

肘を曲げないで頭だけ床に近づいてしまうのはNG。頭から腰までを一本の槍に見立てて、床に突き刺すイメージで行おう。

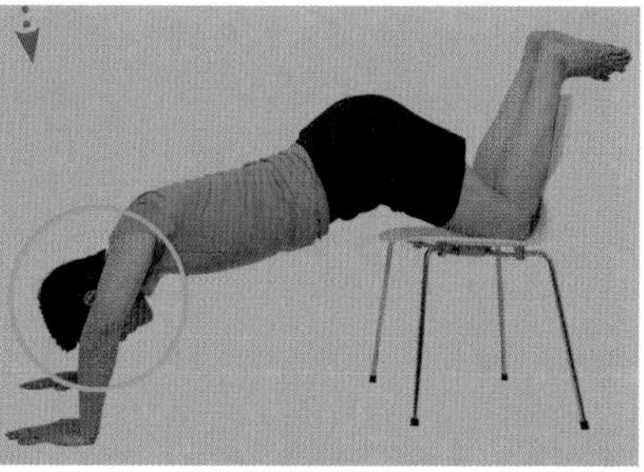

Level 3 ★★★

Rule

20回 ×3~5セット

Target

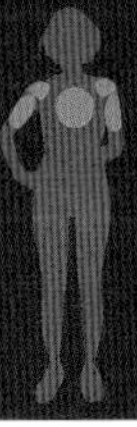

・大胸筋《たいきょうきん》
・上腕三頭筋《じょうわんさんとうきん》
・上腕二頭筋《じょうわんにとうきん》
・三角筋《さんかくきん》

片脚でバランスをとる

デクラインプッシュアップ シングルレッグ

1

椅子を用意する。四つん這いになり、両手は肩幅より少し広く開いて胸の横に。
両脚はまっすぐ伸ばし、つま先を椅子の座面に置く。
片足は座面から離す。

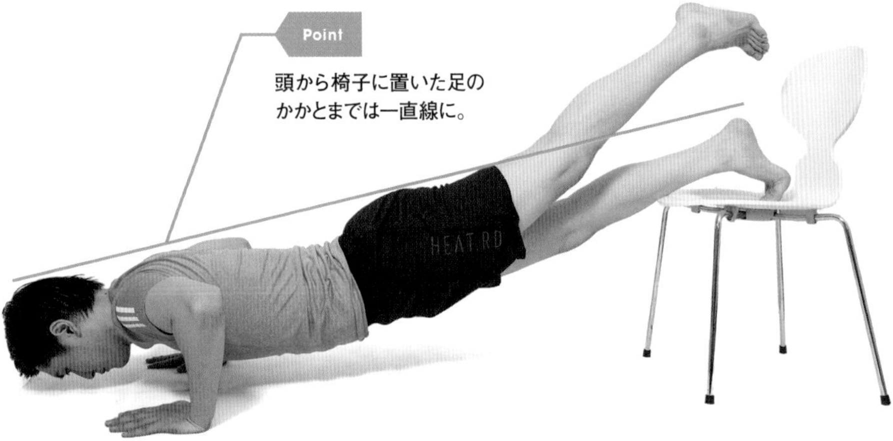

Point
頭から椅子に置いた足のかかとまでは一直線に。

Arrange

負荷

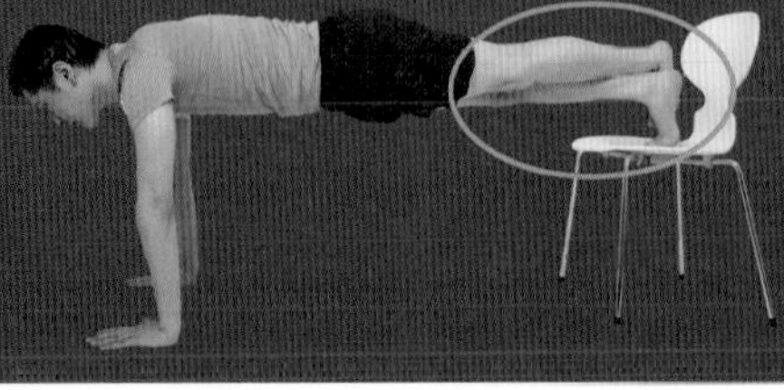

片足を床から離して浮かせたまま行うのが難しい場合は、足を重ねても OK。

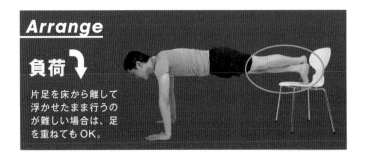

動画でチェック

Push Up／デクラインプッシュアップ シングルレッグ

2

両手で床を押し、腕を伸ばして、体を持ち上げる。
ゆっくり元に戻る。①②を繰り返す。

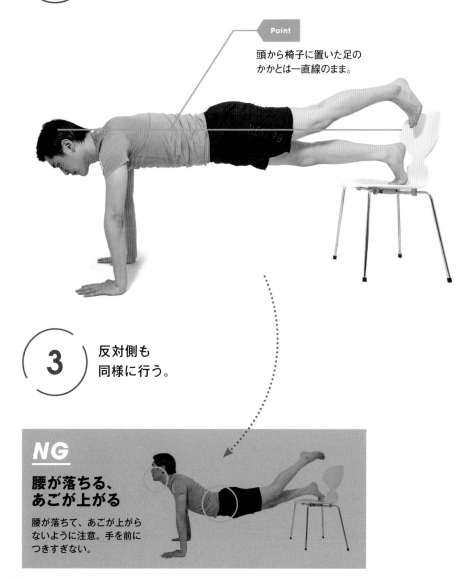

Point

頭から椅子に置いた足のかかとは一直線のまま。

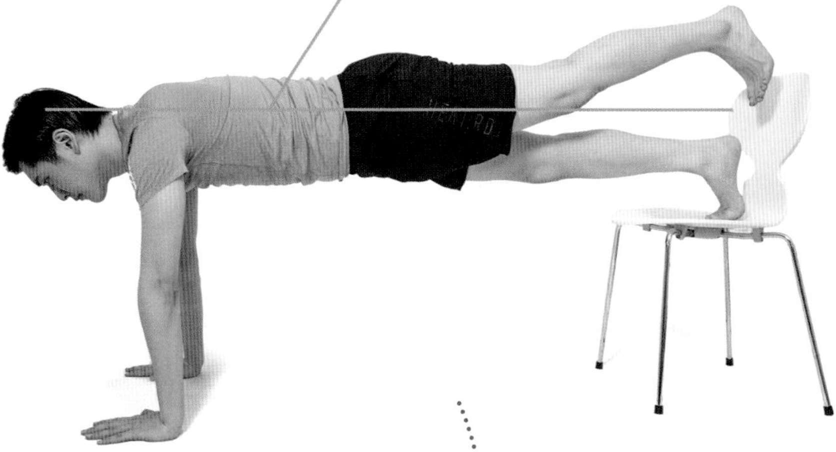

3

反対側も同様に行う。

NG

腰が落ちる、あごが上がる

腰が落ちて、あごが上がらないように注意。手を前につきすぎない。

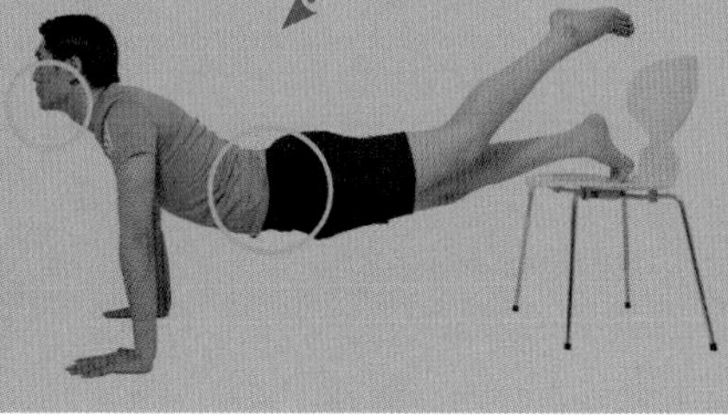

筋トレの効果が出ないときは…

「トレーニングを続けているのに効果が感じられない」

そんなときに、チェックするべきポイントがいくつかあります。まずは、トレーニングの強度が足りない可能性を疑いましょう。20回×3セットが楽々とできてしまうようでは、強度が足りません。トレーニング後に、ターゲットとした筋肉に疲労感や張りを感じないようなら、もう1ランク上の強度の種目にチャレンジしましょう。同時にフォームも再度チェックしてください。正しいフォームで、ターゲットとしている筋肉に適切な負荷をかけなければ、トレーニング効果は半減してしまいます。

それから頻度。運動経験がまったくないという人であれば、はじめのうちは週に一度のトレーニングでも効果を感じられる可能性はあります。しかし、ある程度トレーニングを積んだ後、さらに**筋肉量を増やしたい、成長を感じたいのであれば、最低週2回、できれば週3回はトレーニングを行ってください。**

強度、頻度は足りているはずなのに効果が出ない。そんな場合は、**タンパク質不足、全体的な栄養不足**の可能性があります。筋肉の合成にはタンパク質が不可欠です。体重1キログラムあたり1グラムを目安に摂取してください。タンパク質だけではありません。ビタミンやミネラル、それに糖質や脂質も不足しないよう、栄養バランスのよい食生活を心がけましょう。

また、しっかり睡眠をとることも重要です。睡眠中に分泌される成長ホルモンは、細胞の修復や疲労回復に役立つもの。睡眠時間が短い、睡眠の質が低いと、成長ホルモンがあまり分泌されない、十分に体に行き渡らないといったことが起こります。筋肉の成長には睡眠も欠かせないのです。

PART 5

「なりたい」別
トレーニングメニュー

運動不足を解消したい

01

運動習慣がほぼない人、運動は通勤や買い物で歩く程度という人のためのメニューです。

とにかく下半身の筋力の衰えを防ぐことが大切なので、スクワットオンリーのメニューになっています。

Rule

4種目 × 週に2～3回

きつくて4種目すべてはこなせないという人は、スモウスクワットからスタートして、慣れてきたところで徐々に種目数を増やしていきましょう。

1. **スモウスクワット** [20回×3セット]

休憩

2. **サイドランジ** [30回×3セット]
3. **フロントランジ** [30回×3セット]
4. **沈み込みウォーク** [30回×3セット]

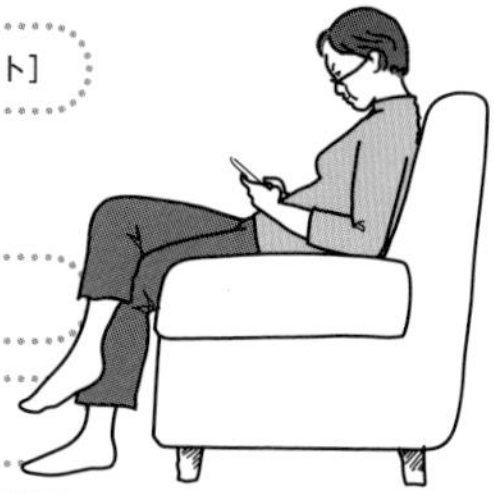

1 スモウスクワット

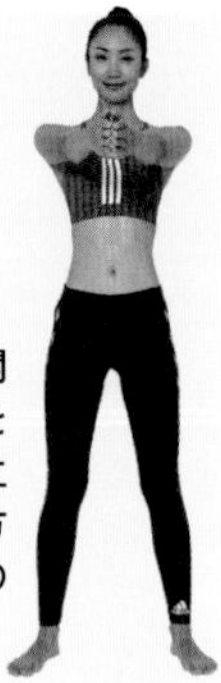

① 両足を肩幅に開いて、つま先を外側に向けて立つ。両腕を前方に伸ばして、手のひらを合わせる。

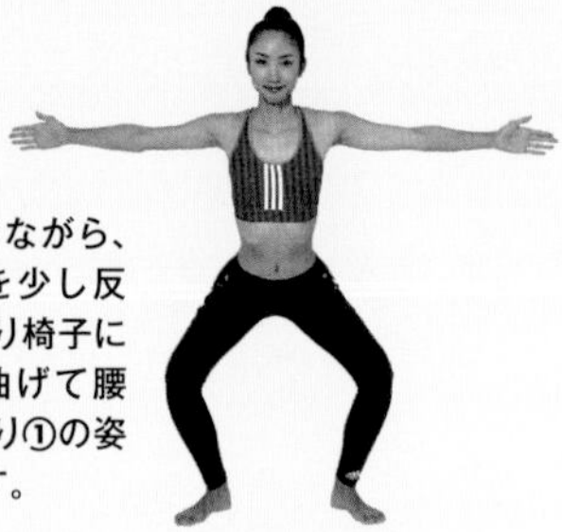

② 両腕を左右に開きながら、胸を張って背中を少し反らせつつ、ゆっくり椅子に座るように膝を曲げて腰を沈める。ゆっくり①の姿勢に戻り、繰り返す。

→p.38

2 サイドランジ（高回数）

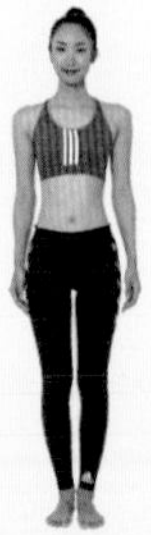

① 両足を腰幅に開いて立つ。

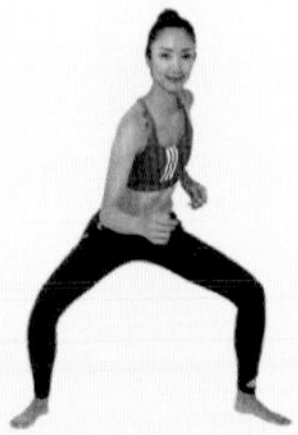

② 腕を前後に振りながら、左足を大股1歩分、横方向に移動して、腰を沈ませる。

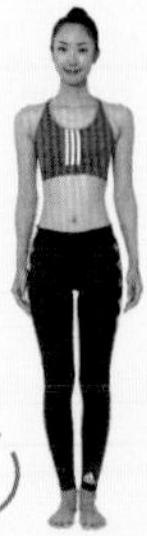

③ 左足で床を蹴って元に戻る。

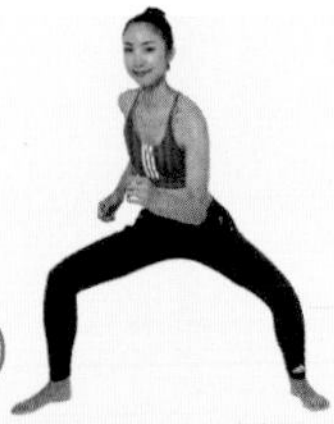

④ 腕を前後に振りながら、右足を大股1歩分、横方向に移動して、腰を沈ませる。右足で床を蹴って元に戻る。リズミカルに①②③④を繰り返す。

→p.70

3 フロントランジ（高回数）

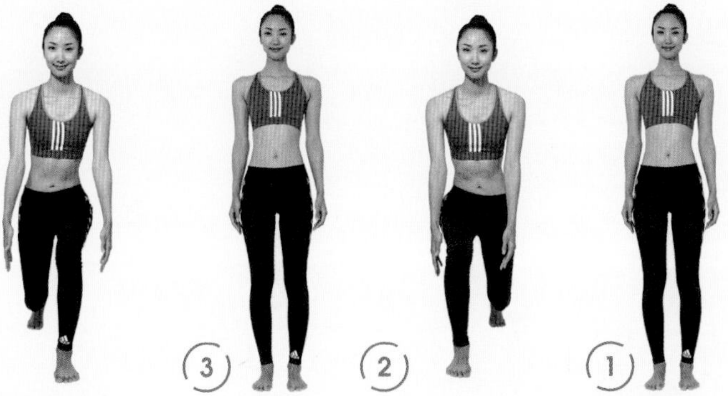

① 両足を腰幅に開き、つま先を前方に向けて立つ。

② 右足を前に１歩分踏み出し、右膝が90度程度になるまで沈み込む。やや前傾姿勢になり、右足に体重を乗せる。

③ 右足で床を蹴って元に戻る。

④ 今度は左足を前に１歩分踏み出し、左膝が90度程度になるまで沈み込む。やや前傾姿勢になり、左足に体重を乗せる。左足で床を蹴って元に戻る。リズミカルに①②③④を繰り返す。

→p.72

4 沈み込みウォーク（高回数）

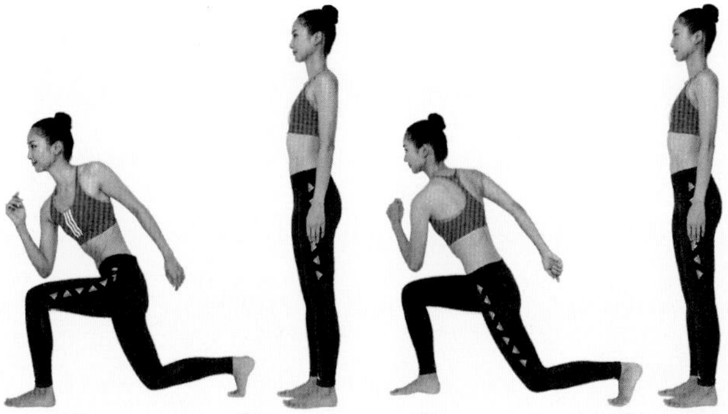

① 両足を腰幅に開き、つま先を前方に向けて立つ。

② 右足を1歩前に出し、太ももが床と平行になるまで沈み込む。同時に、体を前傾させて左肘を右膝に近づける。

③ 右足に重心移動しながら膝を伸ばして立ち上がる。

④ 左足を前に出して沈み込む。リズミカルに繰り返しながら、前進する。

→p.68

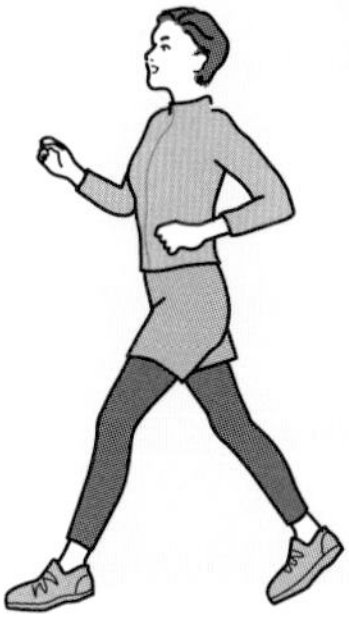

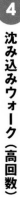

首・肩の疲れをとりたい

02

デスクワークやクルマの運転などが仕事の中心で、
首や肩に疲れを感じている人に向けたメニュー。

パソコン作業や運転では、腕が常に前方にある姿勢になります。そうすると腕の重みに引っ張られるように肩甲骨が背骨の中心から離れ、外側へと開きます。このとき、肩甲骨周辺の筋肉は絶えず緊張状態にあり、血液の循環が悪くなり、結果、こりや疲れを感じる場合が多いのです。また長時間の座り仕事は、全身の血流自体を悪化させます。

Rule

3種目
×
毎日

自分の運動レベルによって調整してかまいません。それほど強度が高いものではないので、毎日の仕事終わりに取り組んでみましょう。

❶ スモウスクワット [20回×3セット]

スクワットで滞っていた全身の血流を促進させ、肩甲骨を同時に動かしましょう。

↓

❷ ウォールプッシュアップ [20回×3セット]

↓

❸ オルタネイトウォールプッシュアップ [20回×3セット]

❷❸で肩甲骨周辺の血流を促進しながら、動きをよくしていきます。

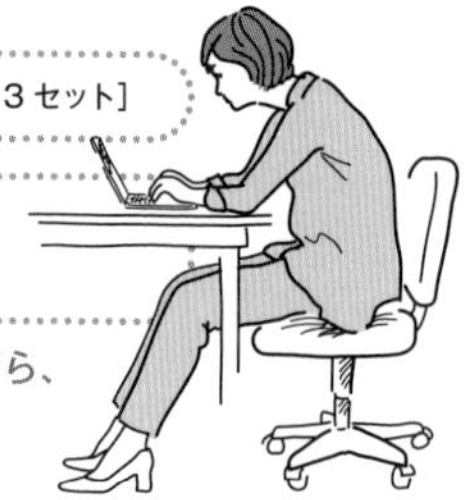

1 スモウスクワット

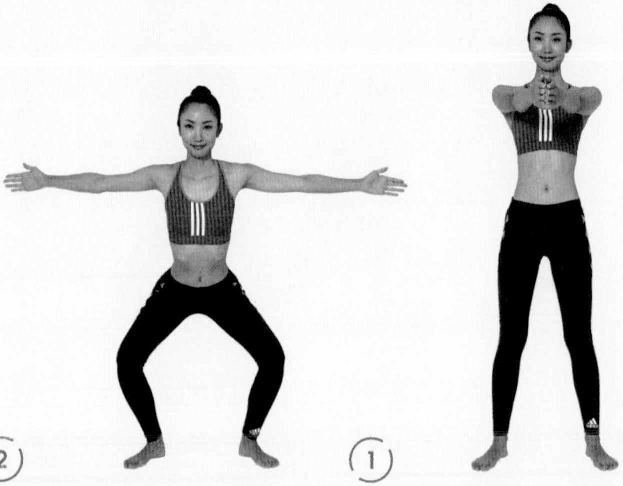

①
両足を肩幅に開いて、つま先を外側に向けて立つ。両腕を前方に伸ばして、手のひらを合わせる。

②
両腕を左右に開きながら、胸を張って背中を少し反らせつつ、ゆっくり椅子に座るように膝を曲げて腰を沈める。ゆっくり①の姿勢に戻り、繰り返す。

→p.38

2 ウォールプッシュアップ

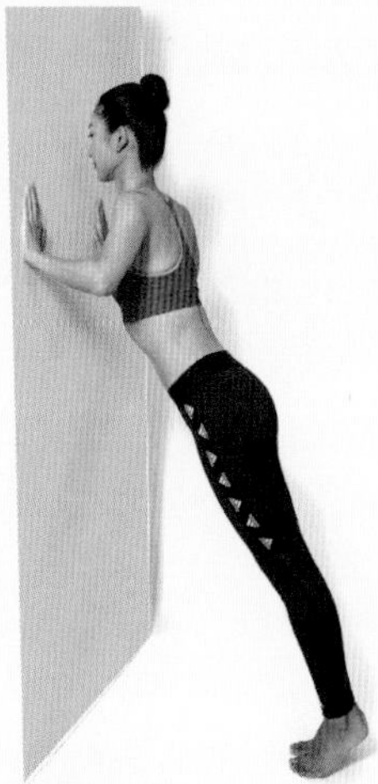

①

壁から1歩分離れて、
両足を腰幅に開いて立つ。
両手を肩幅開いて壁につけ、
肘を曲げて体を前傾させる。

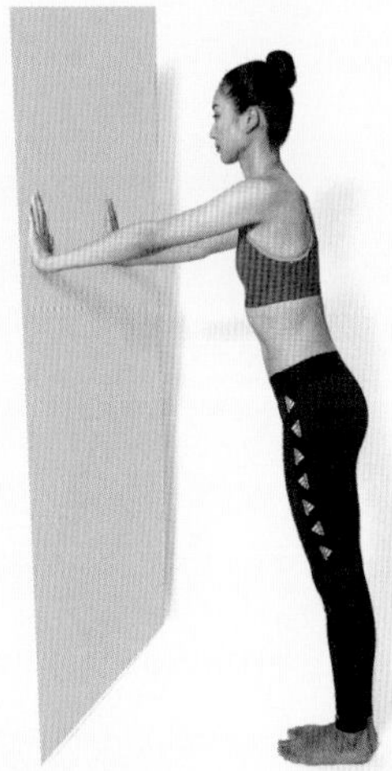

②

背すじは伸ばしたまま、
腕を伸ばして体を壁から離す。
ゆっくり元に戻る。
①②を繰り返す。

→p.124

3 オルタネイトウォールプッシュアップ

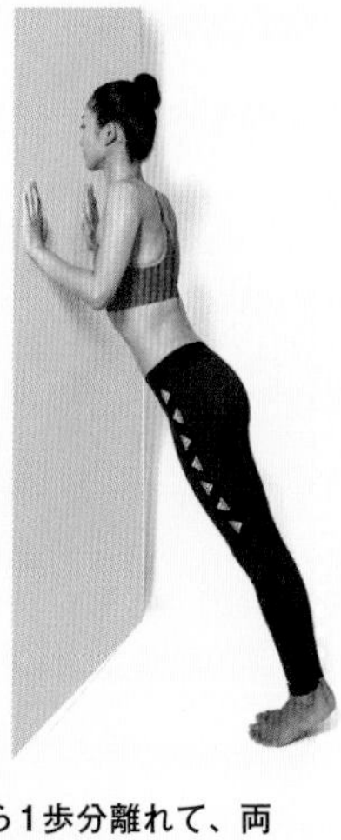

①

壁から1歩分離れて、両足を腰幅に開いて立つ。両手を肩幅に開いて壁につけ、肘を曲げて体を前傾させる。

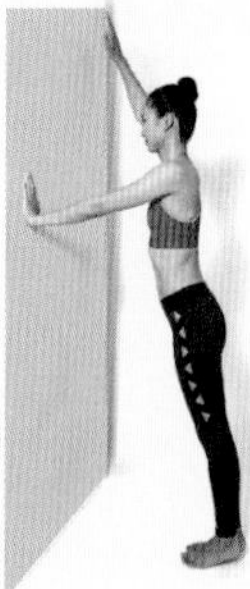

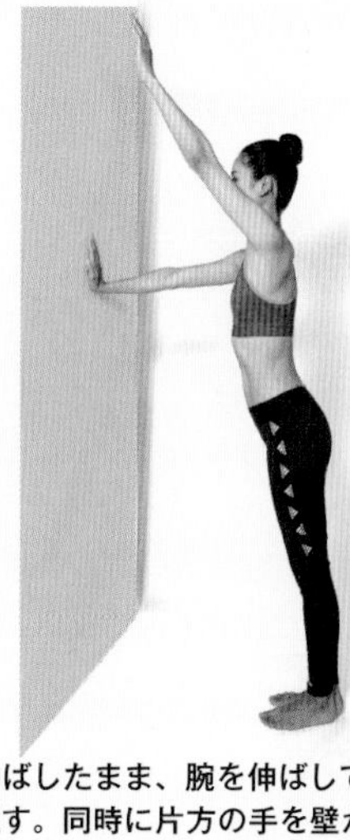

②

背すじは伸ばしたまま、腕を伸ばして体を壁から離す。同時に片方の手を壁から離し、頭上に上げる。元に戻り、今度は腕を伸ばした後に、反対側の手を壁から離して上げる。反動を使って左右繰り返す。

→p.126

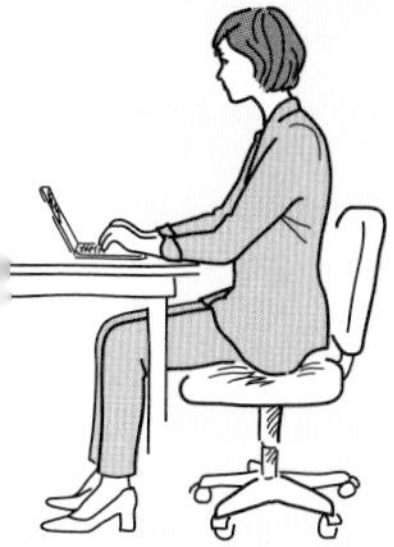

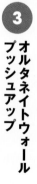

腰痛をなおしたい

03

腰痛の原因はさまざま。なかには重篤なものもあるので、まずは病院で画像診断や検査を受けましょう。筋力という面からは、体幹、骨盤周辺部の筋力低下が腰痛の原因になります。

腹部周辺には腰椎《ようつい》以外に骨がなく、腹部の筋肉が衰えると腰椎に過剰な負担がかかってしまいます。そして、腰椎を支えている骨盤を安定させることも重要。そのためには、お尻まわりの筋肉をしっかり鍛える必要があります。

Rule

4種目
×
週に2～3回

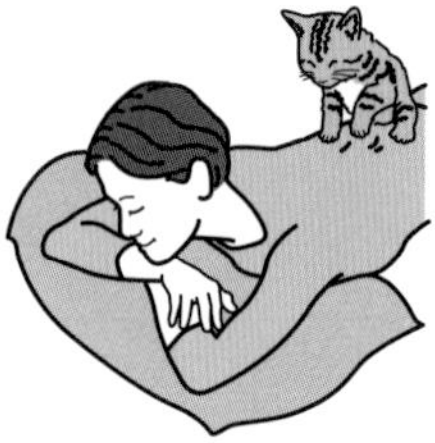

1 **プランク** [20秒×3セット]

腹直筋を鍛えます。

↓

2 **ツイスティングクランチ with ウォール** [20回×3セット]

腹斜筋を鍛えます。❶❷で腹部周辺の筋力アップをし、腰椎への負担を軽減します。

↓

3 **椅子から片脚立ち上がりスクワット** [各20回×3セット]

↓

4 **シングルレッグスクワット** [各20回×3セット]

❸❹お尻まわりに効かせやすく、運動経験者でなくてもトライしやすい2つのスクワットで、お尻を鍛え、骨盤の安定を狙います。

1 プランク

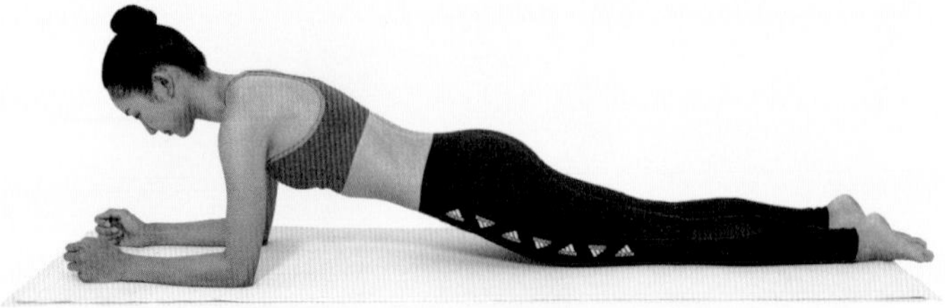

(1) 床にうつ伏せになる。
前腕を床について体を床から離す。
頭から膝までが一直線になるイメージで
腰を持ち上げて、キープする。

→ p.108

2 ツイスティング クランチ with ウォール

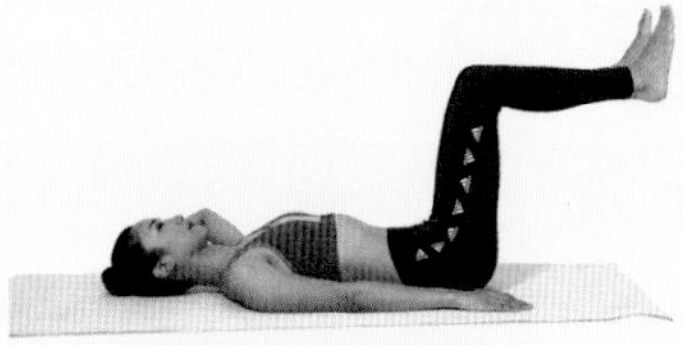

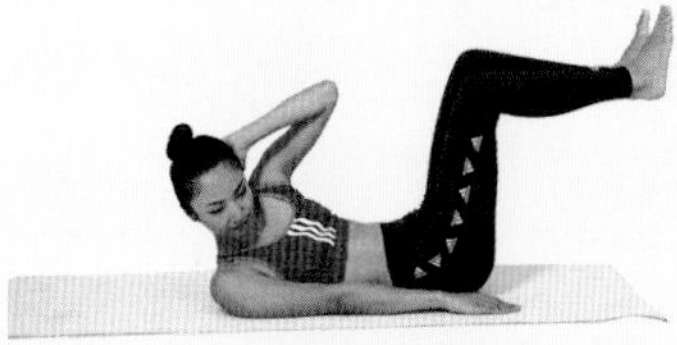

① 床に仰向けになり、両腕は体側でハの字に開いて手のひらを下に置く。
太ももを床と垂直に、脛を床と平行にする。

② 床についた手の方向に向かって上体を起こし、頭に手を添えた側の肩甲骨を床から離す。ゆっくり元に戻る。
①②を繰り返す。

③ 反対側も同様に行う。

→ p.96

3 椅子から 片脚立ち上がり スクワット

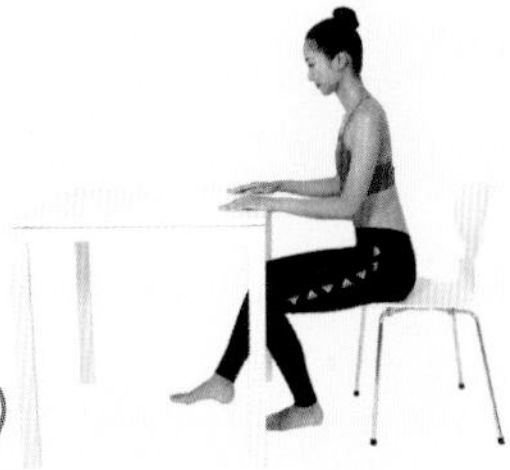

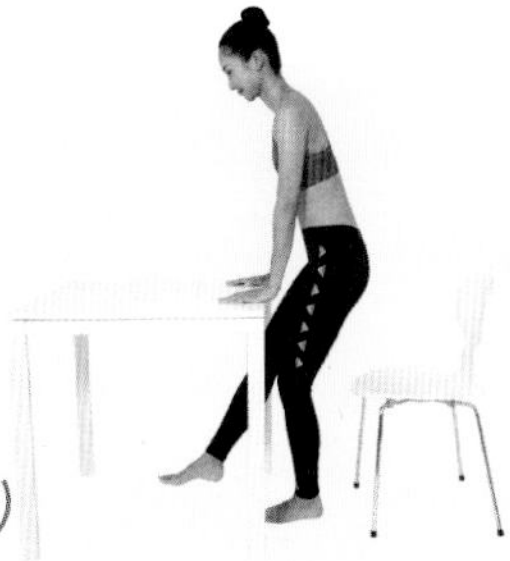

① 椅子と机を用意する。両足を腰幅に開いて椅子に座る。机に両手を置く。背すじを伸ばし、少し前傾になりながら、片足を床から離す。

② 背すじを伸ばしたまま、足裏全体で床を押すようなイメージで、ゆっくり立ち上がる。ゆっくり①の姿勢に戻り繰り返す。

③ 反対側も同様に行う。

→ p.40

4 シングルレッグ スクワット

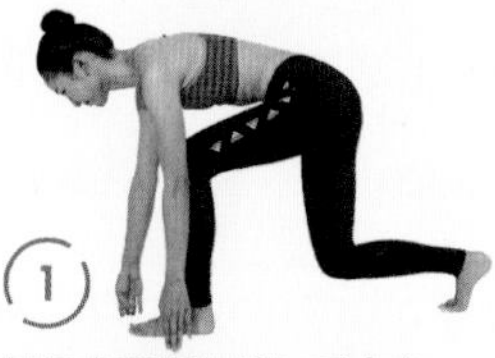

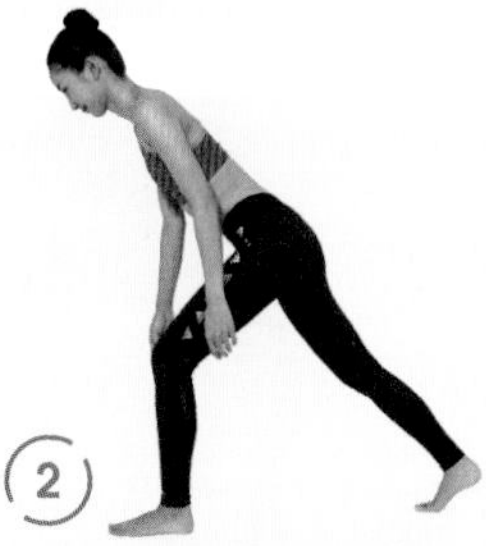

① 両足を腰幅に開いて立ち、片足を1歩分後ろに下げ、腰を沈める。後方の足はつま先立ちに。前方の脚は、膝がつま先より前に出ないように注意。

② 前方にある足裏で床を押すようにして、膝を伸ばしてゆっくり立ち上がる。前傾姿勢をキープ、前方の足に体重を乗せたまま行う。ゆっくり①の姿勢に戻り、繰り返す。

③ 反対側も同様に行う。

→ p.46

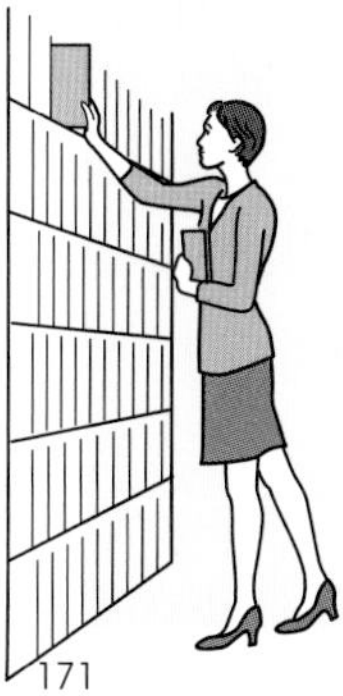

おなかまわりをしぼりたい

04

運動習慣がほとんどなく、現在は寸胴体型。ウエストをしぼって、くびれをつくりたいという人に向けたメニュー。

それぞれの種目は、筋トレ初心者の人が取り組みやすいものとなっています。栄養バランスのよい食生活、ウォーキングやランニングなどの有酸素運動と合わせて筋肉量を増やすと、効率よく体脂肪を減らすことができます。

Rule

4種目

×

週に2～3回

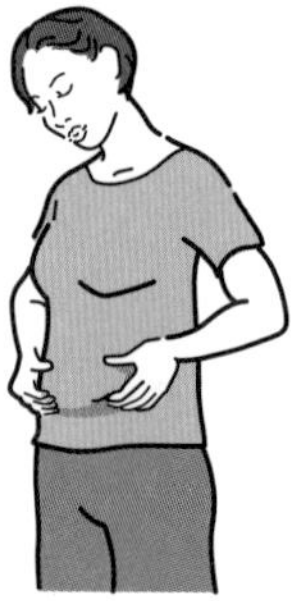

1 **スモウスクワット with ウエイト**
[20回×３セット]

↓

2 **補助つきスプリットスクワット**
[各20回×3セット]

❶❷で下半身の筋肉量アップを図ります。下半身の筋肉量が増えれば、基礎代謝量が増え、脂肪を落としやすくなります。有酸素運動を行った際のエネルギー消費が増えるので、ウォーキングやランニングの効果も上がります。

↓

3 **クランチ** [20回×３セット]

腹直筋を鍛えます。

↓

4 **ツイスティングクランチ** [各20回×３セット]

腹斜筋を鍛えます。

❸❹で筋肉によるコルセット効果で腹部周辺を引き締めます。

1 スモウスクワット with ウエイト

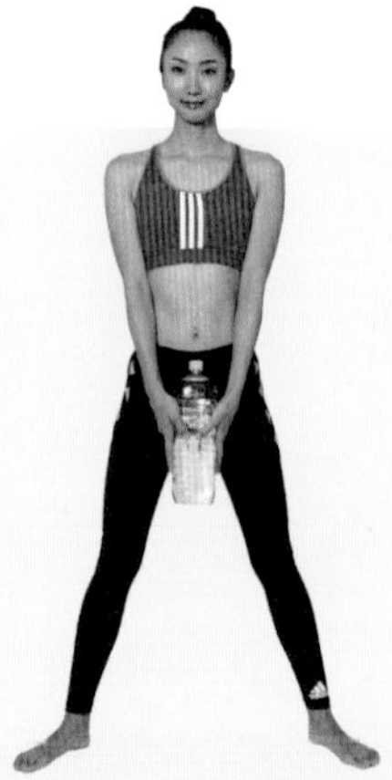

②

胸を張って背中を少し反らせた状態をキープしながら、ゆっくり膝を伸ばして立ち上がる。ゆっくり①の姿勢に戻り、①②を繰り返す。

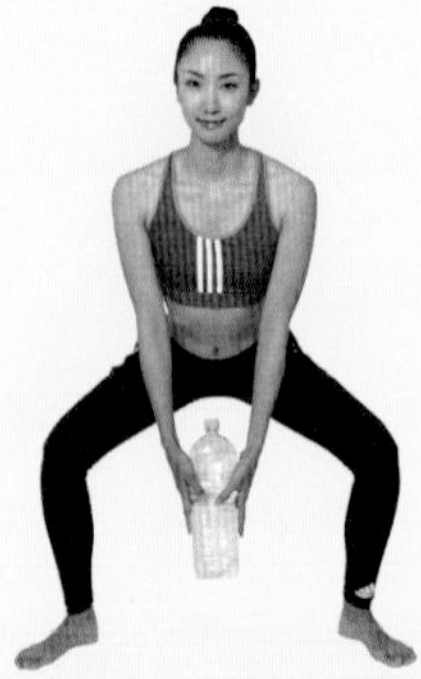

①

2リットルのペットボトルを用意する。両足を大股１歩分、左右に開いて立ち、両手でペットボトルを持つ。椅子に座るように膝を曲げて腰を沈め、胸を張って背中を少し反らせる。

→p.36

2 補助つきスプリットスクワット

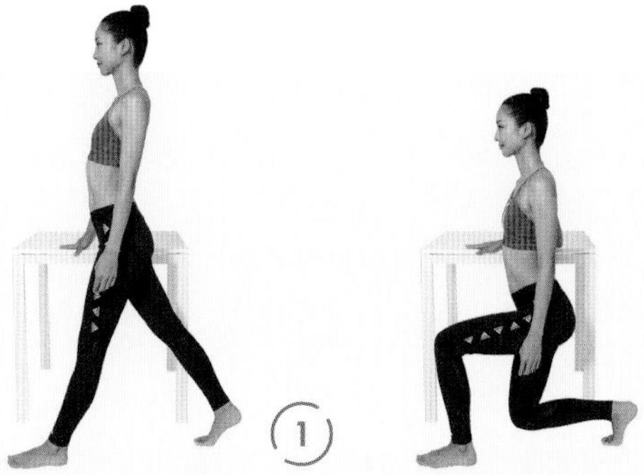

①
両足を腰幅に開いて立ち、机に片手を置く。片足を１歩分後ろに下げ、腰を沈める。後方の足はつま先立ちに、前方の脚は、膝がつま先より前に出ないように注意。

②
背すじを伸ばしたまま、前方にある足裏で床を押すようにして、膝を伸ばしてゆっくり立ち上がる。ゆっくり①の姿勢に戻り、繰り返す。

③
反対側も同様に行う。

→p.42

3 クランチ

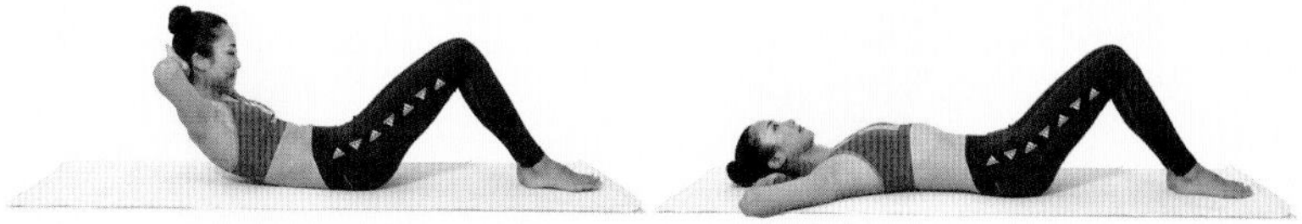

①
床に仰向けになり、両膝を立てる。両手は頭の後ろに添える。

②
足や腰を動かさずに腹部を丸めるイメージで、肩甲骨が床から離れるまで上体を起こす。
ゆっくり元に戻る。①②を繰り返す。

→p.82

4 ツイスティングクランチ

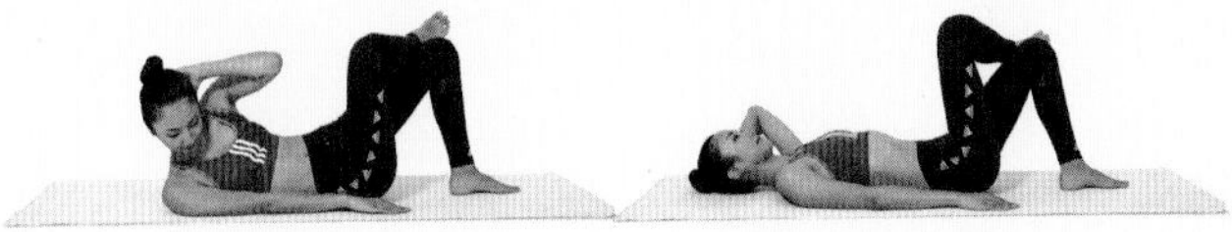

①
床に仰向けになり、両腕は体側でハの字に開いて手のひらを下に置く。片方の膝を立て、反対側の足首を立てた膝にかける。

②
床についた手の方向に向かって上体を起こし、頭に手を添えた側の肩甲骨を床から離す。ゆっくり元に戻る。①②を繰り返す。

③
反対側も同様に行う。

→p.94

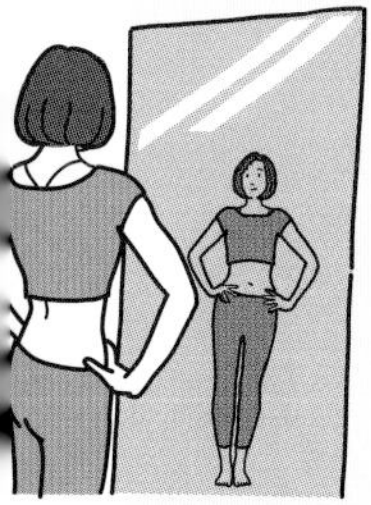

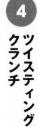

体にメリハリをつけたい

05

ヨガやストレッチなどで体を定期的に動かしているけれど、もう少しボディラインにメリハリをつけたい、 全身の筋肉量を増やしたいという人に向けたトレーニングメニューです。

ボディラインにメリハリをつけるには、スクワット、フッキン、プッシュアップの３種目にバランスよく取り組む必要があります。メリハリができた頃には、全身の筋肉量もアップしているはずです。ヨガやストレッチをしている人であれば、ある程度柔軟性があるはず。関節の可動範囲が広い人が、それを活かした正しいフォームがとれるであろう種目をチョイスしています。

Rule

４種目
×
週に２～３回

1. **シングルレッグキングデッドリフト** [各20回×３セット]
   下半身強化を図ります。
2. **ハンドウォーク&フロント** [20回×３セット]
   胸や腕のボリュームをアップします。
3. **Vアップ&トゥタッチ** [20回×３セット]
4. **サイドバキューム** [各20回×３セット]
   おなかまわりを引き締めます。
   腹直筋、腹斜筋の両方を鍛えましょう。

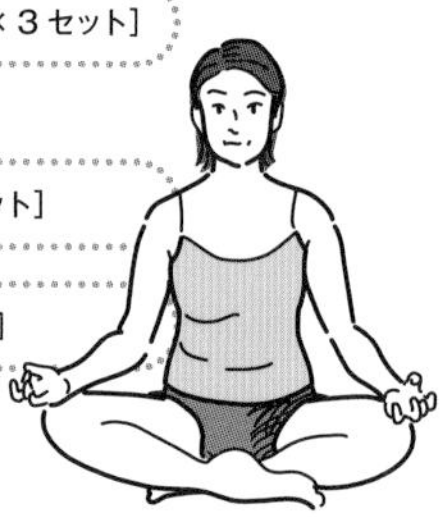

1 シングルレッグキングデッドリフト

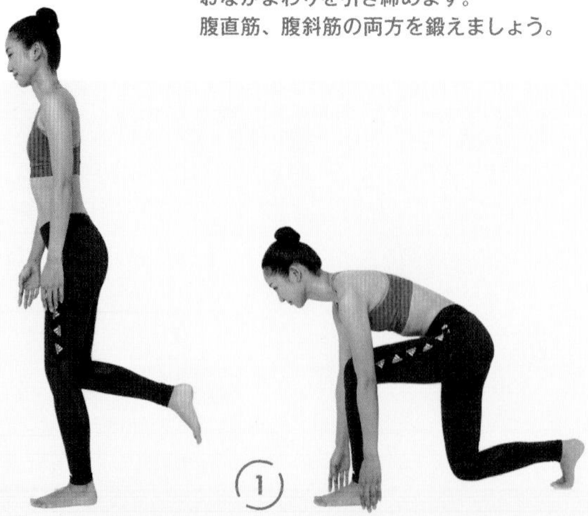

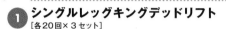

① 両足を腰幅に開いて立ち、片足を１歩分後ろに下げ、腰を沈める。後方の足はつま先立ちに。前方の脚は、膝がつま先より前に出ないように注意。両手を床について、前方の足に体重を乗せる。

② 後方の足を床から離し、前方の足にさらに重心を移動させながら、膝を伸ばしてゆっくり立ち上がる。ゆっくり①の姿勢に戻り、①②を繰り返す。

③ 反対側も同様に行う。

→p.50

2 ハンドウォーク&フロント

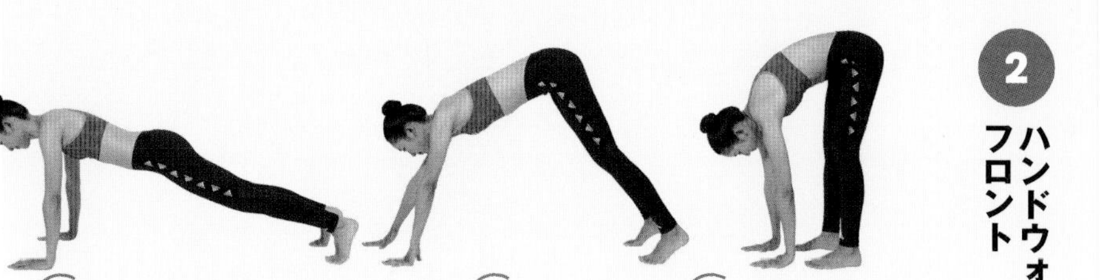

①
両足を腰幅に開いて立つ。両手を床につける。

②
手を交互に前方に出していく。

③
頭からかかとまでが一直線になるところで、両腕を平行にしてプッシュアップの姿勢に。手を交互に足のほうに近づけ、元に戻る。①②③を繰り返す。

→ p.154

3 Vアップ&トウタッチ

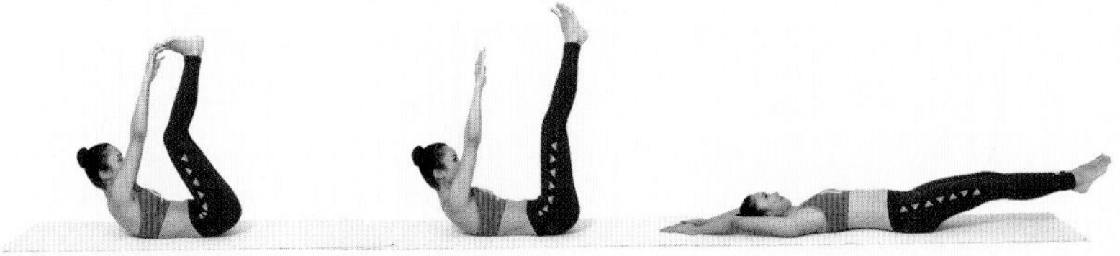

①
床に仰向けになる。両腕は頭の先に伸ばし、両脚はそろえて、床から離す。

②
上体を少しずつ起こしながら、両手両足を天井方向に上げる。上体は肩甲骨が床から離れるまで起こす。

③
両手で両足をさわれるまで、両足を頭の方向に引き寄せる。ゆっくり元に戻る。①②③を繰り返す。

→ p.92

4 サイドバキューム

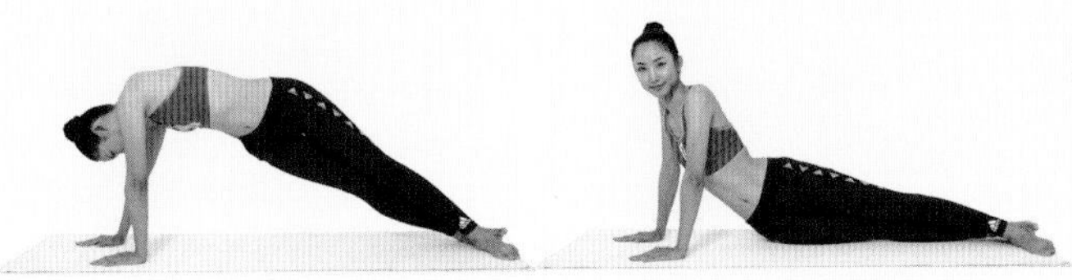

①
床にうつ伏せになる。両手は肩幅に開き、両腕を伸ばして体を床から離す。体を右側に向けながら、右手は右肩の真下に移動する。

②
下半身の向きはキープしたまま、おへそを天井方向に引き上げる。ゆっくり元に戻る。①②を繰り返す。

③
反対側も同様に行う。

→ p.114

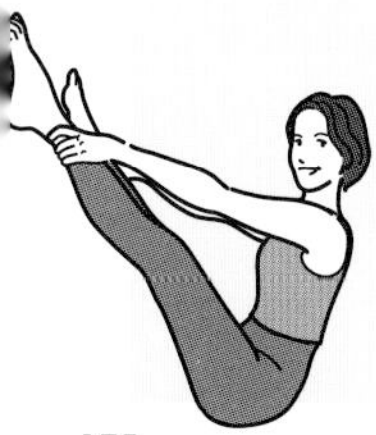

手足は細い。おなかを凹ませたい 06

腕や脚は若い頃よりも細くなり、おなかがぽっこりと出てきてしまった。体重は昔と変わらないのにおなかがたるんできた人のためのメニューです。

運動不足によって全身の筋肉量が減少している可能性が高いので、プッシュアップで上半身、スクワットで下半身の筋肉量を増やしましょう。全身の筋肉量が増えれば、基礎代謝も向上し、脂肪を燃やしやすくなります。

Rule

5種目 × 週に2～3回

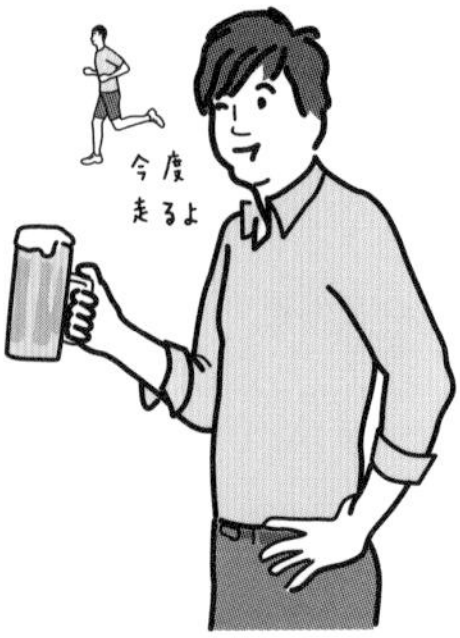

1. フィンガーティップププッシュアップ [20回×3セット]
2. ナロウプッシュアップ [20回×3セット]

❶❷プッシュアップ2種目。

3. シングルレッグバランススクワット [各20回×3セット]
4. オーバーヘッドフロントランジ [20回×3セット]

❸❹スクワットの2種目。プッシュアップもスクワットも中級者向けに強度が高いものを選んでいますが、きつくて難しいという人は、1種目ずつからスタートしてもOKです。

5. ニーアップツイスト（高回数） [30回×3セット]

腹斜筋を鍛えて、おなかまわりを引き締めましょう。

1 フィンガーティップ プッシュアップ

① 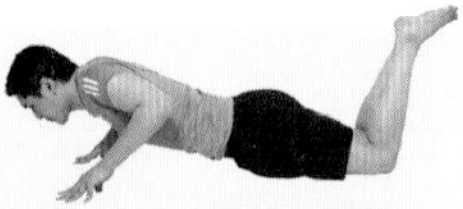

うつ伏せになり、両手は肩幅に開いて胸の横に置く。指を開いて立てて、手のひらは床から離す。両足は腰幅に開いて、膝を90度程度に曲げる。

② 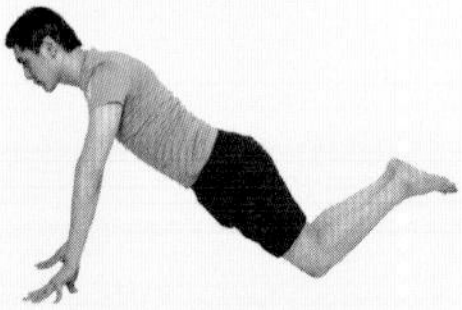

腕を伸ばして体を持ち上げる。ゆっくり元に戻る。①②を繰り返す。

➔p.152

2 ナロウプッシュアップ

① 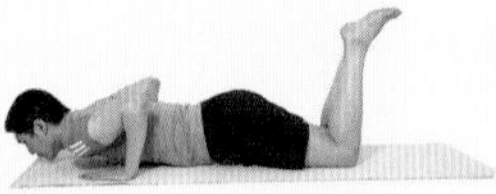

うつ伏せになり、両手は肩幅に開いてわきを締め、胸の横に置く。両足は腰幅に開いて、膝を90度程度に曲げる。

② 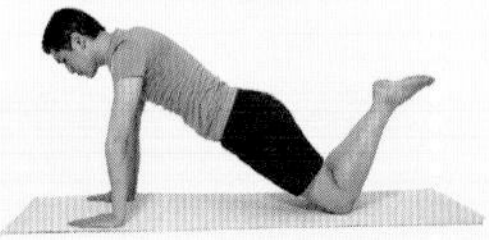

両手で床を押し、腕を伸ばして、体を持ち上げる。ゆっくり元に戻る。①②を繰り返す。

➔p.140

3 シングルレッグバランススクワット

→p.62

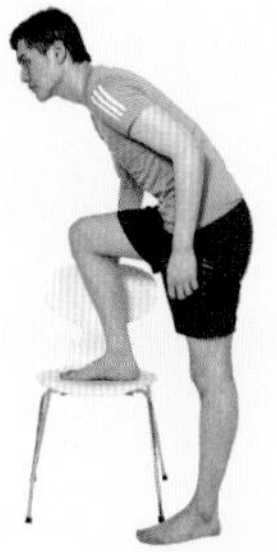

①
椅子を用意する。両足を前後に1歩分開いて、片足を椅子の座面に乗せる。前方の足に体重を乗せて前傾姿勢に。片手を背もたれに添えてバランスをとる。

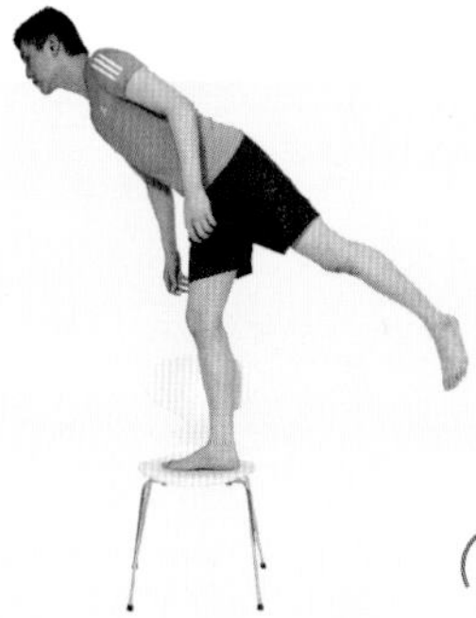

②
前方に重心移動しながら、膝を伸ばして椅子の上で片足立ちに。前傾姿勢をキープし、程よいタイミングで背もたれから手を離す。ゆっくり①の姿勢に戻り、①②を繰り返す。

③
反対側も同様に行う。

4 オーバーヘッドフロントランジ

→p.54

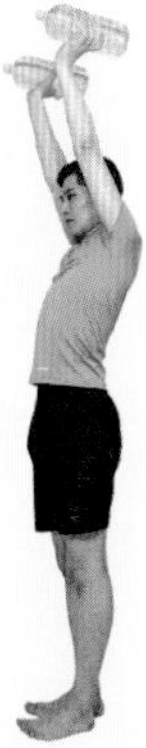

①
水の入った2リットルのペットボトルを2本用意する。両足を腰幅に開き、つま先を前方に向けて立つ。両手にペットボトルを持ち、腕を伸ばして、肩の真上に上げる。

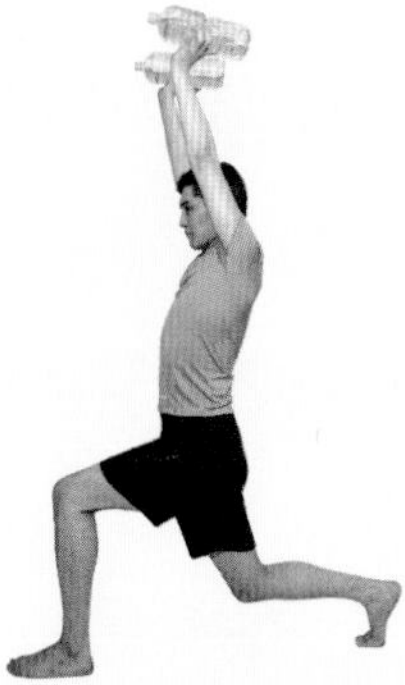

②
片足を大股1歩分、前に踏み出す。上体は床と垂直をキープ、前方の脚の膝が90度程度になるまで沈み込む。前方の足で床を蹴って、①の姿勢に戻る。①②を繰り返す。

5 ニーアップツイスト（高回数）

→p.106

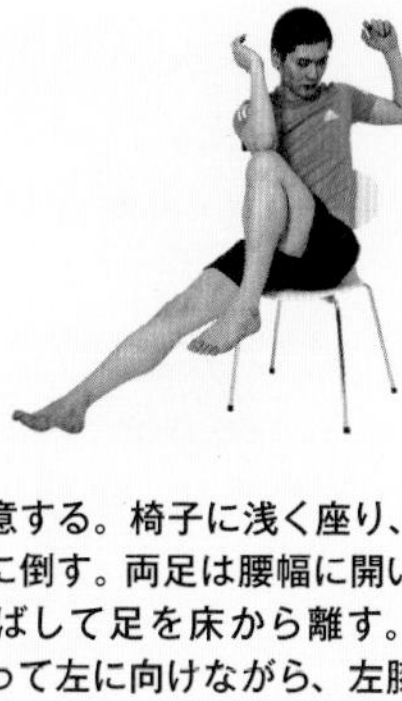

①
椅子を用意する。椅子に浅く座り、上体を後ろに倒す。両足は腰幅に開いて、両膝を伸ばして足を床から離す。上体をひねって左に向けながら、左膝を曲げて右肘に向かって引き寄せる。

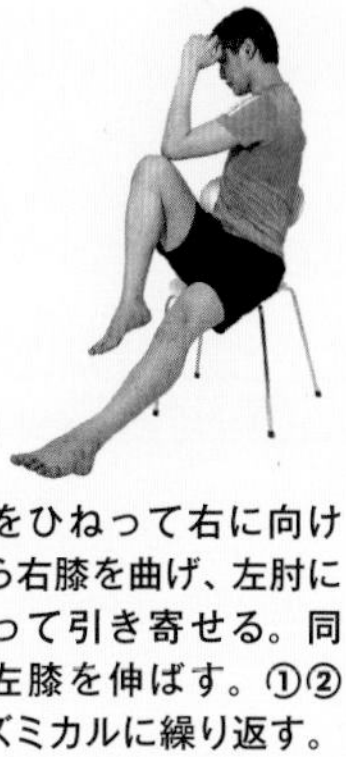

②
上体をひねって右に向けながら右膝を曲げ、左肘に向かって引き寄せる。同時に左膝を伸ばす。①②をリズミカルに繰り返す。

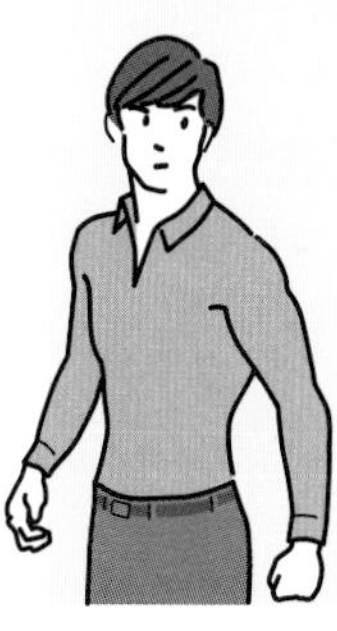

細マッチョになりたい

07

いわゆる細マッチョと呼ばれる、胸、肩、腕にそこそこのボリュームがある体型になりたい。そんな思いでジムに通って自己流でトレーニングをしているが、ガリガリ体型から抜け出せないといった悩みを解決するためのメニューです。

筋トレをして、栄養不足でもないのに筋肉がつかない場合、強度や頻度が足りていない可能性が高いので、プッシュアップを中心に徹底的に上半身を鍛えていきましょう。ジムに通っている、またはトレーニング経験がある人を想定し、中・上級者向けの強度の高いプッシュアップをチョイスしています。

Rule

4種目

×

週に2～3回

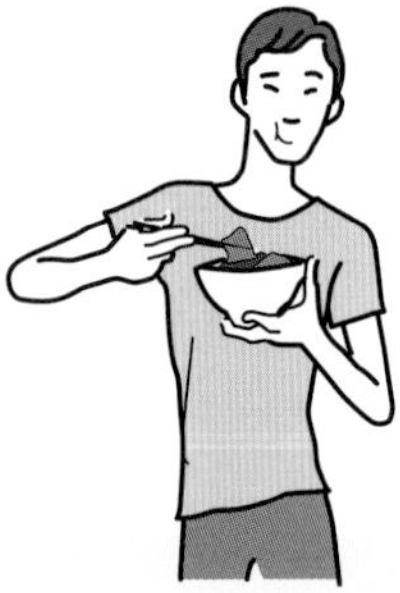

❶ デクラインプッシュアップ [20回×3セット]

胸に効きやすい。

↓

❷ パイクプッシュアップ [20回×3セット]

肩に効きやすい。

↓

❸ ナックルプッシュアップ [20回×3セット]

腕に効きやすい。

❶❷❸で上半身をバランスよく鍛えられます。

↓

❹ バランスVアップ&バランス [20回×3セット]

腹部の引き締め。

1 デクラインプッシュアップ

① 椅子を用意する。うつ伏せになり、両手は肩幅より少し広く開いて胸の横に置く。両脚はそろえてまっすぐ伸ばし、椅子の座面に置く。

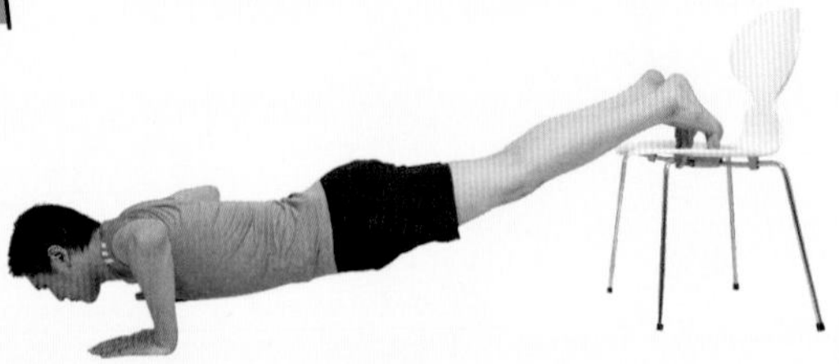

② 両手で床を押し、腕を伸ばして、体を持ち上げる。ゆっくり元に戻る。①②を繰り返す。

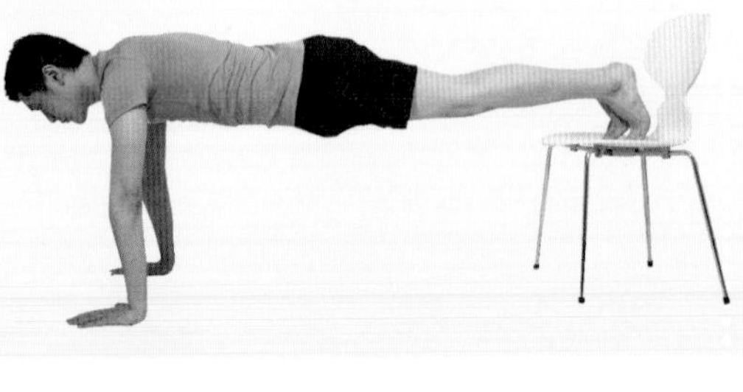

→p.158

2 パイクプッシュアップ

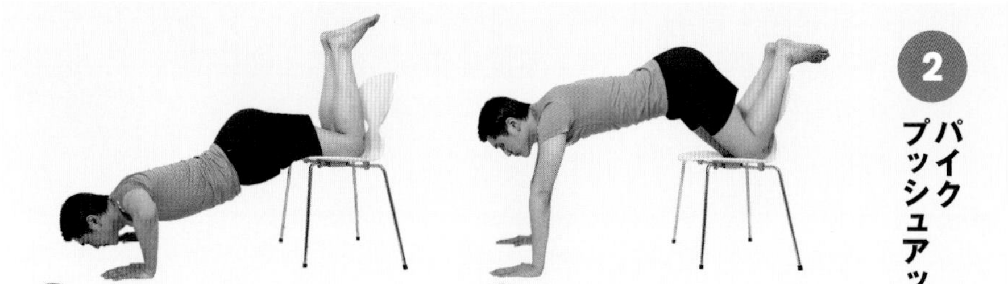

①
椅子を用意する。四つん這いになり、両膝を椅子の座面に乗せる。両手は肩幅より少し広く開く。

②
体を床に斜めに突き刺すイメージで、腕を曲げて頭を床に近づける。ゆっくり元に戻る。①②を繰り返す。

→p.160

3 ナックルプッシュアップ

①
タオルを用意する。うつ伏せになり、両手は親指を外に出してこぶしを握り肩幅に開いて胸の横に置く。両足は腰幅に開いて、膝を90度程度に曲げる。

②
腕を伸ばして体を持ち上げる。ゆっくり元に戻る。①②を繰り返す。

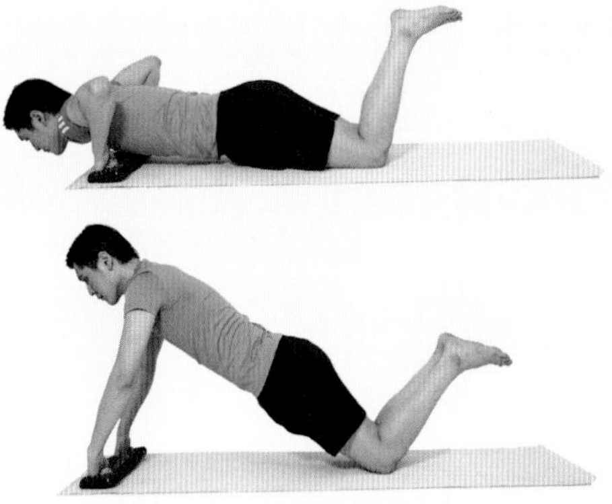

→p.150

4 バランスVアップ

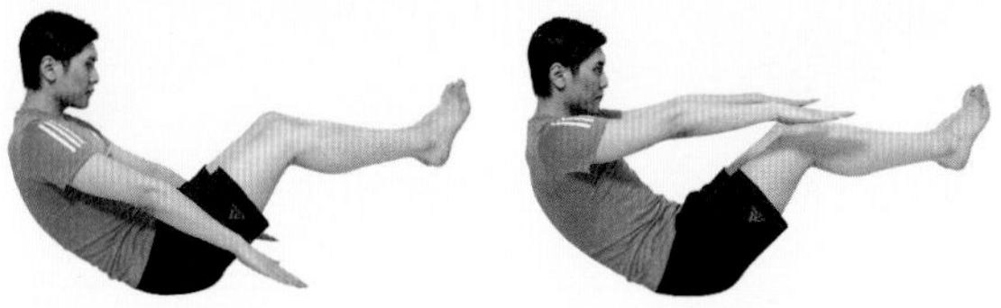

①
両膝を立てて、床に座る。両脚、両腕、上体を床から離し、脛と腕が床と平行になる高さまで上げる。

②
両脚、上体の位置をキープしたまま、両手を床に近づける。元に戻る。リズミカルに①②を繰り返す。

→p.90

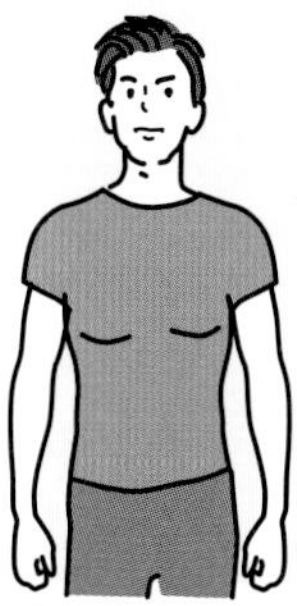

ランニングをしているのに太る。痩せたい 08

定期的にランニングをしているのに、まったく痩せない。その原因は、消費カロリーと比べて、摂取カロリーが多すぎる場合がほとんどです。食事の偏りや、間食の摂りすぎなどに注意して、摂取カロリーをコントロールしながら、全身の筋肉量を増やして、基礎代謝量をアップしましょう。

筋肉量が増えれば、ランニング時の消費カロリーも増加するので、効率よく脂肪燃焼を目指せます。継続的に運動している人を想定しているので、強度が高めの種目を選んでいます。

Rule

4種目
×
週に２～３回

ランニングをしない日に行いましょう。

❶ **チェアプッシュアップ** ［20回×３セット］
↓
❷ **ワイドスタンスプッシュアップ** ［20回×３セット］

❶❷の２種目で上半身の筋肉量を増やします。
↓
❸ **シングルレッグスクワット with チェア** ［各20回×３セット］
↓
❹ **チェアアップ** ［各20回×３セット］

❸❹の２種目で下半身を鍛えます。

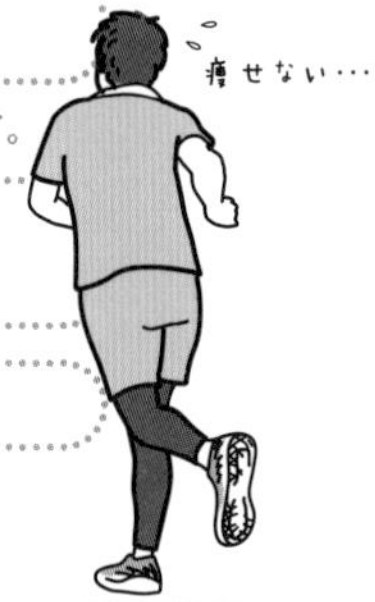

1 チェアプッシュアップ

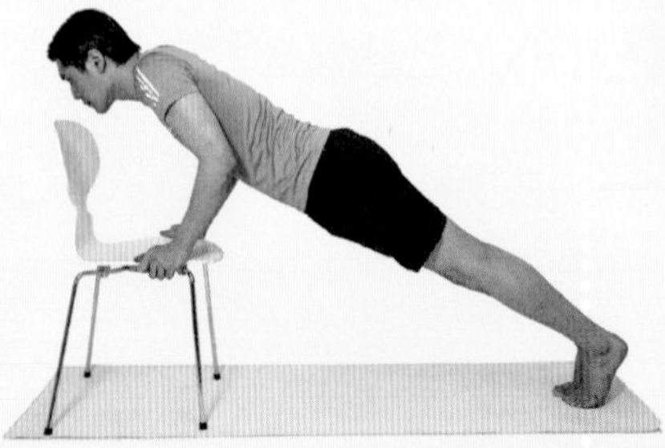

①
椅子を用意する。椅子の座面の浅い部分の両脇を手で握る。肘は90度程度曲げる。両足を椅子から離し、体を前傾させる。

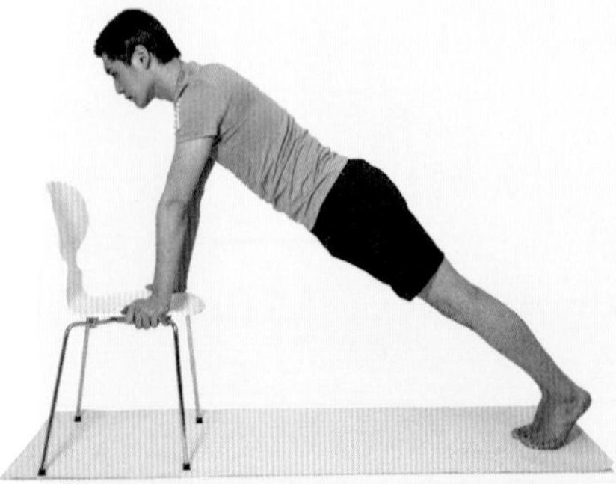

②
頭からかかとまでを一直線にキープしたまま、腕を伸ばして体を持ち上げる。ゆっくり元に戻る。①②を繰り返す。

→p.134

2 ワイドスタンスプッシュアップ

→p.138

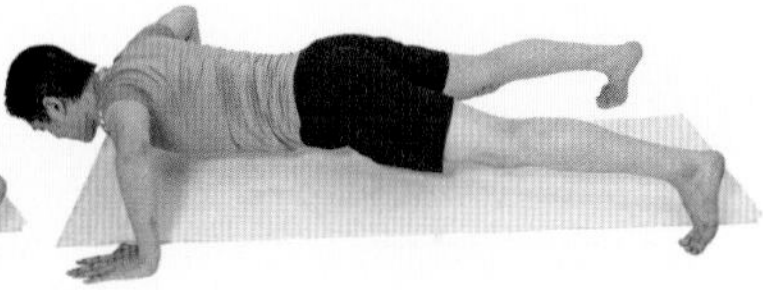

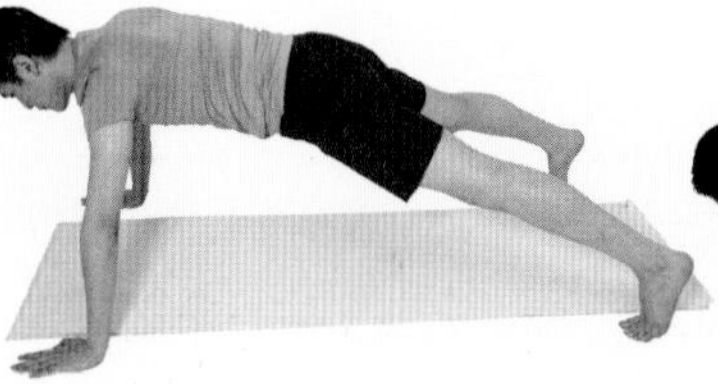

①

うつ伏せになり、両手は肩幅より少し広く開いて胸の横に置く。両脚は1歩分開いてまっすぐ伸ばし、つま先立ちになる。両手で床を押し、体を床から離す。

②

両手で床を押し、腕を伸ばして、体を持ち上げる。ゆっくり元に戻る。①②を繰り返す。

3 シングルレッグスクワット with チェア

→p.48

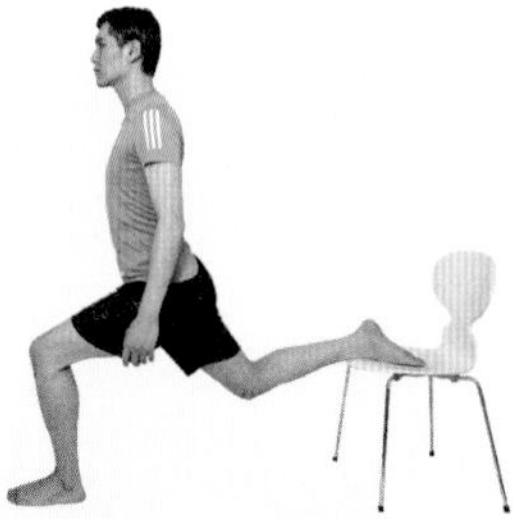

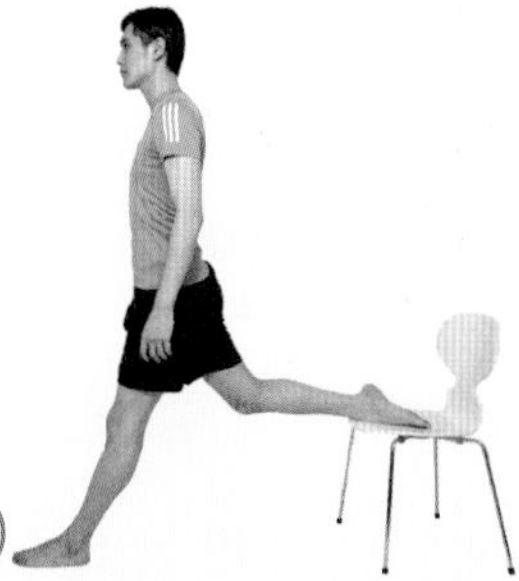

①

椅子を用意する。両足を腰幅に開いて立ち、片足を椅子の座面に乗せて、腰を沈める。膝がつま先より前に出ないように、前方の足に体重を乗せる。

②

背すじを伸ばしたまま、前方にある足裏で床を押すようにして、膝を伸ばしてゆっくり立ち上がる。ゆっくり①の姿勢に戻り、繰り返す。

③

反対側も同様に行う。

4 チェアアップ

→p.58

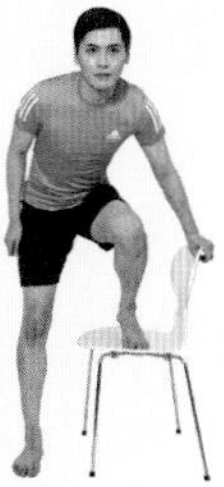

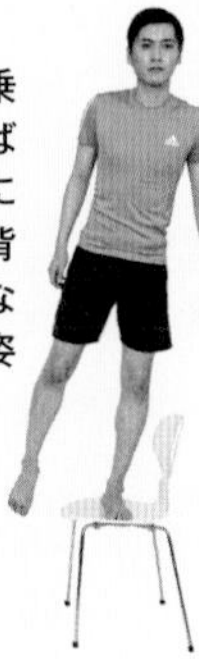

①

椅子を用意する。両足を腰幅に開き、片足を椅子の座面に乗せて立つ。片手を背もたれに添えてバランスをとる。

②

椅子に乗せた足に体重を乗せながら、ゆっくり膝を伸ばして、椅子の上に片足立ちになる。程よいタイミングで背もたれから手を離し、自然な前傾姿勢に。ゆっくり①の姿勢に戻り、①②を繰り返す。

③

反対側も同様に行う。

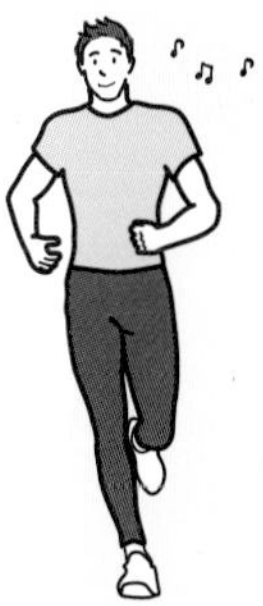

フルマラソンで完走したい

09

週2回のランニングに筋トレを追加して、フルマラソンを完走できるだけの筋力をつけたい。そんな目標をサポートするためのトレーニングメニューです。

フルマラソンの完走をめざすためには、ランニングの練習量を増やすのが効率的ではありますが、練習時間の確保が難しい、ランニングばかりだと飽きてしまうという人もいるでしょう。週２回のランニングと並行して、高回数のスクワットを中心とした下半身のトレーニングを行えば、完走に必要な筋力、筋持久力を身につけることができます。

Rule

４種目 × 週２回

ランニングをしない日に行います。
慣れてきたら高回数種目の回数を少し増やしてみましょう。

1. **エアスプリンター** [20回×３セット]
↓
2. **スプリットジャンプ** [20回×３セット]
↓
3. **クロックランジ(高回数)** [7回×３セット]
↓
4. **フロントランジ＆スタンドアップ(高回数)** [30回×３セット]

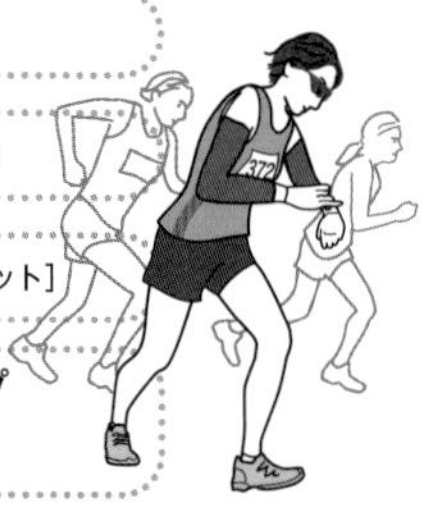

スクワット４種目。すでにランニングをしていて、下半身の筋力がある程度あることを想定しているので、強度は高めです。

1 エアスプリンター

→p.64

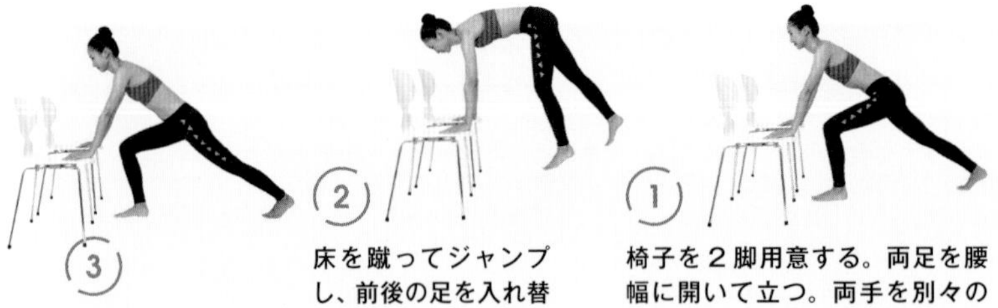

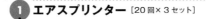

①椅子を２脚用意する。両足を腰幅に開いて立つ。両手を別々の座面につき、片足を１歩分後方に。後方の足はつま先立ちに。

②床を蹴ってジャンプし、前後の足を入れ替える。なるべく腰を高く上げる。

③リズムよく繰り返す。

2 スプリットジャンプ

→p.66

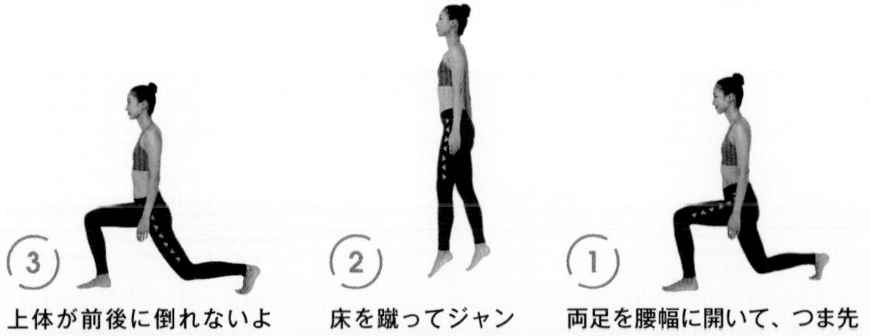

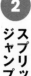

①両足を腰幅に開いて、つま先を前方に向けて立つ。片足を１歩分後方、つま先立ちに。

②床を蹴ってジャンプし、前後の足を入れ替える。

③上体が前後に倒れないように注意しながら、リズミカルに①②③を繰り返す。

3 クロックランジ

→ p.56

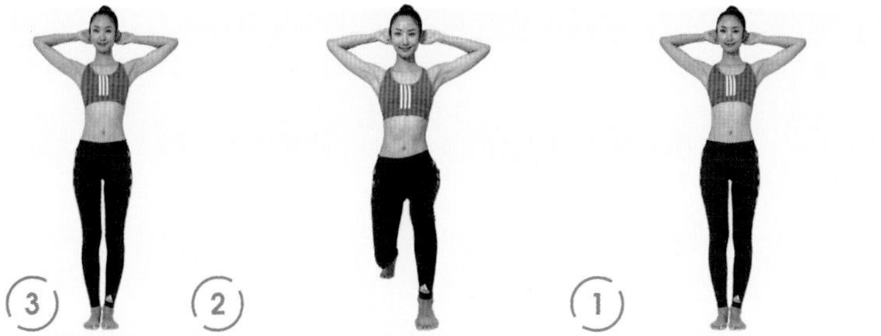

① 両足を腰幅に開き、つま先を前方に向けて立つ。両手を頭の後ろに添え、背すじを伸ばす。

② 左足を大股１歩分、前（12 時方向）に踏み出す。上体は床と垂直をキープ、前方の脚の膝が 90 度程度になるまで沈み込む。

③ 前方の足で床を蹴って、①の姿勢に戻る。

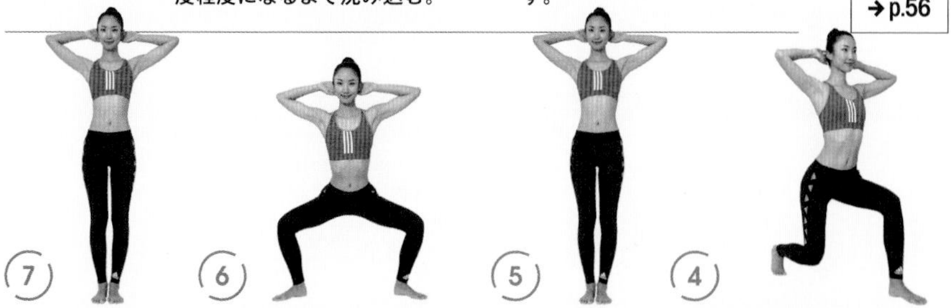

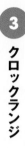

④ 左足を大股１歩分、斜め前方（10 時方向）に踏み出す。上体は床と垂直をキープ、前方の脚の膝が 90 度程度になるまで沈み込む。

⑤ 前方の足で床を蹴って、①の姿勢に戻る。

⑥ 左足を大股１歩分、横に（9 時方向）に踏み出す。上体は床と垂直をキープ、十分に腰を沈めたら、床を蹴って、①の姿勢に戻る。

⑦ 今度は右足で同様に行う（12 時方向、２時方向、３時方向に足を踏み出す）。

4 フロントランジ&スタンドアップ（高回数）

→ p.74

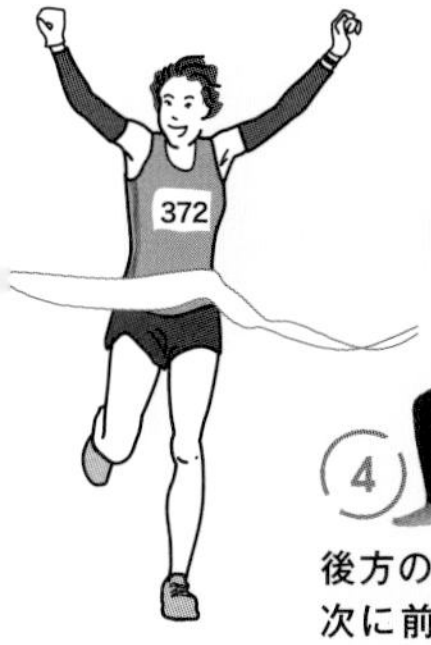

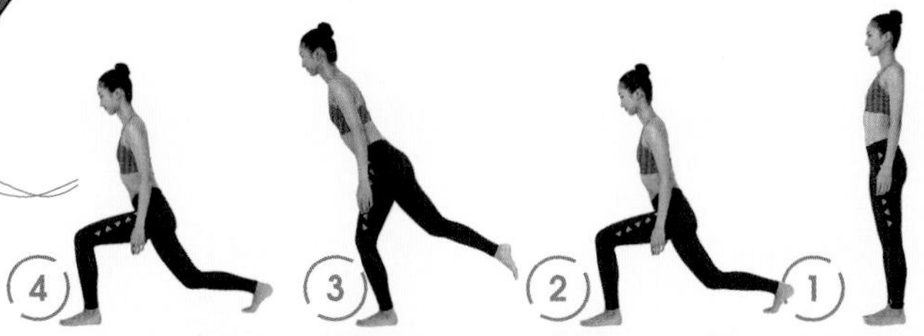

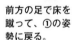

① 両足を腰幅に開き、つま先を前方に向けて立つ。

② 片足を前に１歩分踏み出し、前方の脚の膝が 90 度程度になるまで沈み込む。前方の足に体重を乗せて前傾姿勢に。

③ 後方の足を床から離し、前傾姿勢をキープして前方に重心移動する。前側の膝を伸ばして片足立ちに。

④ 後方の足を床に戻す。次に前方の足で床を蹴って、①の姿勢に戻る。今度は反対側の足を前に出して同様に行う。リズミカルに繰り返す。

10

「筋トレ＋ラン」がルーティン。おなかをもっと引き締めたい

筋トレもランニングもしているのに、なかなかおなかまわりがシャープな印象にならない、くびれができないといった悩みを解決するためのメニューです。

バランスのとれた食生活をして、筋トレとランニングをしているのであれば、体脂肪量はすでに多くないはず。あとは、おなかまわりを引き締めれば、自ずと腹部はシャープな印象になり、くびれもつくれるでしょう。

Rule

4種目
×
週に２～３回

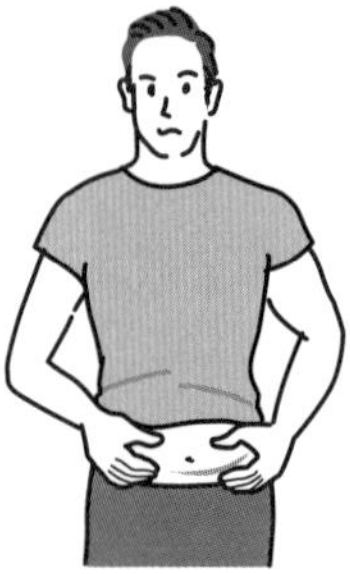

1 **リバースカールアップ**［20回×３セット］

2 **バキューム（膝つき）**［20回×３セット］

腹部の引き締めには、なんといってもフッキンが有効です。筋トレ経験者を想定しているので、強度が高めの種目を選んでいます。❶❷で腹直筋を鍛えます。

3 **ショートVサイドアップ**［各20回×３セット］

4 **サイドアップバランス**［各3秒×３セット］

❸❹で腹斜筋を鍛えます。
腹直筋、腹斜筋の両方にしっかりとアプローチすることが、腹部の引き締めにつながります。

1 リバースカールアップ

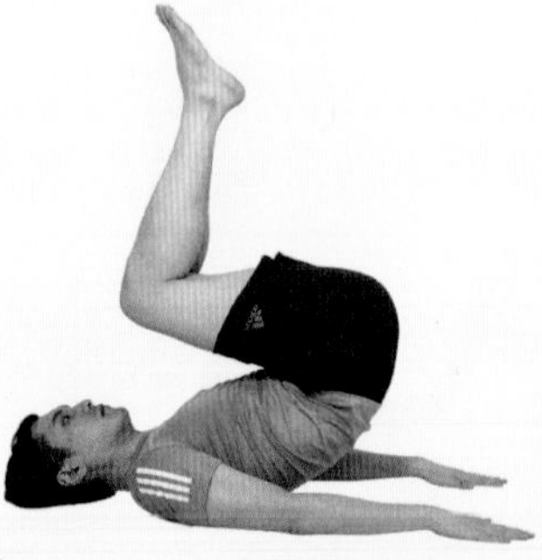

②
膝の角度をキープしたまま、両膝を胸に近づける。腰が床から離れるまでお尻も引き上げる。ゆっくり元に戻る。①②を繰り返す。

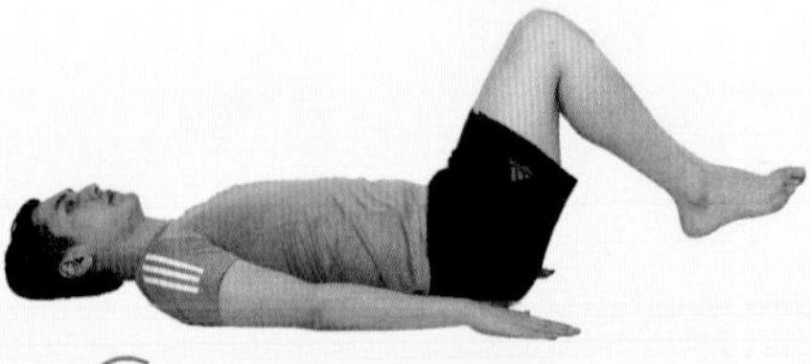

①
床に仰向けになり、両腕は体側でハの字に開いて手のひらを下にする。膝を90度程度曲げて、足を床から離す。

→p.88

2 バキューム（膝つき）

→p.110

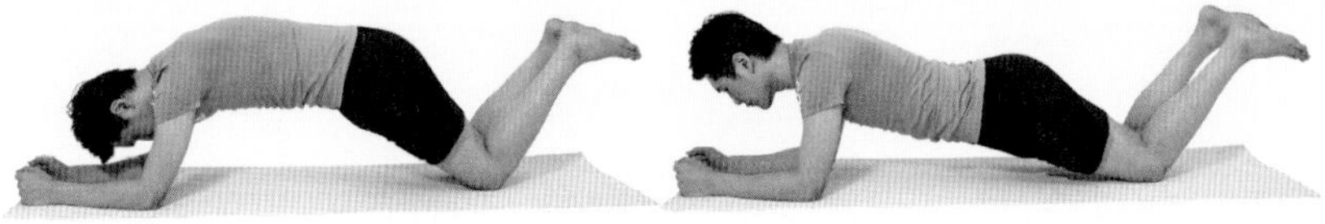

①

床にうつ伏せになる。前腕を床について体を床から離す。両膝は90度程度曲げる。

②

おへそを見るように背中を丸めながら、おへそを天井方向に引き上げる。ゆっくり元に戻る。①②を繰り返す。

3 ショートVサイドアップ

→p.100

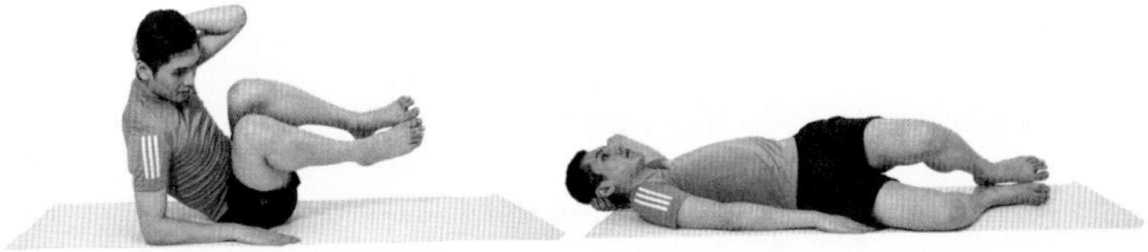

①

床に仰向けになり、両腕は体側でハの字に開いて手のひらを下に置く。両足をそろえて膝を立てて、両脚を同じ方向に倒す。

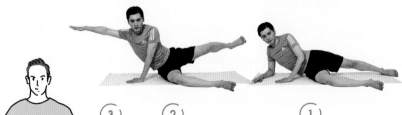

②

両膝を閉じながら両足を床から離し、体のひねりをキープしたまま、膝を胸の方向に引き寄せる。同時に、床についた前腕で体を支えながら上体を起こす。ゆっくり元に戻る。①②を繰り返す。

③

反対側も同様に行う。

4 サイドアップバランス

→p.118

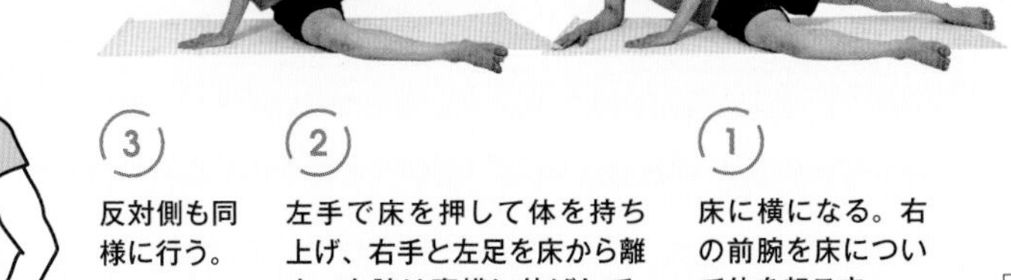

①

床に横になる。右の前腕を床について体を起こす。

②

左手で床を押して体を持ち上げ、右手と左足を床から離す。右腕は真横に伸ばして、床と平行にしてキープする。

③

反対側も同様に行う。

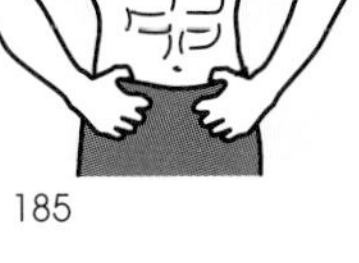

胸板を厚くしたい

11

大胸筋のボリュームアップをめざして筋トレをしているのに、大胸筋が大きくならない、理想としている形にならない（上部や内側がつかないなど）という悩みを解決するためのトレーニングメニューです。

胸トレをしているのにボリュームアップしない場合、強度不足、頻度不足が考えられるので、プッシュアップの中でも強度が高いものにトライする必要があります。また、大胸筋の中でボリュームが出る位置に偏りがある場合は、刺激を入れる位置に工夫が必要です。

Rule

4種目 × 週に2～3回

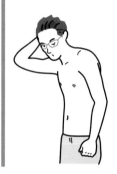

① シングルブロックプッシュアップ ［各20回×３セット］

片手を途中で床から離すプッシュアップ。

② デクラインプッシュアップ ［20回×３セット］

足の位置を高くするプッシュアップ。

③ パイクプッシュアップ ［20回×３セット］

肩に効きやすいプッシュアップ。

④ ワイドスタンスプッシュアップ ［20回×３セット］

足幅を広くとるプッシュアップ。
目的は大胸筋のボリュームアップ、偏り解消にあるので、
効き方が異なる数種類のプッシュアップを徹底的に行います。

① シングルブロックプッシュアップ

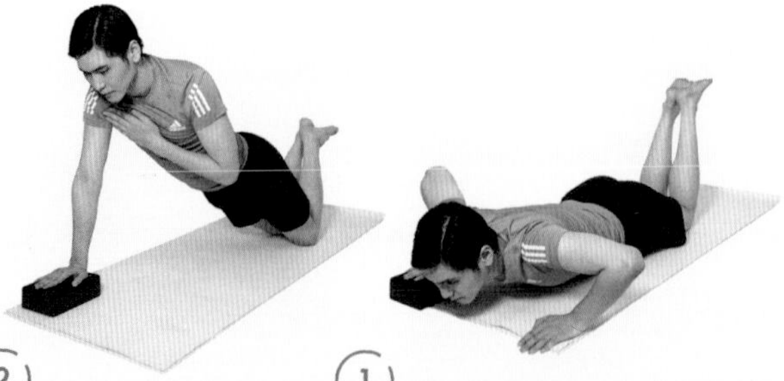

① ヨガブロックを用意する。床にうつ伏せになる。両手を肩幅より少し広く開いて、片手は胸の横に置いたブロックの上に、反対側の手は床に置く。両足は腰幅に開いて、膝は90度程度曲げる。

② 頭から膝までを一直線にキープしたまま、腕を伸ばして体を持ち上げる。途中で床にある手を胸に移動。ゆっくり元に戻る。①②を繰り返す。

③ 反対側も同様に行う。

→p.146

2 デクライン プッシュアップ

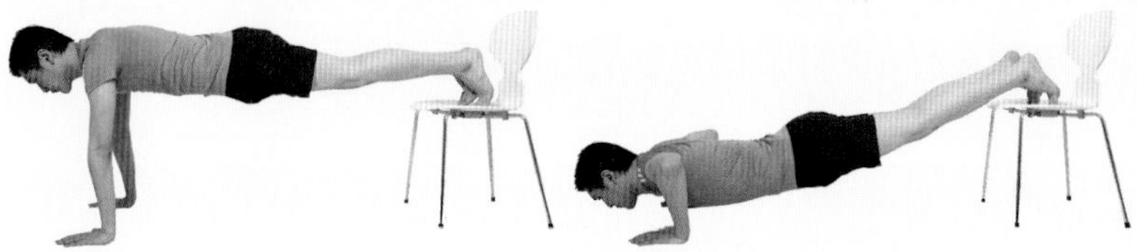

①

椅子を用意する。うつ伏せになり、両手は肩幅より少し広く開いて胸の横に置く。両脚はそろえてまっすぐ伸ばし、椅子の座面に置く。

②

両手で床を押し、腕を伸ばして、体を持ち上げる。ゆっくり元に戻る。①②を繰り返す。

→p.158

3 パイク プッシュアップ

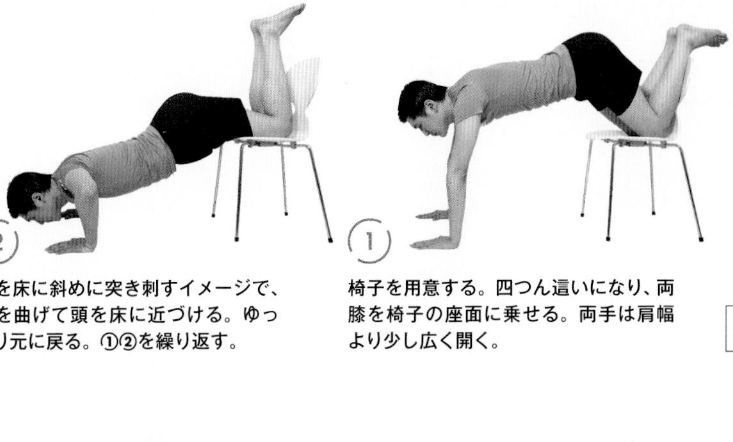

①

椅子を用意する。四つん這いになり、両膝を椅子の座面に乗せる。両手は肩幅より少し広く開く。

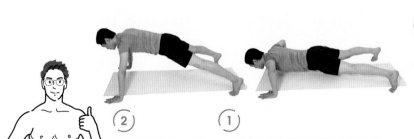

②

体を床に斜めに突き刺すイメージで、腕を曲げて頭を床に近づける。ゆっくり元に戻る。①②を繰り返す。

→p.160

4 ワイドスタンス プッシュアップ

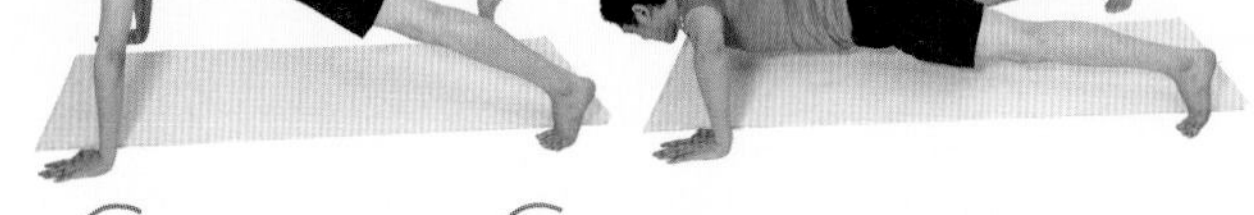

①

うつ伏せになり、両手は肩幅より少し広く開いて胸の横に置く。両脚は1歩分開いてまっすぐ伸ばし、つま先立ちになる。両手で床を押し、体を床から離す。

②

両手で床を押し、腕を伸ばして、体を持ち上げる。ゆっくり元に戻る。①②を繰り返す。

→p.138

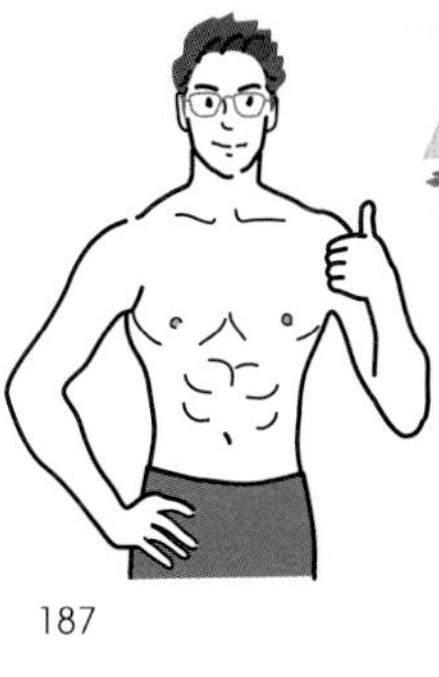

美しく割れた腹筋をつくりたい

12

美しく割れた腹筋、シックスパックを手にいれるためには、まず体脂肪率が低い必要があります。栄養バランスのよい食生活で摂取カロリーをコントロールしながら、ウォーキングやランニングなどの有酸素運動に取り組んで体脂肪を燃焼させましょう。

体脂肪率を下げたうえで、腹筋群を発達させると、割れた腹筋が手に入ります。腹直筋だけでなく、腹斜筋も鍛えましょう。

Rule

4種目
×
週に2～3回

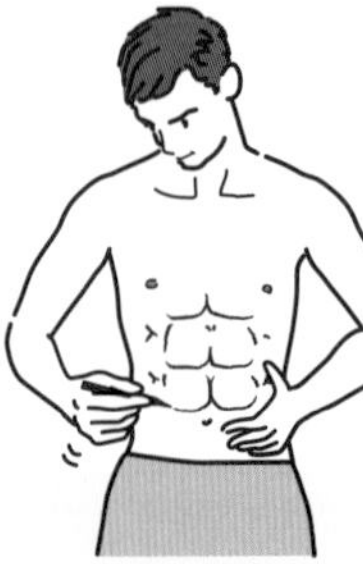

1. **シットダウン** [20回×3セット]
2. **ジャックナイフ** [20回×3セット]

❶❷で腹直筋を鍛えます。

3. **ロシアンツイスト** [20回×3セット]
4. **バイシクル** [30回×3セット]

❸❹で腹斜筋を鍛えます。腸腰筋を使うバイシクルを行うとそけい部のラインがきれいに出ます。

1 シットダウン

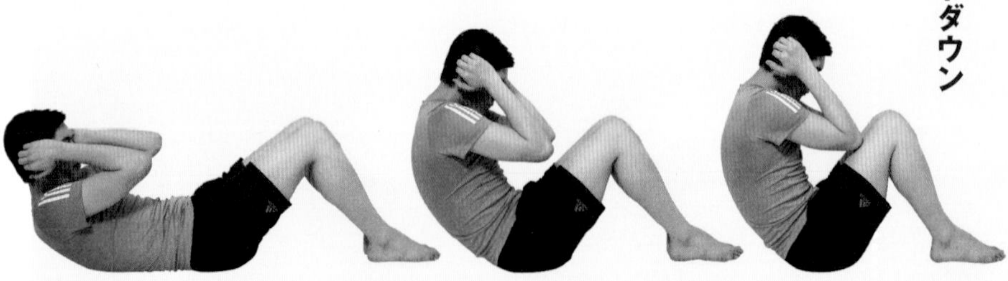

① 両足は腰幅に開き、膝を立てて座る。両手を頭の後ろに添える。

② 背骨を下から1つずつ床につけるイメージで、上体を倒していく。

③ 両肩が床についたら、ゆっくり元に戻る。

→p.86

2 ジャックナイフ

→p.112

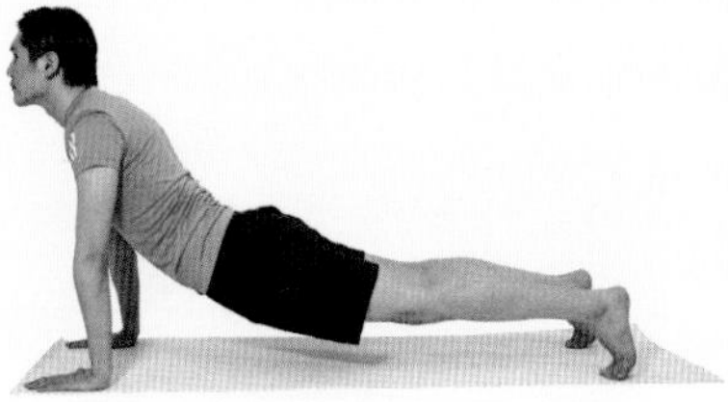

①

床にうつ伏せになる。両手は肩幅に開き、両腕を伸ばして体を床から離す。

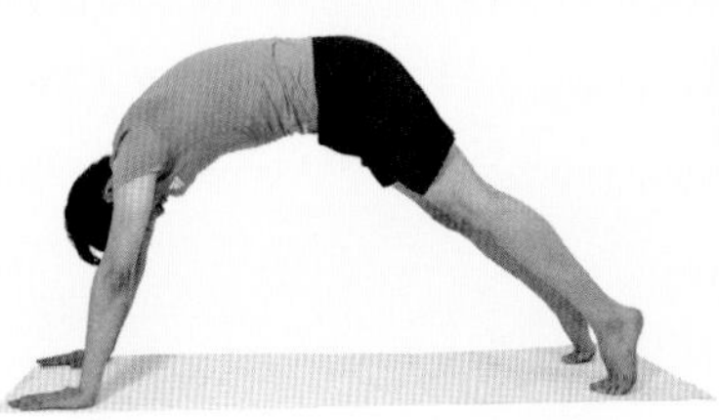

②

おへそを見るように背中を丸めながら、おへそを天井方向に引き上げる。ゆっくり元に戻る。①②を繰り返す。

3 ロシアンツイスト

→p.102

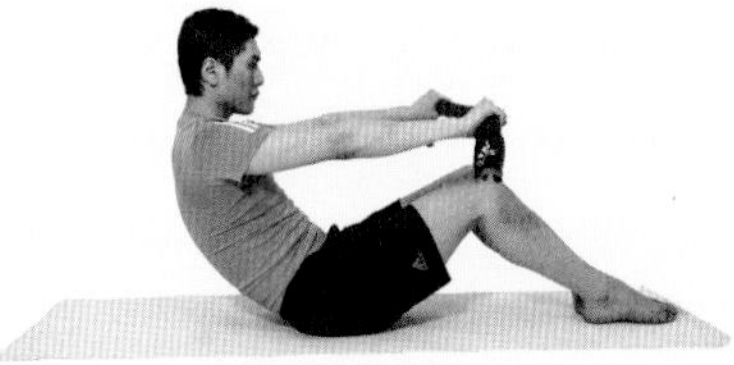

①

タオルを用意する。床に座り、両足は腰幅に開いて両膝を立てる。両手は肩幅に開いてタオルを持つ。

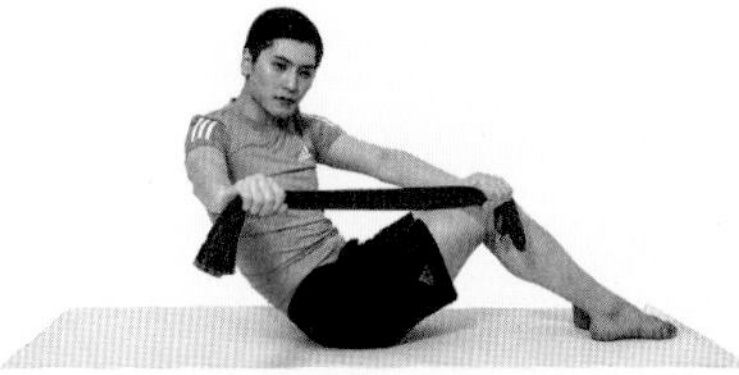

②

タオルを床と平行にしたまま、上体をひねる。十分に上体が横を向いたら、元に戻る。

③

反対側にひねる。①②③を繰り返す。

4 バイシクル（高回数）

→p.104

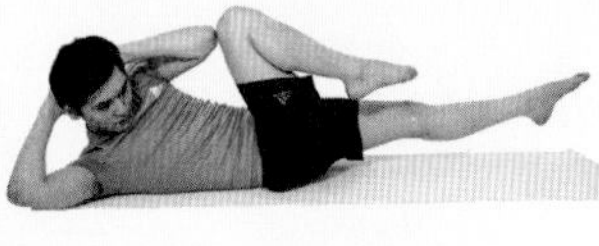

①

仰向けになり、両手を頭の後ろに添える。上体を右側にひねりながら起こし左の肩甲骨を床から離す。同時に右膝を曲げ、左肘に向かって引き寄せる。

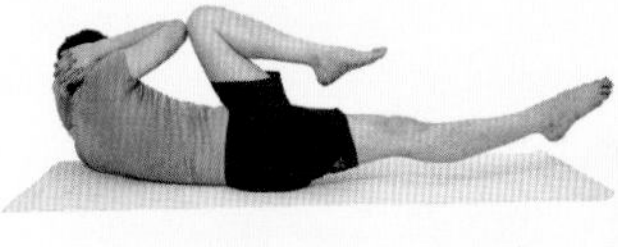

②

上体を左側にひねりながら、右の肩甲骨を床から離し、同時に左膝を曲げて右肘に向かって引き寄せる。①②をリズミカルに繰り返す。

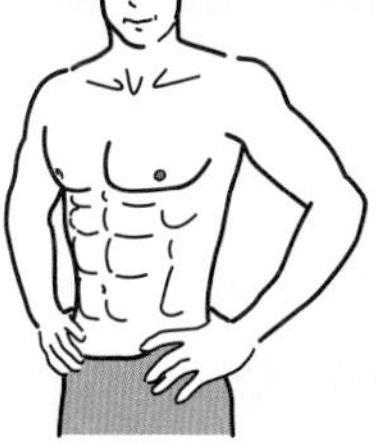

Tシャツの似合う体になりたい

13

Tシャツやスーツが似合う体になりたいという人に向けたメニューです。Tシャツ、スーツをスマートに着こなすには、胸、肩、腕など上半身の筋肉がある程度ついているほうがいいでしょう。

胸、肩、腕の筋肉をバランスよく鍛えるにはプッシュアップが不可欠です。大胸筋はもちろんのこと、上腕三頭筋などの二の腕まわりに効きやすい種目をやっておくと、Tシャツを着たときに腕が逞しく見えます。

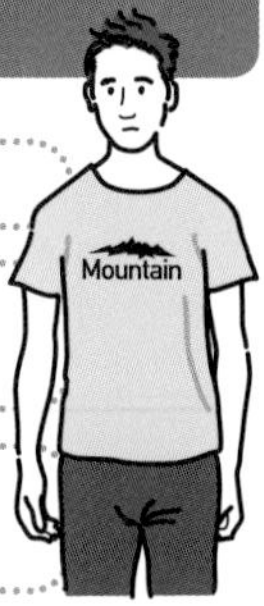

Rule

3種目
×
週に2～3回

1. **ナロウプッシュアップ** [20回×3セット]
↓
2. **ダイヤモンドプッシュアップ** [20回×3セット]
↓
3. **オルタネイトプッシュアップ** [20回×3セット]

❶❷❸、いずれも腕に効きやすい種目です。おなかがぽっこりと出ているのなら、摂取カロリーのコントロールと有酸素運動、下半身の筋トレも組み合わせて、Tシャツやスーツを着たときにおなかが目立たないようにすることもお忘れなく。

1 ナロウプッシュアップ

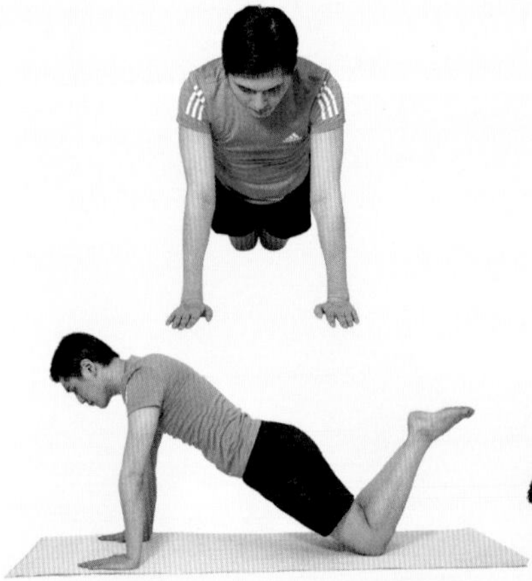

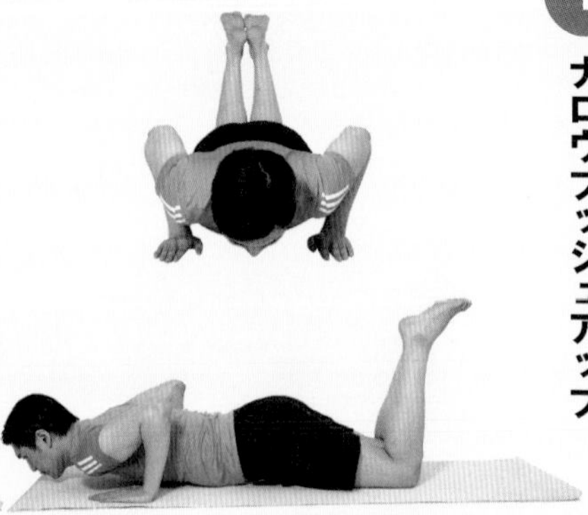

① うつ伏せになり、両手は肩幅に開いてわきを締め、胸の横に置く。両足は腰幅に開いて、膝を90度程度に曲げる。

② 両手で床を押し、腕を伸ばして、体を持ち上げる。ゆっくり元に戻る。①②を繰り返す。

→p.140

2 ダイヤモンドプッシュアップ

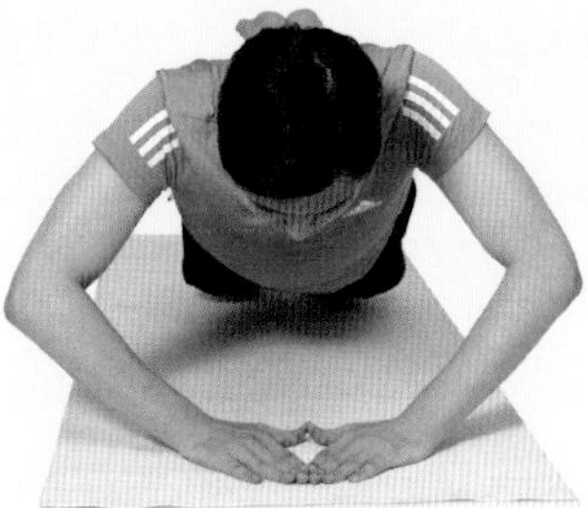

①

床にうつ伏せになる。両手を胸の前で近づけ、指先を内側に向ける。両足は腰幅に開いて、膝は90度程度曲げる。手で床を少し押し、体を床から離す。

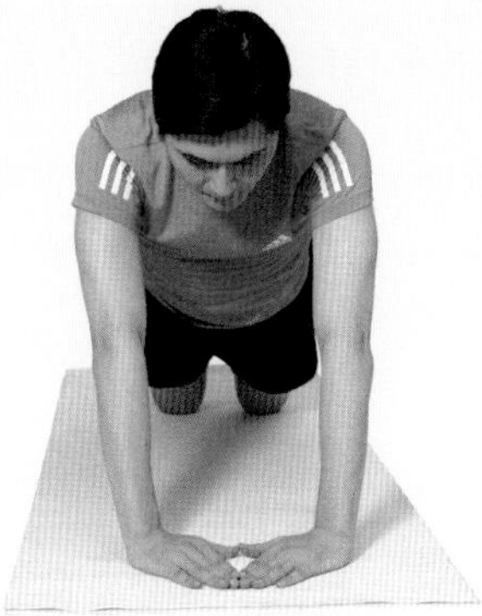

②

両手で床を押し、腕を伸ばして、体を持ち上げる。ゆっくり元に戻る。①②を繰り返す。

→p.142

3 オルタネイトプッシュアップ

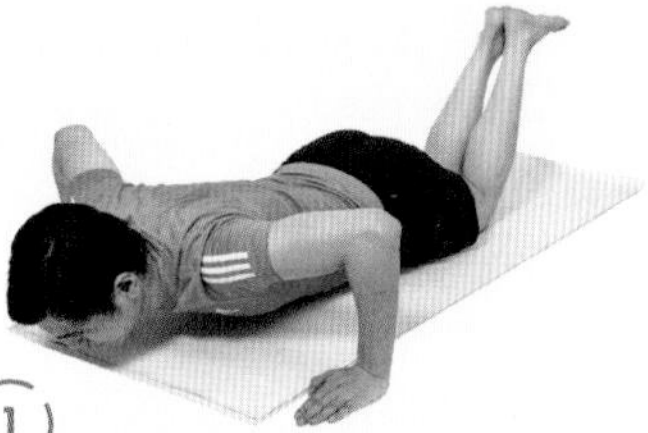

①

うつ伏せになり、両手は肩幅より少し広く開いて胸の横に置く。両足は腰幅に開いて、膝を90度程度に曲げる。

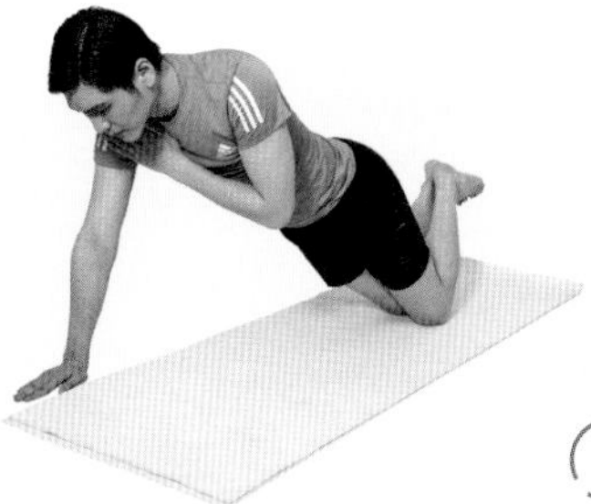

②

頭から膝までを一直線にキープしたまま、腕を伸ばして体を持ち上げる。途中で片方の手を胸に移動。

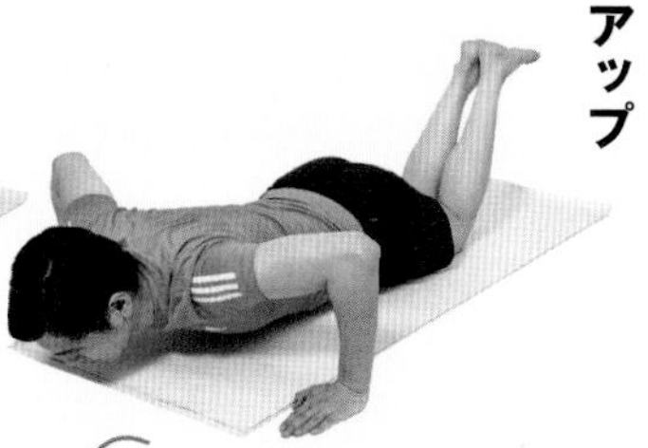

③

ゆっくり①に戻る。

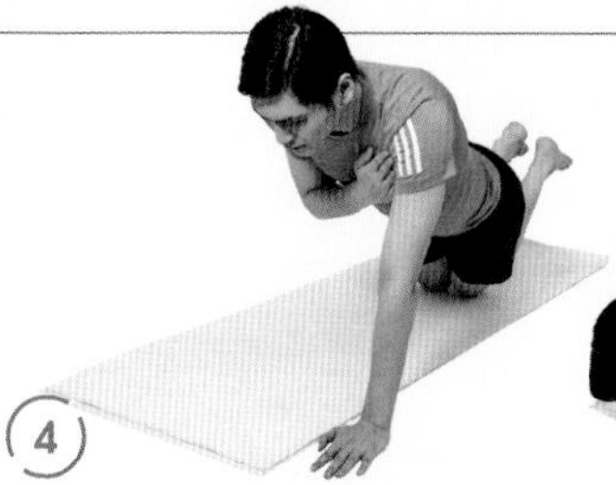

④

腕を伸ばして体を持ち上げる。途中で反対側の手を胸に移動。ゆっくり元に戻る。①②③④を繰り返す。

→p.148

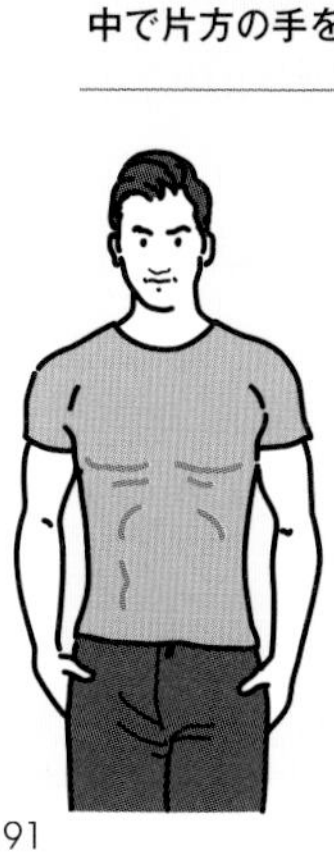

column

motivation 4

With 筋トレ

「トレーニングはいつまで続ければいいのですか？」 これもフィジカルトレーナーの仕事をしていてよく聞かれる質問の一つです。

生涯、健康な体でいたい、要介護にならずにいつまでも自立して暮らしたい。そんな目標があるならば、トレーニングは習慣としていつまでも続けていくべきものです。現代の生活は自分たちが想像している以上に便利になっています。生活必需品の買い物はインターネットで済ませることができますし、食事のデリバリーサービスも充実しています。今後テレワークはますます推進されていくでしょうから、職種によっては、ほとんど外出することなく生活が成り立ってしまうのです。これでは、筋肉量は減っていく一方です。

趣味がスポーツという人も安心してはいけません。たとえば、長期休暇だけの登山、月に一度のゴルフ、冬の間だけのスキーやスノーボードでは、筋肉量の維持にはつながりません。**筋肉量の維持という観点で考えるのであれば、少なくとも週に2、3回の頻度でのトレーニングが必要なのです。**

もちろん趣味のスポーツの頻度を上げるという方法もあります。週に1回だったテニスを2回、3回に増やすといったことでも運動量の確保につながります。このときに気をつけるべきは**強度**です。いくら週に数回趣味のスポーツを楽しんでいたとしても、筋肉に疲労感や張りを感じないレベルの強度だと筋肉量の維持やアップにつながっていない可能性があります。健康で介護を必要としない体の維持のためには、本書で紹介しているスクワット、フッキン、プッシュアップを習慣にするのが最も効率的ともいえるのです。

PART 6

筋肉に必要な最重要栄養素、「タンパク質」のこと

筋肉とタンパク質の関係は？

筋肉のほとんどは水分とタンパク質でできている

筋肉の大半は骨と骨をつなぎ、関節を動かしている骨格筋。この骨格筋が、人体を構成する全タンパク質のうち約半分を占めているといわれています。そして筋肉は、水分を除くとほとんどがタンパク質でできています。すなわち、**筋肉量を維持したり、増やすためにはタンパク質は必要不可欠**ということです。

タンパク質を合成する20種類のアミノ酸のうち、11種類のアミノ酸は非必須アミノ酸と呼ばれています。このうちグリシン、アラニン、セリン、プロリン、アスパラギン酸、アスパラギン、グルタミン酸、グルタミンは糖質（グルコース）などから合成することができます。そしてシステイン、チロシン、アルギニンの3種類は他のアミノ酸からつくることが可能です。しかし、必須アミノ酸9種類は、体内で合成することができません。そして、1種類でもアミノ酸が不足しているとタンパク質の合成ができないのです。

繰り返しますが、筋肉は水分を除くとほとんどがタンパク質。筋肉は日々ターンオーバーし、2～3か月で入れ替わるといわれています。筋肉量の維持、増加のためには、日々の食事でタンパク質を摂取することが、いかに重要かがわかるでしょう。気をつけないと、タンパク質が不足し、筋肉量が減ってしまうのです。

体をつくる
タンパク質とは？

タンパク質は人体に欠かすことができない栄養素

タンパク質は、人間の体を構成する材料となる重要な栄養素。人体の約20パーセントがタンパク質でできているといわれています。筋肉だけでなく、骨や血管、内臓もタンパク質からつくられています。さらに、肌や髪、爪の材料にもなっていますし、生体機能を調節するホルモンや酵素もタンパク質なしではつくれません。

人体に不可欠の栄養素であるタンパク質の補給源は、肉や魚、豆腐などの食品です。体内に取り込まれたタンパク質は、一度、消化酵素によってアミノ酸に分解されます。このアミノ酸が血液によって全身に運ばれて、各組織で再びタンパク質へと合成されます。

タンパク質を合成するアミノ酸の種類は20種類。この20種類のアミノ酸のうち、必須アミノ酸と呼ばれる9種類（ロイシン、イソロイシン、バリン、リジン、メチオニン、フェニルアラニン、スレオニン、トリプトファン、ヒスチジン）は、体内で合成することができません。毎日の食事でしっかり摂らないと、タンパク質の合成が滞り、新陳代謝がうまくいかなくなってしまいます。

健康な体づくりの基礎となるタンパク質は、トレーニングをしている人だけでなく、すべての人が意識的に摂取するべき栄養素なのです。

タンパク質不足だと
筋トレが無駄になる？

筋肉をつくるのはタンパク質と運動

筋トレを継続して行っているのに効果を感じない。そんなときは、強度が不足していたり、頻度が足りていない場合が多いのですが、タンパク質不足の可能性もあります。

強度や頻度が足りているようであれば、一度食事を見直してみましょう。厚生労働省による「日本人の食事摂取基準」（２０２０年版）には、タンパク質の推奨摂取量として、成人男性が１日65グラム、成人女性が１日50グラムとあります。

必要量は体のサイズでも異なるものなので、体重１キログラムあたり１グラムを目安にしましょう。体重が70キログラムであれば70グラムのタンパク質摂取をめざすということです。あなたのタンパク質摂取量は足りているでしょうか。

もちろんタンパク質だけ摂取していればいいわけではありません。**糖質や脂質の摂取が不足していると、タンパク質はエネルギー源として使われます。**たとえば鶏のササミとサラダのような食事ばかりだと、一見タンパク質摂取量は足りているように感じますが、鶏のササミのタンパク質は、体を動かすためのエネルギー源となっている可能性が高いのです。筋トレだけしていても、栄養不足では筋肉をつくることができません。トレーニングと栄養バランスのとれた食事の両輪をしっかり回すことが大切なのです。

糖質と脂質は控えるべき？

糖質と脂質も必要不可欠なもの

糖質、脂質、タンパク質は、三大栄養素と呼ばれています。体を動かすエネルギー源となる栄養素はこの3つだけ。

糖質、脂質を摂らずにタンパク質だけを摂取していると、自ずとタンパク質はエネルギー源として使われるということです。

過剰摂取は肥満や生活習慣病の原因になるとはいえ、糖質はけっして悪者ではありません。**糖質はとても重要なエネルギー源。とくに、脂質をエネルギー源に変換する工場であるミトコンドリアを持っていない、脳や神経細胞にとっては欠かせないもの。**極端な糖質カットは体に悪いということです。

また、**筋肉の主なエネルギー源は糖質と脂質ですが、強度の高いトレーニングをするときには糖質が使われます。糖質不足は、トレーニングの質の低下やスタミナ切れにつながってしまいます。**

脂質にネガティブなイメージを持っている人がいるかもしれませんが、エネルギー源としてだけでなく、細胞膜やホルモンの構成成分としても重要です。体内では合成できない必須脂肪酸もあるので、摂りすぎには注意が必要なものの、毎日の食事で脂質を摂取することはとても大切です。

体に欠かせない「必須アミノ酸」を摂るには？

アミノ酸スコアが高い食品を選ぶ

体内で合成できないため食事から摂取する必要がある、9種類の必須アミノ酸。

この必須アミノ酸をどれだけ含んでいるかを示す、「アミノ酸スコア」という指標があります。**9種類のアミノ酸すべてが基準値を上回っていると、アミノ酸スコアは100。良質なタンパク質だとみなされます。**反対に、1種類でも基準を満たしていないと、アミノ酸スコアは低くなります。

たとえば、精白米はリジン以外の必須アミノ酸は基準値を満たしているものの、リジンが基準値の61パーセント程度であるため、アミノ酸スコアは61となっています。

アミノ酸スコアが100の食品を選んで摂るようにすれば、体内が必須アミノ酸不足にはならないということ。積極的に摂るようにしましょう。

食品のアミノ酸スコア

鶏卵	100	精白米	61
牛乳	100	パン	44
牛肉	100	じゃがいも	73
鶏肉	100	とうもろこし	31
豚肉	100		
あじ	100		
いわし	100		
さけ	100		
まぐろ	100		

※厚生労働省「食生活改善指導者担当テキスト」より

タンパク質を摂るのは
筋トレ前？　後？

トレーニング前後より、毎度の食事で

定期的にジムなどに通っている人の中には、トレーニング直後に素早くタンパク質を補給するようにしているという人もいるでしょう。トレーニング直後の30分はゴールデンタイムといわれ、効率よく筋肉を合成するためには、ゴールデンタイムでのタンパク質補給を逃してはならないといわれていました。

しかし、近年の研究報告によって、アスリートではない、運動愛好者であればタンパク質の補給はゴールデンタイムにそこまでこだわらなくてもいいという考え方が主流になっています。トレーニング後、24～48時間は筋合成が高まるといわれているのですが、この間、**タンパク質不足に陥らないようにすることが大切です。**つまり、トレーニング直後に慌ててプロテインを飲むよりも、毎度の食事でしっかりタンパク質を摂取することが重要ということです。

とくに、トレーニング後24時間は筋肉が合成のための材料となるアミノ酸を欲しがっているタイミング。せっかくきついトレーニングを頑張ったのですから、筋肉量アップの機会損失とならないよう、タンパク質をしっかり摂っておきましょう。

1種類でもアミノ酸が不足しているとタンパク質の合成ができませんから、アミノ酸スコアの高い食品でタンパク質摂取をするのが理想です。

肉・魚を摂る量はどのくらい？

1食あたり「手のひら1枚サイズ」で

1日のタンパク質の摂取量の目安は、**体重1キログラムに対して1グラム。**体重が70キログラムの人ならば、70グラムの摂取をめざしましょう。

タンパク質は一度に大量に摂取しても体内で利用しにくいため、3回の食事でバランスよく摂取するのが理想です。**1食でめざすのは20グラム。肉類や魚類は手のひら1枚分のサイズで、20グラム前後のタンパク質を摂取することができます。**アミノ酸スコアも１００なので、タンパク質の摂取源としてとても優秀です。

たとえば、朝食で焼き魚、昼食で豚肉の生姜焼き、夕食で牛肉のステーキや刺身をそれぞれ手のひらサイズ食べれば、60グラム程度のタンパク質が摂取できるということです。もちろんその他のおかずにもタンパク質は含まれています。

これで十分ではあるのですが、アミノ酸スコア１００にはなっていないものの、穀類をいっしょに摂ることで、必須アミノ酸バランスが改善されます。たくさんの食品を同時に摂ることも大切です。間食で補うのもいいでしょう（↓次ページ）。

忙しさを理由に朝食をとらなかったり、昼食をラーメンやコンビニのおにぎりなどで済ませてしまうと、すぐにタンパク質不足になってしまうので、注意が必要です。

肉・魚以外でタンパク質の多い食べものは？

卵・大豆・牛乳をおやつに食べるのもいい

手のひら1枚サイズで、約20グラムのタンパク質が摂取できる肉類、魚類以外にもタンパク質を豊富に含んでいる食品はあります。タンパク質含有量が多い食品を知っておけば、1日に体重1キログラムあたり1グラムのタンパク質を摂取することが大変に感じなくなるはずです。

まずは**卵**。1個あたり約6グラム程のタンパク質が摂取できます。調理方法も豊富なので、毎日飽きずに食べることができるでしょう。

そして**大豆製品**。納豆は1パックで8グラム程のタンパク質が摂取できます。豆腐は１００グラムに約6・6グラム、がんもどきは１００グラムに約15・3グラム、厚揚げは１００グラムに約10・7グラムのタンパク質を含んでいます。

大豆製品をおかずに一品加えるだけで、タンパク質の摂取量を目標量に大きく近づけることができます。

牛乳やヨーグルトなどの乳製品も、タンパク質をたっぷり含んでいます。牛乳ならコップ1杯で約6グラム程度摂取することができます。ヨーグルトやチーズは各商品によってタンパク質含有量に差があるので、成分表記での確認が必要ですが、料理に加えたり、間食に利用するとよいでしょう。

タンパク質を摂らないと太る？

タンパク質を摂るとリバウンドしない

ダイエットのために極端な糖質や脂質のカットをする食事方法は、まったくおすすめできません。前述したとおり、糖質や脂質も大事な栄養素。摂りすぎはカロリーオーバーにつながりますが、必要量を摂取しなければ健康な体にはなりません。もちろんタンパク質も同じです。トレーニングの目的がダイエットだったとしても、1日のタンパク質の摂取量の目安が、体重1キログラムに対して1グラムであることは変わりません。**トレーニングとタンパク質摂取で筋肉量を増やすことで、代謝が上がり、痩せやすく太りにくい、つまりリバウンドしない体になれるのです。**

また、食事制限だけのダイエットもあまりおすすめできません。これは栄養士さんとも意見が一致するところです。栄養士さんが介入して食事の管理をしたとしても、**運動をせずに筋肉量を維持して、脂肪だけを減らすというのはかなり難しく、どうしても筋肉量も減ってしまうのです。**筋肉量が落ちるということは、基礎代謝も減少します。以前と同じ生活に戻ったら、リバウンドどころか、より太ってしまう可能性もあるのです。タンパク質を摂ることを意識しながら栄養バランスのとれた食生活をし、継続的なトレーニングを行うことがダイエット成功の唯一の道といっても過言ではありません。

プロテインはやっぱり摂るべき？

サプリメントはあくまでも栄養補助食品

十分なタンパク質が食事から摂取できていれば、プロテインなどのサプリメントを摂取する必要はありません。タンパク質を摂取すればするほど筋肉がつくわけではないからです。

タンパク質は1グラムあたり4キロカロリーで、これは糖質と同等です。**不必要に摂取すれば、カロリー過多につながるということです。**

また、タンパク質には窒素が含まれていて、過剰に摂取すると窒素を処理する腎臓への負担が増えてしまいます。どの栄養素に関してもいえることですが、必要量をしっかりと摂りつつも、過剰摂取は避けることが大切です。

基本的には朝、昼、晩の3食から、それぞれ20グラム程度を目安にタンパク質を摂取するのが理想です。しかし、忙しくて欠食してしまった、昼食にパスタとサラダを食べたけれどおそらくタンパク質が足りない、そんなときはサプリメントを利用してもいいでしょう。**不足しているときに、補助として使うのが正しい活用法です。**

わざわざプロテインを購入しなくても、たとえば牛乳やヨーグルト、チーズなどの乳製品で不足分を補うことはできますし、最近はコンビニやスーパーで手軽にタンパク質が摂取できる食品を売っているので、うまく利用しましょう。

Epilogue

新型コロナウイルスの世界的な流行をきっかけとし、健康であること、運動をすることの価値が改めて見直されています。外出自粛の期間中、ウォーキングやちょっとした筋トレ、ストレッチなどに取り組んだ方も多いのではないでしょうか。

糖尿病や高血圧といった持病があると、ウイルスに感染したときの重症化リスクが高いという報道があったことで、改めて生活習慣を見直したという人もいるでしょう。私も自粛期間中は自宅でトレーニングをしていたのですが、本書で紹介している高強度の筋トレは、まさに自分で実践していたものです。

ジムでのトレーニングの場合、トレーナーがいればマシンの使い方を手取り足取り教えてくれますし、周囲に頑張っている人がいれば自分もやらなければと思うもの。しかし、自宅でのトレーニングはそういうわけにはいきません。動作が複雑、あれこれと道具を使う、種目数が多い、時間が長い、といったことが1つでもあると面倒に感じてしまいます。自宅で継続的に筋トレをするためには、シンプルであることがとても重要なのです。
本書で紹介しているスクワット、フッキン、プッシュアップは基本的に道具がなくても行えますし、１つの種目で複数の筋肉を同時に鍛えることが可能です。たとえば上半身を鍛える場合、大胸筋、三角筋、上腕二頭筋、上腕三頭筋を分けて部位ごとにトレーニングすることは可能ですが、種目数が増え、時間がかかります。ボディメイクの上級者ならいざ知らず、健康維持、運動不足解消を目的としている人が自宅でそこまでするのは至難の業ですし、その必要もありません。プッシュアップだけで十分に必要な筋肉を鍛えられます。スクワット、フッキンも同様です。スクワットなら下半身のさまざまな筋肉にまとめてアプローチできますし、フッキンで体幹部分はカバーできるのです。
効率的で、動作が複雑ではなく、道具を使わず、結果が出る。最高にシンプルな筋トレは、誰もがトライしやすく、継続しやすいものになっているはずです。

生活様式にも変化が生まれました。テレワークが推奨されるようになったことで、通勤の頻度が低くなった、得意先への訪問回数が減ったという人も多いのではないでしょうか。これは感染症予防という観点からはプラスですが、１日の活動量を大きく減らす原因にもなります。スポーツジムなどで定期的にトレーニングをしていない人にとって、通勤時の駅までの徒歩、駅やオフィスビルの階段移動は、貴重な運動だったはずです。ただでさえ便利な世の中で、仕事も自宅で完結するとなると、意識的に運動する時間をつくらなければ、健康でいることができません。

筋トレは特別なことではなく、誰もが日常的に行うべき時代になったともいえるでしょう。みなさんが新時代を健康に生き抜くためのサポートを、本書でできることを願っています。

2020年8月

中野ジェームズ修一

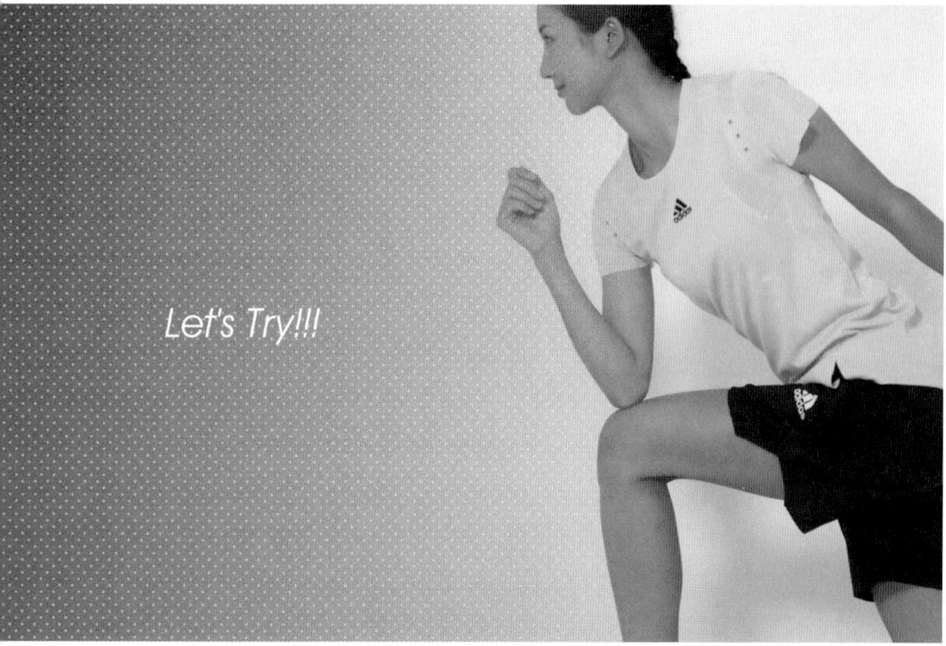
Let's Try!!!

中野《なかの》ジェームズ修一《しゅういち》

スポーツモチベーション CLUB 100 最高技術責任者
PTI 認定プロフェッショナルフィジカルトレーナー
米国スポーツ医学会認定 運動生理学士（ACSM/EP-C）
フィジカルを強化することで競技力向上や怪我予防、ロコモ・生活習慣病対策などを実現する「フィジカルトレーナー」の第一人者。「理論的かつ結果を出すトレーナー」として、卓球の福原愛選手やバドミントンのフジカキペア（藤井瑞希選手・垣岩令佳選手）など、多くのアスリートから絶大な支持を得ている。2008年の伊達公子選手現役復帰にも貢献した。2014年からは、青山学院大学駅伝チームのフィジカル強化指導も担当。早くから「モチベーション」の大切さに着目し、日本では数少ないメンタルとフィジカルの両面を指導できるトレーナーとしても活躍を続けている。自身が技術責任者を務める東京神楽坂の会員制パーソナルトレーニング施設「CLUB 100」は、「楽しく継続できる運動指導と高いホスピタリティ」が評価され活況を呈している。主な著書に『下半身に筋肉をつけると「太らない」「疲れない」』『上半身に筋肉をつけると「肩がこらない」「ねこ背にならない」』『体幹を鍛えると「おなかが出ない」「腰痛にならない」』（大和書房）、『世界一伸びるストレッチ』（サンマーク出版）、『青学駅伝チームのスーパーストレッチ & バランスボールトレーニング』（徳間書店）、『医師に「運動しなさい」と言われたら最初に読む本』（日経BP）他多数。

**「太《ふと》らない」「疲《つか》れない」
最高《さいこう》にシンプルな筋《きん》トレ**

2020年9月20日　第1刷発行

著　　者　中野ジェームズ修一
発 行 者　佐藤 靖
発 行 所　大和《だいわ》書房
東京都文京区関口1-33-4　〒112-0014
電話　03(3203)4511

印　　刷　光邦
カバー印刷　歩プロセス
製　　本　ナショナル製本

ISBN 978-4-479-78515-6

http://www.daiwashobo.co.jp

STAFF

■ デザイン
庄子佳奈（marble plant inc.）

■ 撮影
市川勝弘

■ ヘアメイク
坂口等

■ イラスト
中川原透

■ 編集協力
神津文人
古谷有騎（スポーツモチベーション）
高城紗里奈（スポーツモチベーション）

■ モデル
安東秀大郎
藤岡サラ

■ 衣装協力
アディダスジャパン株式会社
アディダスグループお客様窓口
（0570-033-033）

■ 校正
メイ